Carl-Auer

Matthias Lauterbach

Gesundheitscoaching

Strategien und Methoden für Fitness und Lebensbalance im Beruf

Mit Gastbeiträgen von:
Klaus-Michael Braumann
Christine Kaul
Manfred Schedlowski
Elisabeth Wienemann

2005

Carl-Auer Verlag im Internet: **www.carl-auer.de**
Bitte fordern Sie unser Gesamtverzeichnis an:

Carl-Auer Verlag
Häusserstraße 14
69115 Heidelberg

Über alle Rechte der deutschen Ausgabe verfügt
Carl-Auer-Systeme Verlag und
Verlagsbuchhandlung GmbH; Heidelberg.
Fotomechanische Wiedergabe nur mit Genehmigung des Verlages
Umschlaggestaltung: Goebel/Riemer
Satz u. Grafik: Drißner-Design u. DTP, Meßstetten
Printed in Germany
Druck und Bindung: Freiburger Graphische Betriebe,
Freiburg i. Breisgau. www.fgb.de

Erste Auflage, 2005
ISBN 13: 978-3-89670-497-9
ISBN10: 3-89670-497-4

Die Deutsche Bibliothek verzeichnet diese Publikation in der
Deutschen Nationalbibliografie; detaillierte bibliografische
Daten sind im Internet über http://dnb.ddb.de abrufbar.

Inhalt

Einleitung

Die Frage, was Menschen heute wissen und tun müssen (und können), um unter Belastungs- und Stressbedingungen gesund zu bleiben, hat uns in den letzten Jahren intensiv beschäftigt. Ausgangspunkt war die Beobachtung, dass sich in vielen Bereichen von Forschung und Praxis Entwicklungen zeigten, die noch nicht in einer praxisnahen Form dort ankommen, wo sie gebraucht werden. 1999 initiierte der Autor das »Kompetenznetzwerk Gesundheitscoaching« (KGC)[1], das ausgewiesene Fachleute aus verschiedenen Fachbereichen der Medizin und Psychologie zusammenführte. Erkenntnisse aus der Verhaltensmedizin, aus der Psychoneuroimmunologie und Psychoneuroendokrinologie (die sich beide mit hochkomplexen Wechselwirkungsprozessen beschäftigen), aus der Stressforschung, der Bewegungsmedizin und Ernährungskunde, aus Forschungen zu Herz/Kreislauf, Schlaf, Schmerz, Sucht, psychischer Gesundheit, Tumorprävention, Sexualität, Reisemedizin wurden zusammengetragen und methodisch für den Transfer in die konkrete gesundheitsorientierte Arbeit im Einzelcoaching und in die Seminararbeit sowie zur Entwicklung gesundheitsorientierter Organisationsstrukturen aufbereitet.

Der Autor hat für diesen Arbeitsansatz das hier vorgestellte Konzept für das Gesundheitscoaching im Einzelsetting entwickelt.

Dieser Entwicklungsprozess gestaltete sich historisch in mehreren Etappen.

Zunächst fiel in der konkreten Arbeit als Coach auf, dass Coachingkunden häufig gesundheitliche Herausforderungen zu bestehen hatten. Die Zunahme dieser Beobachtungen wurde einer sich verändernden Arbeitswelt und den damit verbundenen Risikofaktoren zugeordnet.

Im nächsten Schritt wurde das Thema »Gesundheit« aus einer theoretischen und später methodischen Perspektive mit den Anliegen und Arbeitssituationen der Kunden zusammengebracht: Die Orientierung an Gesundheit in einem ganzheitlichen Sinne wurde als Konzept zur Gestaltung von Coachingprozessen entwickelt (Lauterbach 2005).

1 KGC: Das sind die Professoren Born, Braumann, Fandrey, Hartmann, Heemann, Limmroth, Schedlowski, Schmoll, Schneider, PD Dobos, Dr. Fliegel und Dr. Lauterbach.

Einfach gefragt: Nutzt das Coaching dem Kunden für seine Gesunderhaltung? (Oder: Kann der Kunde das Coaching (auch) für seine Gesunderhaltung nutzen?)

In der nächsten Phase gab es viele Versuche, das Zwischenfeld zwischen »klassischem« Coaching und dem Ausbau eines gesundheitsorientierten Lebensstils methodisch zu erschließen. Einerseits gab es dabei viele Überschneidungen der Themenfelder, die den Entwicklungsprozess förderten, andererseits war immer zu überprüfen, was in das Setting »Coaching« und was eher in den Kontext von Sport, von medizinischer Diagnostik und Therapie, von privatem Lebensraum gehörte. Die Frage war also, was die Rahmung von Gesundheitscoaching sein könnte, was den Unterschied zu anderen Aktivitäten ausmacht. In den Organisationen spiegelt sich dies darin wider, dass Coaching im Feld der Personalentwicklung und Gesundheit im betriebsärztlichen Dienst ressortiert, Gesundheitscoaching also Aktivitäten in einem nicht immer spannungsfreien Gelände bezeichnet.

Letztlich erwies sich gerade dieses Gelände aber als sehr ergiebig: Fast wie in einer über die Monate andauernden »Mind-Map-in-Action«-Situation fügten sich viele Denkmodelle und Methoden zusammen und brachten in der Praxis eine hohe Resonanz und gute Ergebnisse. Dieser Stand wird hier dargestellt.

Ein Übriges tat die Wanderung des Autors selbst »zwischen den Welten«: Aus der Medizin kommend und dort mit Erfahrungen aus der Arbeit in Teams und in Führungspositionen sowie aus der eigenen Praxis ausgestattet, lehrend durch die (systemische und psychodramatische) Psychotherapie und Beratung reisend, dann ausgiebig die Welten von Coaching und Organisationsentwicklung erkundend, war mit dem Ansatz des Gesundheitscoachings eine Synthese der Reiseerfahrungen und der mitgebrachten Schätze möglich.

Gesundheitscoaching kann jetzt verstanden werden als ein Modell, das die Möglichkeiten systemischen Coachings erweitert. Dafür wurden spezielle theoretische Modelle, Sichtweisen, Methoden entwickelt, die in das Coaching einfließen können. Es entwickelte sich in der Arbeit mit dem Thema aber auch ein eigenständiges Produkt, das über spezialisierte Formen der Prozessgestaltung verfügt. Das hier vorgestellte Gesundheitscoaching wird einerseits in dem Setting eines Einzelcoachings umgesetzt, andererseits enthält es auch für die Seminararbeit einen reichen Fundus an dafür einsetzbaren Methoden. Der Blick durch die »Gesundheit« genannte Brille bringt einen sehr anregenden, zusätzlichen Schwung in die Coachingarbeit: Es wird angeknüpft an einen für Coach und Kunden gleichermaßen emotional wichtigen Aspekt von Leben und Lebensgestaltung. Auf diesem Wege lassen sich zusätzliches Wissen, Methoden, Denkmodelle für das Coaching nutzbar machen – ein noch lange nicht abgeschlossener Prozess.

Basis des Gesundheitscoachings ist ein systemisches Konzept von Beratungsarbeit, das einen ganzheitlich verstandenen Gesundheitsbegriff und Modelle zur Gestaltung von Veränderungsprozessen (Übergangssituationen) umschließt. Daraus wurden gesundheitsorientierte Angebote entwickelt und formuliert.

Das Gesundheitsverständnis umfasst mehrere Ebenen: Es knüpft an die »klassischen« Felder Bewegung, Ernährung, Entspannung an, reicht über das Thema Stress und Stressprotektion bis zu der Frage eines gesundheitsorientierten Führungsstils und gesundheitsorientierter Arbeitsorganisation und schließt den Bogen beim betrieblichen Gesundheitsmanagement. Letzteres interessiert hier besonders unter Einbezug der persönlichen Perspektive und Aufgaben der Führungskräfte.

Die Wechselwirkungen zwischen diesen Ebenen werden ausdrücklich als Teil des Konzepts verstanden. Gesundheit, psychophysische Fitness, Lebensbalance, Sinnfragen etc. sind individuell, familiär und kollektiv im Unternehmen zu gestalten und dabei aufeinander bezogen und voneinander abhängig, sie sind jeweils Umwelten füreinander. Interventionen (Coaching, Seminare, Veränderung von Arbeitsorganisationen etc.) haben immer interagierende Auswirkungen in den unterschiedlichen Systemen der Beteiligten.

Zielgruppe der entwickelten Angebote sind sowohl Einzelne, die ihren Lebens- und Arbeitsstil verändern wollen, als auch Organisationen, Unternehmen, die einen Zugang zu der Gesundheitsthematik suchen oder ihre vorhandenen Aktivitäten ausbauen wollen. In diesem Buch werden die Grundlagen, die leitenden Konzepte ebenso dargestellt wie die konkreten Umsetzungen mit zahlreichen methodischen Zugängen.

Dies alles kann in der Form eines vollständigen Prozesses »Gesundheitscoaching im Einzelsetting« umgesetzt werden, oder Coaches bzw. Seminarleiter werden dazu motiviert, mit ausgewählten Methoden den Gesundheitsaspekt in ihrer Arbeit zu verstärken. Letzteres ist in der Praxis sicher die am häufigsten vorkommende Variante, die Bezug nehmen kann auf die hier dargestellten Konzepte.

In dem Text wird grammatikalisch durchgehend die männliche Form benutzt. Dies geschieht aus Gründen der Lesbarkeit. Das Thema Gesundheit hat allerdings auch einen deutlichen Gender-Aspekt: Neben allen individuellen Unterschieden ist das Erleben und Beschreiben von Gesundheit natürlich sehr eng mit der unterschiedlichen Geschlechtsperspektive verbunden. Die hier vorgelegten Konzepte sind von einem Mann in der Arbeit in einem männerdominierten Feld entwickelt worden. Das prägt sicher die Konzepte. Es hat sich allerdings gezeigt, dass dies in der konkreten Arbeit nicht zu ausschließenden Effekten führt – ganz im Gegenteil.

Die Szenenfolge in diesem Buch führt zunächst zur Verortung von Gesundheitscoaching in der Landschaft, in der es zum Einsatz kommen soll. Die Auseinandersetzung mit dem, was Gesundheit denn sei, lässt dann andere Szenen auftauchen, die Gesundheit und Coaching verbinden und die eine tragfähige Verständnisbasis für die weiteren Arbeitsschritte schaffen. Dafür werden Konzepte wie Salutogenese, Resilienz, Lebensbalance und die Beschäftigung mit Fragen nach dem Sinn eingespielt werden. Nach dem Auftritt der Stimme, die das betriebliche Gesundheitsmanagement vertritt, ist der Bogen dieses ersten Teils geschlossen.

In den folgenden Akten wird die konkrete Umsetzung in die Praxis des Gesundheitscoachings zunächst mit einigen Grundprinzipien und Grundmethoden und dann mit verschiedenen Spielarten in vielen Szenen auf die Bühne gebracht. Es wird konkretes Handwerkszeug mit seinen jeweiligen Einsatzmöglichkeiten skizziert.

Die Themenfelder Lebensenergie, Körperwahrnehmung, Lebensqualität, gesundheitsorientiertes Führen, gesundheitsorientierte Arbeitsprozesse u. v. a. m. werden erklingen, wobei die Nachhaltigkeit von Lebensstilveränderungen als basso continuo mitschwingen wird. Abschließend werden Szenen dargestellt, die als »Standardsituationen« besonders typisch für ein Gesundheitscoaching sind.

Zwei Autorinnen und zwei Autoren leisten wichtige Beiträge zu dem Gesamtverständnis (hier in der Reihenfolge ihres »Auftritts«):

Klaus-Michael Braumann, einer der in unserer Zeit maßgeblichen Bewegungsmediziner und erfolgreicher medizinischer Begleiter von Hochleistungssportlern und Sportmannschaften, wird die bewegungsmedizinischen Grundlagen und ihre Konsequenzen erläutern.

Christine Kaul wird als innovationsfreudige Leiterin des Geschäftsfelds Coaching der Volkswagen Coaching GmbH über Implementierungen des Themas in einem Unternehmen berichten. Dort ist unter dem Label »Gesundheitscoaching« ein systematischer mehrstufiger Prozess entwickelt worden, der von der Personalentwicklung und dem betriebsärztlichen Dienst gemeinsam getragen wird – ein fachlich fraglos sinnvoller, aber in deutschen Unternehmen noch lange nicht selbstverständlicher Prozess.

Manfred Schedlowski wird als einer der profiliertesten Stressforscher und Psychoneuroimmunologen die Grundlagen und Handlungsstrategien für dieses Feld beschreiben.

Elisabeth Wienemann gilt als führende Vertreterin von ganzheitlichen Konzepten des betrieblichen Gesundheitsmanagements, auch und besonders der Suchtprävention, und wird die personenbezogene Seite des Themas und die Implikationen für die Führungsarbeit darstellen.

I. Theoretischer Teil

1. Gesundheitscoaching: zur Entstehung und Entwicklung des Konzepts

1.1 Definition von Coaching

Die Bezeichnung »Coaching« wird in diesem Buch benutzt für die 1:1-Beratung von Menschen, die ihre berufliche Situation und ihren persönlichen Umgang mit beruflichen Herausforderungen reflektieren wollen und sich dafür einen Fachmann/eine Fachfrau gönnen. Coaching steht in Wechselwirkungen mit dem beruflichen und sozialen Kontext des Kunden, z. B. hat Coaching ein bestimmtes Image im Unternehmen, es findet verdeckt oder offen statt, es kann durch die Initiative von Dritten angestoßen sein, oder die Finanzierung eines Coachings durch Dritte macht diese zu (virtuellen) Teilnehmern. Auch die gelegentliche Erweiterung des Settings durch die Einbeziehung von Ehepartnern, Vorgesetzten etc. in die Gespräche oder die Erweiterung durch eine Sequenz mit teilnehmender Beobachtung im beruflichen Handlungsfeld des Kunden kann sinnvoll sein, bleibt aber um das Zentrum des 1:1-Kontakts organisiert. Im Gesundheitscoaching sind besondere Erweiterungen des Settings entwickelt worden, die später noch dargestellt werden.

Im Coaching handeln also im direkten Kontakt zunächst zwei Personen, von denen der eine Coach genannt wird und der andere wechselnde Titel erhält: Coachee (was in der flüssigen Sprache albern klingt), Klient (was die Nähe zu anderen Beratungsformen implizieren kann), Mandant (das bislang eher dem juristischen Feld vorbehalten ist) oder eben Kunde, was hier benutzt wird, auch wenn der Begriff in den letzten Jahren arg überstrapaziert wurde (Kundennähe, Kundenorientierung etc.).

Über die Anforderungen an Coaches, über ihre Qualität und die Sicherung der Qualität des Coachingprozesses habe ich an anderer Stelle geschrieben (s. dazu ausführlich Lauterbach 2003a).

1.2 Arbeitsfelder von Coaching

Coaching ist in der Regel keine Schönwetter-Veranstaltung. Es wird dann in Anspruch genommen, wenn es – schlicht gesagt – irgendwo klemmt, wenn Entwicklungen stocken, wenn dem Kunden etwas »an die Nieren« geht.

Im Coaching geht es natürlich um das Leben im Beruf, um (Spitzen)Leistungen, um Belastbarkeit und Stressresistenz, um den Umgang mit Macht, mit Dissens und mit Konflikten, um Entscheidungen, um Karriere, um die Gestaltung komplexer Veränderungsprozesse, um Erfolge, Misserfolge und Enttäuschungen, um berufliche Höhen und Abstürze, um strategische Finessen im Umgang mit der Dynamik von Organisationen, um Zeitdruck und Überlastung, um das Auftreten des Kunden, seine Wirkung, sein Charisma, um Handlungsspielräume und Verhandlungsspielräume, um »schwierige« Mitarbeiter und »schwierige« Vorgesetzte u. Ä. Das »Klemmen« kann sich also auf alle diese Bereiche beziehen. Allerdings sind solche Themen immer auch verbunden mit den persönlichen Entwicklungen des einzelnen Menschen, mit seinen beruflichen Sehnsüchten und Plänen, mit Erfüllung und Sinn, mit den Kontinuitäten und Brüchen des Lebens, mit Lebensenergie und Fitness, mit körperlichen und seelischen Einschränkungen, mit den biografischen Besonderheiten der Karriere und den Lebensentwürfen, mit den in jeder Lebensphase neu zu gebenden Antworten auf das »Wohin«, »Wozu« und »Wie«, mit dem Aufstieg und Abstieg, mit dem Älterwerden im Beruf, mit der Gestaltung des Ausstiegs aus dem Berufsleben.

Im Coaching von Führungskräften stehen natürlich besonders auch die unterschiedlichen Facetten der Führungstätigkeit im Fokus der Reflexion, wie z. B. die Gestaltung der Rahmenbedingungen und Strukturen der Arbeitsprozesse und die Personalführung. Da das Verhalten von Führungskräften Auswirkungen auf Faktoren wie Motivation, Leistungsfähigkeit, Effizienz, Gesundheit (z. B. Fehltage) von Mitarbeitern hat – wie noch darzustellen sein wird –, können aus verschiedenen Perspektiven Leitlinien für ein nützliches Führungsverhalten beschrieben werden. Im Coaching sind solche Beschreibungen dann hilfreiche Folien, vor denen das Verhalten des Kunden beschrieben, evaluiert und weiterentwickelt werden kann.

Letztlich kreist Coaching um die Frage, wie der einzelne Mensch mit seinen persönlichen Prägungen in einer konkreten Lebenssituation die beruflichen Herausforderungen meistern, gestalten und wie er die notwendigen Balancen erzeugen kann. Insofern haben »klemmende« Prozesse immer Auswirkungen auf die Gesamtperson, auf seine persönliche Entwicklung, seine privaten Bezüge, genauso wie diese Bereiche Auswirkungen auf das Leben im Beruf haben. »Einen Mitarbeiter, der sich privat in einer konflikthaften Trennungssituation befindet, plane ich ein Jahr lang nur mit 60 % seiner Leistungsfähigkeit ein«, fasste dies kürzlich ein Geschäftsführer zusammen. »Klemmende« Prozesse im Leben des Kunden geben gleichzeitig auch Hinweise auf anstehende oder überfällige Veränderungsprozesse.

Nun betreten Coaches selten Neuschnee: Menschen in Verantwortungs- und Führungspositionen sind darin geübt und oft sehr kompetent, Antworten auf die damit zusammenhängenden Fragen zu geben, einschließlich des für die Umsetzung notwendigen so genannten Selbstmanagements. Sie haben sich über Seminare, Literatur oder auch in vorangegangenen Coachingprozessen das einschlägige Wissen und Handwerkszeug (Zeitmanagement, Konfliktmanagement, Auftritt und Präsentation, Entscheidungsraster etc.) verschafft. Coaching setzt also hinter diesem Know-how und basierend auf den damit bestehenden Erfahrungen an. Es ist also damit zu rechnen, dass Coaching dann angefragt wird, wenn die erprobten Methoden des Selbstmanagements nicht mehr greifen. Dies sind dann oft sehr herausfordernde Situationen, in denen Führungskräfte vor einschneidenden Konsequenzen stehen (wie z. B. dem Verlust ihres Jobs), mit ihren Fach- und/oder Führungsaufgaben nicht mehr klarkommen, sich entwertet fühlen, in ihrem Karriereprozess feststecken, an den Rand ihrer Leistungsfähigkeit gekommen sind, mit Dauerstress auf höchstem Niveau leben, ihre privaten Beziehungen der beruflichen Belastung längst geopfert haben, trotz schwerer Erkrankungen ihr Arbeitsprogramm durchziehen u. Ä. Und es sind häufig auch Situationen, in denen Führungskräfte – teilweise unter Druck – »geschickt« werden, weil die Umgebung Grenzen der Kompetenzen ihres Managements oder Selbstmanagements ausgemacht hat.

Es ist noch wenig Praxis, Coaching präventiv als Prozess zur Reflexion und zur Ressourcenpflege in Anspruch zu nehmen.

Mit einem Satz: Coaching startet oft in Situationen, die für den Kunden herausfordernd und brisant sind. Dies ist hier deshalb so pointiert beschrieben, weil dieser Aspekt oft unterschätzt wird und nicht die angemessene Antwort in Methodik und Struktur des Coachingprozesses findet. Hier setzt das Gesundheitscoaching an, das die mit solchen Situationen verbundenen körperlichen, seelischen, sozialen und spirituellen Gesundheitsrisiken, die notwendige Gestaltung von Gesundheit und die dafür verfügbaren Ressourcen bewusst in den Fokus nimmt. Dieser Blickwinkel hat dann Auswirkungen auf die Beschreibung von Coachingprozessen überhaupt (zu der Ableitung vgl. auch Lauterbach 2005), dadurch dass dem Coaching damit auch ein präventiver Aspekt in Bezug auf mögliche Folgen dysfunktional gestalteter Arbeits- und Belastungsprozesse zugeordnet wird. Coachingprozesse aus der Perspektive von Gesundheit zu beschreiben heißt auch, sich Orientierungsraster und Landkarten für den Coachingprozess zu konstruieren, ohne dabei alle Lebenswelten unter die Oberaufsicht der Medizin stellen zu wollen. Die Breite und Tiefe bei der Bearbeitung des Anliegens des Kunden in Bezug auf seine grundlegenden Lebensausrichtungen, die Stimmigkeit seines Lebens, insbesondere seines Arbeitslebens, seine Balancen und seine Kosten-, Nutzenrechnungen werden zum Thema.

Ziel ist es, mit einem ganzheitlichen Konzept von Gesundheit Coaching noch mehr zu verstehen als einen Prozess,

- der die Persönlichkeit des Coachingkunden auf vielen Ebenen erfasst,
- der vor dem Hintergrund der Wechselwirkungen vieler Lebensprozesse die Beziehung zu den Aufgaben, Zielen und beruflichen Herausforderungen reflektiert und
- der auf diesem Weg zu gut fundierten Entscheidungen, Strategien und Handlungsoptionen führt.

1.3 Der Kontext von Gesundheitscoaching

Ich verstehe Gesundheitscoaching als ein Modell, das die Hypothesenbildung, die Interventionsplanung und das Methodenspektrum systemischen Coachings erweitert. Einerseits sind mit den hier vorgestellten Zugängen zu der Thematik die meisten Coachingprozesse zu bereichern, zumal die oben skizzierten Coachinganlässe dies oft nahe legen. Andererseits entwickelte sich in der Arbeit mit dem Thema ein eigenständiges Produkt, das über spezialisierte Formen der Prozessgestaltung und Methodik verfügt. Grundlage ist ein ganzheitliches Verständnis von Gesundheit, das weiter unten abgeleitet wird.

Die hohe Aufmerksamkeit, die das Thema Gesundheit seit den 90er Jahren des letzten Jahrhunderts erfährt, hat sich in einer Flut von Publikationen, Ratgebern, Zeitschriften dokumentiert. Hier ist offenbar ein Thema aktiviert worden, das Menschen mit sehr unterschiedlichen Motiven, Wünschen und Gefühlen in eine Art Konsens holt:

- mit ihren Wünschen, sich einer langen Gesundheit zu erfreuen, jung zu bleiben und die Angst vor dem Sterben zu vergessen
- mit dem Streben nach Aufmerksamkeit durch gutes, d. h. junges und gesundes, Aussehen
- mit der Eigenverantwortung, die ihnen zunehmend der Rückzug der sozialen Sicherungssysteme auferlegt
- mit der Leistungsfähigkeit und Fitness, die ihre Position im Kampf um Arbeitsplätze verbessert
- mit der zunehmenden Skepsis gegenüber bestimmten Lebensgewohnheiten, die offensichtlich die Gesundheit beeinträchtigen
- mit der Aufgabe, für das eigene Leben tragfähige Sinnbeschreibungen und eine spirituelle Heimat zu finden, die nicht mehr von externen Autoritäten (Kirchen, Parteien, Familien ...) vorgegeben werden.

Dies sind die Rahmenbedingungen, in denen sich jedes Angebot, das auf Gesundheit fokussiert, zunächst wiederfindet – in einem Modetrend. Dass dieser Trend schon lange anhält und sich auf den vielen Ebenen wie z. B. der persönlichen Lebensgestaltung (Wellness, Fitness), der Wirtschaft (Gesundheit als Geschäftsfeld, Gesundheitsförderung in den Unternehmen), der Politik (Gesundheitsreform) wiederfindet, zeigt aber auch etwas anderes: Hier ist offenbar ein lange unterschätztes Thema im öffentlichen Diskurs emergiert, um das herum sich ein nicht unerheblicher Teil gesellschaftlichen Lebens organisiert. Solche Trends berühren natürlich auch die Entwicklungsprozesse von Beratungskonzepten. Ist die Brille »Gesundheit« erst einmal auf der Nase, verändert sich der Blick auf das eigene Tun und auf die eigenen Konzepte. Gesundheitscoaching, wie es hier verstanden wird, ist deshalb der Versuch, diesen Perspektivwechsel als eine mögliche Option zu nutzen, mit ihr zu spielen und neugierig zu bleiben, wohin sie uns führt – ohne einen medizinisch verengten Blick durch das Operationsmikroskop auf die Welt zu erzeugen. Eher erinnert der Prozess an die Stereoskopie: Das war die um die Jahrhundertwende beliebte Möglichkeit, speziell bearbeitete Fotografien durch einen zweiäugigen Apparat zu betrachten und damit Dreidimensionalität zu erzeugen. Die Einbeziehung der Dimension einer ganzheitlich verstandenen Gesundheit lässt die Themen des Coachingkunden plastischer, detailreicher erscheinen.

Die Rahmenbedingungen, in denen Coaching allgemein heute stattfindet, sollen hier nachgezeichnet werden, um die Platzierung des Gesundheitscoachings deutlich werden zu lassen und um die Öffnung des Blicks, d. h. die »Dreidimensionalität«, zu verankern.

1.4 Megatrends und Coachinganlässe

Die oben stehende Skizzierung von Coachinganlässen legt den Verdacht nahe, dass Führungskräfte in aller Regel recht kontinuierlich unter Stressbedingungen arbeiten. Es liegt deshalb mehr als nahe und lohnt sich, der Spur zu folgen, Coaching als ein Instrument zu betrachten, das primär- oder sekundärpräventive Wirkungen in Bezug auf Stressfolgen erzeugen kann. Coaching dient bei dieser Betrachtung der Gesunderhaltung in Bezug auf vorhandene Risiken oder zumindest den angemessenen Umgang mit schon entstandenen Einschränkungen. Dass Coaching überhaupt eine solche Bedeutung zukommen kann, hat mit der deutlich veränderten Risikostruktur zu tun. In den letzten Jahrzehnten haben sich die Risiken im Arbeitsleben deutlich verändert: Standen früher körperliche Belastungen und damit Verschleißerscheinungen als Folgen von Arbeitsprozessen im Vordergrund, sind dies heute die Folgen von Zeitdruck, Unsicherheiten, Stress und Dauerbelastungen. Die Folgen zeigen sich in psychosomatischen und psychischen Beeinträchtigungen, in den Burn-out-Syndromen, bis hin zu vorzeitiger Erwerbsunfähigkeit. Dies ist auch ein Thema für hoch qualifizierte Arbeitskräfte und Führungskräfte geworden.

Hintergrund dieser Entwicklung sind mehrere Megatrends, die sowohl das Arbeits- als auch das Privatleben stark verändert haben und die mit den Stichworten: Globalisierung, Wissensgesellschaft, »intelligente« Produkte, Vernetzung, Informationsdichte, Komplexität angedeutet sein sollen.

Die Folgen dieser Trends sind dezentralisierte Verantwortungs- und Entscheidungsstrukturen mit hohen Anforderungen an die Flexibilität und die ständige Veränderungsbereitschaft, an die fachlichen und immer stärker auch an die sozialen und kommunikativen Kompetenzen der Mitarbeiter und Führungskräfte. Die neuen Wertschöpfungsketten erfordern dieses Kompetenzspektrum, um die notwendigen Kooperationen darstellen und die Komplexität bewältigen zu können.

Das eigene Arbeitsfeld ist dabei in großem Umfang selbst zu organisieren und zu verantworten, die Ansprüche an die erbrachte Arbeitsqualität beziehen auch diese Faktoren mit ein.

Eine weitere Folge des veränderten Szenarios ist ein Formwandel von Führung, die sich neuer Instrumente zur Beeinflussung von Arbeitsprozessen bedienen muss. Gefragt ist die Organisation in Netzwerken, in denen widerstrebende Einzelinteressen wirken. Instabile Beziehungen und inkohärente Organisationen sind von Führungskräften zu balancieren. All dies wiederum führt zu einer neuen Arbeitsintensität mit hohen psychischen und mentalen Belastungen und Unsicherheiten, die oft als Stressoren erlebt werden und eine Gesundheitsgefährdung darstellen können. Besonders bedeutsam für das Gesundheitscoaching sind die Folgen der Veränderung von Eigenverantwortung und Entscheidungskompetenzen auf den verschlankten Führungsebenen, die hohe zeitliche Verdichtung von Informations- und Kommunikationsprozessen (Zeitdruck), die Anforderungen an die Kunst, etwas zu steuern, was nicht zu steuern ist, die Permanenz von Veränderungsprozessen und damit oft ein hohes Maß an Unsicherheit (vgl. dazu ausführlich Brödner 2002; Richter u. Hacker 1997). Bei aller Vernetzung und Kooperation sind in der Unsicherheit nicht steuerbarer Systeme aber Entscheidungen zu treffen, die dann doch Einsamkeit bedeuten – mit dem dabei häufigen, intensiven Stresserleben.

Diese Situation betrifft so unterschiedliche Organisationen wie die Fabriken der Automobilindustrie (z. B. Gruppenarbeit, vgl. dazu Dehrmann 2004), Kliniken (z. B. prozessbezogene Finanzierung) oder Schulen (z. B. die autonome Schule). Typisches Beispiel für die Gestaltung von Arbeits- und Entwicklungsprozessen sind Projektstrukturen, die immer größere Anteile des individuellen Arbeitslebens umfassen und deren Charakteristika u. a. die teilweise selbstorganisierten Arbeitsprozesse, die gestiegenen Entscheidungskompetenzen der Beteiligten, die verdichtete Kommunikation über die persönlichen Fachkompetenzen hinaus in einem mehr oder weniger klar definierten Rahmen sind.

Die Vorteile dieser Situation liegen natürlich in den enormen Entwicklungschancen und Lernmöglichkeiten, der ganzheitlichen Bearbeitung von Aufgaben und in den steigenden Kompetenzen, mit denen die entstehenden Handlungs- und Entscheidungsräume genutzt werden können. Letztlich ist damit wieder der Mensch mit seinen persönlichen Kompetenzen und Entwicklungen in den Mittelpunkt der Arbeitsprozesse gerückt, umstrittene Begriffe wie »Humankapital« oder »Ressource Mensch« machen das drastisch deutlich. Dies ist auch einer der Faktoren für das steigende Interesse an der Gesunderhaltung des »Faktors Mensch«. Hier treffen sich Humanisierungstendenzen und ökonomische Interessen. Offensichtlich sind die Vorteile und Chancen dieser neuen Situation, nämlich die Herausforderungen, die in ihr stecken, mit den sich erst mehr oder weniger schnell entwickelnden individuellen Kompetenzen derzeit erst begrenzt zu nutzen, so dass sich für viele hier eine Schere auftut. Es überwiegen noch Reaktionen und Erlebensweisen, die deutlich die negativen Aspekte in den Vordergrund rücken lassen. Die Situation erscheint aus der Vogel-, besser Satellitenperspektive insgesamt wie ein gigantischer, gesamtgesellschaftlicher Umstellungs- und Lernprozess.

Aus der Schere zwischen Herausforderungen und individuellen Kompetenzen resultieren typische psychisch-mentale Stressoren: quantitative Überforderung durch die Leistungsanforderungen und das Arbeitstempo, qualitative Überforderung durch die Informationsflut, selbst erzeugte Unübersichtlichkeit oder Kompliziertheit, unklare Zielvorgaben, Leistungs- und Zeitdruck, Angst vor Misserfolg und Kontrolle, hohe Verantwortung für Personen oder Werte, unklare Zuständigkeiten etc.

Verschärft wird die Situation für viele Mitarbeiter dadurch, dass die Führungskräfte dieser Situation oft ebenfalls nicht gewachsen sind und durch ihren Führungsstil zusätzliche Stressoren erzeugen.

Eng mit dieser Entwicklung verbunden ist der Abschied vom Sicherheitsdenken. Diese Tendenz reicht von den aufgeweichten sozialen Sicherungssystemen bis hin zu der Permanenz organisatorischer Veränderungen und Umstrukturierungen. Lebensprozesse haben eine deutlich geringere Vorhersagbarkeit, was sowohl die privaten Prozesse (Lebensabschnittspartnerschaften) als auch das lebenslange Lernen, die lebenslangen beruflichen Umstellungen betrifft. Menschen befinden sich in andauernden Übergangssituationen, die größte Sicherheit ist die, dass der nächste Umbruch bestimmt kommt. Wissen veraltet schnell, »intelligente« Produkte erfordern eine hohe persönliche Entwicklungskompetenz, lassen weniger Routine zu und erzwingen die Zusammenarbeit in immer neuen Teams. Fusionen und Übernahmen führen zu einem Verlust beruflicher »Heimat«, zum Verlust wichtiger Beziehungen und gewohnter Abläufe, erzwingen einen Kulturwechsel. Der konkrete Alltag in den meisten Organisationen ist inzwischen geprägt von immer neuen Umstrukturierungen, mit denen sich die Organisation fit macht für die veränderten Marktbedingungen, die neuen Rahmenbedingungen ihrer Refinanzierung etc. Nicht einmal der Hort der Stabilität, die Verwaltungen, ist davon verschont. Häufig ist das verbunden mit einer operativen Hektik, bei der ein Veränderungsprozess den anderen überholt – oft ohne erkennbare Abstimmung und Sinnhaftigkeit.

Organisationen sind also nicht mehr für lange Zeiträume gebaut, sondern bilden beständig Ad-Hoc-Strukturen zur Bewältigung konkreter Aufgaben und Probleme. Sie entlassen ihre Mitglieder immer wieder in eine – zumindest emotional erlebte – Obdachlosigkeit.

Neben der oft als existenziell erlebten Verunsicherung ist es immer wieder die fehlende Wertschätzung der Leistungen und Erfahrungen, die die ständigen Veränderungen implizit transportieren und die mit dem Verlust an Wohlbefinden und Leistungsfähigkeit in Verbindung gebracht wird.

Die im privaten Umfeld ebenfalls gestiegenen Optionen verschärfen für viele diese Situation mit der Tendenz, möglichst viel »mitzunehmen«. Größere Freiräume, aber auch gestiegene Selbstverantwortung bei der Gesundheitsvorsorge, den sozialen Absicherungen, den Sinnfragen und Lebensformen, den Setzungen von Prioritäten, der Grenzziehung zwischen Arbeit und Privatem kennzeichnen die Situation. »Da Freunde hub sich große Not, ich schlug mich gegenseitig tot« (sagte der Dichter Jakob van Hoddis). »Der Zusammenbruch der ‚großen Erzählungen' (wie Lyotard es ausgedrückt hat) – das Schwinden des Vertrauens auf überindividuelle und übergemeinschaftliche Appellationsgerichte – ist von vielen Beobachtern mit Furcht als Einladung zur ‚everything goes'-Situation angesehen worden, zur universalen Permissivität und also am Ende zum Ableben aller moralischen und folglich aller gesellschaftlichen Ordnung« (Baumann 1995, S. 307).

Beim Umgang mit diesen Dynamiken in den Organisationen und Unternehmen versagen Führungskräfte noch auf breiter Front.

Sie selbst sind dieser Situation oft nicht gewachsen und geben ihren Mitarbeitern nicht die erforderliche Rahmung, die Vision, die Transparenz und die Wertschätzung, so dass die Chancen dieser Situation nicht ausgespielt werden können. »Haltlos im Chaos« titelte das Manager Magazin (1/04, S. 130) und spricht von der »getriebenen Elite«, von überforderten Managern, die Körper und Seele bis zur totalen Erschöpfung quälen. Offenbar ist für viele die Balance schwer zu halten zwischen dem, was an Herausforderungen, Veränderungen, an Druck als stimulierend, lern- und leistungsfördernd erlebt wird und dem, was an Vertrautem erhalten bleiben soll.

Die Gefahr eines Ungleichgewichts zwischen den mentalen und psychischen Anforderungen einerseits und den Leistungsvoraussetzungen und verfügbaren Ressourcen andererseits spiegelt sich in den Anliegen von Coachingkunden zunehmend stark wider: Zum Beispiel sind angewachsene und anspruchsvollere Aufgaben zu bewältigen bei deutlich reduzierten personellen Ressourcen, oder Veränderungsprozesse und einschneidende Umbauprozesse sind zu leisten bei Fortsetzung eines zu 100 % ausgelasteten Routineprozesses. Hohe Verantwortung und hoher Zeitdruck sind im Gesundheitscoaching die am häufigsten genannten Faktoren, die mit dem Erlebnis von starker Belastung in Verbindung gebracht werden.

Ein anderer Megatrend hat noch wenig Eingang gefunden in den Diskurs von Coaching: die Notwendigkeit für viele Menschen, sich der Situation zu stellen, auf Dauer weder existenziell noch sozial abgesichert zu sein, Lebenszeiten gestalten zu müssen, in denen sie keine feste Anstellung und dauerhafte Aufgabe haben. Es ist zu erwarten, dass die Lebenssicherung und vor allem auch die Sinnbeschreibungen künftig von vielen »aus sich heraus« bewältigt werden müssen, d. h. ohne Rückgriff auf einen gesicherten Background wie einen Arbeitsplatz, der helfen könnte, Sinnfragen zu beantworten. Hier gibt es bislang bestenfalls individuelle Lösungswege, die sich kaum zu einem vernetzten Erfahrungswissen verdichten. Im Gegenteil: Der Diskurs darüber wird bislang noch gerne vertagt mit Verweis auf das seit Jahren unmittelbar bevorstehende Wachstum, das alles heilen wird.

Diese Megatrends, diese Entwicklungen sind das »Hintergrundrauschen« des hier beschriebenen Gesundheitscoachings, eine überall spürbare Herausforderung, der sich Leistungsträger und Führungskräfte stellen müssen. Hier liegt offenbar auch ein erhöhtes Risiko für gesundheitliche Einschränkungen, für Zweifel an der Sinnhaftigkeit des eigenen Tuns, was wiederum die Fähigkeit, auf die Herausforderungen zu reagieren, reduziert und so weiter. Immer mehr Coachingkunden kommen, weil sie sich Strategien zur Bewältigung solcher Situationen erwarten. Stress, Stressfolgen und Stressbewältigung, Stressprotektion werden zu zentralen Themen im Coaching.

Die Zuversicht, den Herausforderungen gewachsen zu sein, und der »Glaube an sich selbst« und an die eigenen Gestaltungsmöglichkeiten werden zu zentralen Kompetenzen, die letztlich auch Gegenstand von Coaching sind. Diese Kompetenzen wachsen »von innen«, sind Ergebnis persönlicher Reifung, eines »In-sich-Ruhens«, eines als stimmig erlebten Lebens. Es scheint so, als ob diese inneren Reifungsprozesse von Leistungsträgern und Führungskräften wesentlich zur Bewältigung der oben beschriebenen Situation beitragen könnten. Wenn dem so ist, dann kann mit dem Thema »Gesundheit« in unserem Coachingansatz ein wesentlicher Beitrag zur Entwicklung dieser Kompetenzen geleistet werden, da sich die hier genutzten Gesundheitskonzepte direkt darauf beziehen.

2. Was ist Gesundheit?

Gesundheit soll hier verstanden werden als ein lebenslang bewusst zu gestaltender Prozess. Leider gibt es in der deutschen Sprache kaum einen angemessenen Begriff dafür, der nicht schon bedeutungsschwanger und damit missverständlich wäre (neben Gesundheit: Fitness, Wellness). Die Formulierung »Gesundheit, psychophysische Fitness und Leistungsfähigkeit« wird dem speziellen Kontext der Arbeitswelt am ehesten gerecht. Im Text hier wird dies alles verkürzt mit dem Wort »Gesundheit« markiert.

Es ist viel einfacher, Krankheit zu definieren, als eine ähnlich genaue Definition von Gesundheit zu formulieren. Es liegt zunächst nahe, Gesundheit als die Abwesenheit von Krankheit zu definieren:

»Gesundheit ist das ‚normale' (beziehungsweise nicht ‚krankhafte') Befinden, Aussehen und Verhalten sowie das Fehlen von der Norm abweichender ärztlicher Befunde« (Bibliographisches Institut/F. A. Brockhaus AG 2000). Der spöttische Medizinermund sagt dazu: »Es gibt keine Gesunden, sondern nur schlecht Durchdiagnostizierte.«

Die Weltgesundheitsorganisation blieb mit ihrer Definition 1949 auf einer ähnlichen Linie, wobei dies – anders als beim Brockhaus – als politische Deklaration, als ein weltweit umzusetzender Anspruch formuliert worden ist: »Gesundheit ist ein Zustand vollständigen körperlichen, geistigen und sozialen Wohlbefindens und nicht nur die Abwesenheit von Krankheit und Gebrechen.«

Sigmund Freuds Definition, dass Gesundheit bedeutet, »lieben und arbeiten zu können«, ist kurz und schon recht präzise und kommt ohne Verweis auf die Abwesenheit von Krankheit aus. Die Definition von Gesundheit fällt auch deshalb schwer, weil Menschen eher Krankheiten und Symptome bewusst erleben und so in eine paradoxe Situation kommen. »Je mehr ich für meine Gesundheit tue, desto weniger gesund fühle ich mich. In diesem Sinne ist Gesundheit eben nicht machbar, nicht herstellbar, stellt sich vielmehr selbst her. Gesundheit gibt es nur als Zustand, in dem der Mensch vergisst, dass er gesund ist« (Dörner 2002).

Gesundheit ist also immer abhängig von dem, der sich oder andere beobachtet und eine Unterscheidung trifft zwischen dem, was er als gesund und krank bezeichnet (vgl. Simon 2000). Diese Unterscheidung ist abhängig von dem Beobachter, seinen Werten, seiner Geschichte, seinen Absichten usw. Ärzte treffen andere Unterscheidungen als Theologen, Subkulturen definieren Gesundheit anders als der Mainstream (ist Kiffen gesund oder krank?). Die Unterscheidung gesund/krank erzeugt zudem eine Erklärung für das Beobachtete (»Der sieht so aus, weil er krank ist!«) und eine Bewertung (gesund ist meist besser als krank). Bezeichnung, Erklärung und Bewertung sind zudem bezogen auf den Kontext der Beobachtung: Schwitzende Menschen mit hochroten Köpfen geben in der Sauna, nach 1000-m-Läufen und am Strand von Mallorca einen anderen Anlass zu krankheitsbezogenen Unterscheidungen als Menschen mit den gleichen Erscheinungen im Abteil der wohltemperierten Bahn oder in einer heiklen Besprechung am Konferenztisch. Es braucht also immer einen Beobachter, der seinen Beobachtungen die Bedeutung einer Krankheit gibt. Dies ist zunächst ein individueller Prozess, der in einen gesellschaftlichen Konsens geführt werden muss, z. B. um Finanzierungsquellen für Heilung zu erschließen. Das Tilgen der Homosexualität aus dem Krankheitskatalog der »American Psychiatric Association« heilte 1974 tausende von Menschen (Retzer 2002b, S. 114). Kurz: Gesundheit bezieht sich immer auch auf den Kontext, in dem sie definiert wird.

Wichtig ist die Beachtung der Beobachterabhängigkeit von Gesundheit auch deshalb, weil Menschen ihr Verhalten an ihren eigenen

Beobachtungen, Beschreibungen, Erklärungen und Bewertungen ausrichten und nicht an medizinischen oder anderen elaborierten Modellen. Das persönliche Gesundheitskonzept des Kunden im Gesundheitscoaching ist ein entscheidender Aspekt, weil es darüber entscheidet, wie er sich auf den Prozess des Gesundheitscoachings einstellt und wie er die Beziehung zu dem Coach gestaltet. Die Überzeugungsmuster des Kunden in Bezug auf Gesundheit prägen seine diesbezüglichen Interaktionen in seinem privaten Umfeld, in seinem Arbeitsfeld und im Coaching (Retzer 2002a, S. 122 ff.). Wir werden diese Zusammenhänge bei der Einbeziehung der Partner in das Gesundheitscoaching erneut betrachten.

Für den hier gewählten Ansatz, der Handlungskonzepte für Gesundheit im Rahmen von Coaching erstellt, wird deshalb eine für dieses Ziel nützliche Definition zu entwickeln sein, um die Beobachtungs-, Erklärungs- und Bedeutungsraster zu verdeutlichen. Das soll in mehreren Schritten geschehen. Zunächst wird Gesundheit als ein ganzheitlicher Prozess und nicht als Zustand verstanden:

Der erste Schritt ist die Auflösung der Dichotomie von Krankheit vs. Gesundheit zugunsten der Annahme eines Kontinuums von »mehr auf der Seite der Gesundheit« oder »mehr auf der Seite von Krankheit«. Menschen bewegen sich in diesem Kontinuum, haben eine individuell prägende Geschichte (mit dem Ergebnis einer mehr oder weniger ausgeprägten Resilienz = Widerstandsfähigkeit, einer Fähigkeit, Krisen zu meistern), also eine unterschiedliche Ausstattung, mit der sie sich dem Leben stellen. Sie erleiden Schicksale, die sie nicht beeinflussen können. Sie haben aber jenseits der »gesetzten« Anteile auch Handlungsoptionen, die sie nutzen oder verstreichen lassen können. Nach einem solchen Verständnis ist es sinnvoll anzunehmen, dass Gesundheit auch von dem einzelnen Menschen gestaltet werden kann – im Rahmen seiner Einflussmöglichkeiten. Wie es schon Victor von Weizsäcker 1930 in seinen psychosomatischen Konzepten postulierte, verbraucht man nicht Gesundheit im Laufe des Lebens, sondern erzeugt sie beständig – und das lebenslang: »Wir sind alle sterblich. Ebenso sind wir alle, solange noch ein Hauch von Leben in uns ist, in einem gewissen Ausmaß gesund«, formulierte es Antonovsky (1997, S. 23).

Der Satz von Paracelsus »Wir grünen für und für und haben tausenderlei Gesundheiten« (zit. bei Hartmann 1993, S. 38) weist noch darüber hinaus: Er plädiert für die Auflösung starrer Begrifflichkeiten zugunsten der Öffnung für viele individuelle Wertesysteme, Umsetzungswege und Gestaltungsoptionen.

Hartmanns Definition von Gesundheit enthält die Aktivität des Einzelnen und setzt sie in Beziehung zu Lebensentwürfen und Sinnfragen und kommt damit dem hier vertretenen Anliegen sehr nahe: »Gesund ist ... ein Mensch, der mit oder ohne nachweisbare oder für ihn wahrnehmbare Mängel seiner Leiblichkeit allein oder mit Hilfe anderer Gleichgewichte findet, entwickelt und aufrechterhält, die ihm ein sinnvolles, auf die Entfaltung seiner persönlichen Anlagen und Lebensentwürfe eingerichtetes Dasein ermöglichen, so dass er sagen kann: mein Leben, meine Krankheit, mein Sterben« (ebd., S. 39).

Die Chinesen versprachlichen Gesundheit als Jian Kang (= Stärke Großzügigkeit). Eine innere, individuelle und eine soziale Komponente sind in den so konstruierten Wirklichkeiten damit untrennbar schon in der Sprache verknüpft.

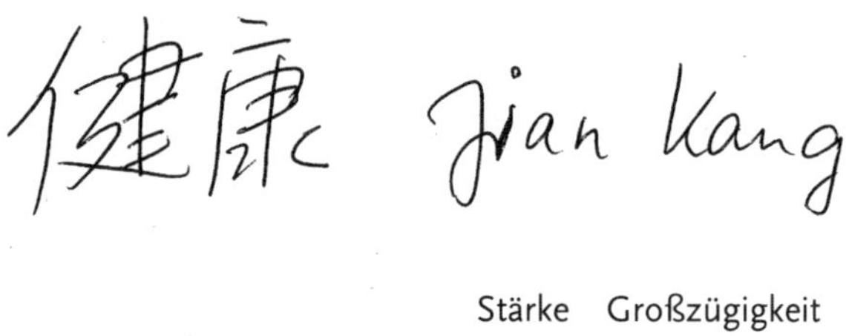

Abb. 1: Gesundheit = Stärke Großzügigkeit

Gesundheit ist also ein schillerndes Konstrukt, das je nach Kontext und Absicht anders definiert wird, damit aber auch eine große Vielfalt bekommt, die für den Arbeitsprozess im Coaching eingesetzt werden kann.

Das hier genutzte Verständnis von Gesundheit soll in drei weiteren Schritten entwickelt werden:

1. Gesundheit wird nicht nur als Abwesenheit von Krankheit, sondern positiv und aus der individuellen Perspektive beschrieben:

- Individuell erlebte Gesundheit ist das, was ein Mensch in Bezug auf sein Lebensziel, sein Wertesystem und seine sozialen Bezüge als stimmig, erfüllend und energetisierend wahrnimmt.

2. Ein zentraler Aspekt von Gesundheit ist die Prozesshaftigkeit, das bewusste, lebenslange Ringen um die angemessene, zu den jeweiligen Lebensphasen, den Aufgaben, dem Altern etc. passende Form eines gesundheitsorientierten Lebensstils. Dieses Ringen bekommt in Lebensphasen mit starken Herausforderungen eine herausragende Bedeutung, einerseits für den Erhalt von Gesundheit, andererseits für das Lernen der bewussten Gestaltung von Gesundheit:

- Gesundheit ist kein Zustand, sondern ein vielfach vernetzter Prozess, der lebenslang bewusst gestaltet werden muss.

3. Die bewusste Gestaltung von Gesundheit umfasst viele Ebenen: neben den »klassischen« Feldern Bewegung, Ernährung, Entspannung sind Fragen nach dem Sinn, nach Stimmigkeit und nach den Balancen im Leben entscheidend. Sie stehen unmittelbar mit der wahrgenommenen Lebensqualität und dem »Grundtonus« von Stresserleben in Verbindung und damit – nach allem was speziell im Umfeld der Stressforschung erarbeitet wurde – wiederum direkt mit den Parametern von medizinisch verstandener Gesundheit. Lebensbalancen verweisen auf biografische Aspekte, sowohl der Vergangenheit als auch der Zukunft, was im Gesundheitscoaching dann eine wichtige Rolle spielen wird.

Ein oft genutztes Modell ist die Unterscheidung von körperlicher, seelischer, sozialer und spiritueller Gesundheit, wobei diese Teile jeweils als Umfeld füreinander und damit in enger Wechselwirkung stehend verstanden werden. Dieses Modell hat den Charme hoher Plausibilität für die spätere Umsetzung in den Coachingprozess.

Für Führungskräfte erweitert sich das Themenspektrum auf das gesundheitsorientierte Führen ihrer Mitarbeiter und auf die Mitgestaltung von betrieblicher Gesundheitsförderung und betrieblichem Gesundheitsmanagement (»Wie gestalte ich mein Führungsverhalten und wie organisiere ich die Arbeitsprozesse, damit meine Mitarbeiter eine gute Chance haben, ihre Gesundheit zu gestalten?«).

Die Definition von Gesundheit bezieht also auch ein, dass die Gestaltung von Gesundheit dauerhaft dann tragfähig sein wird, wenn die individuell prägenden Lebensbereiche davon erfasst sind und ein ganzheitliches Verständnis von Gesundheit zum Tragen kommt:

- Die bewusste Gestaltung von Gesundheit braucht den Bezug zu den prägenden Lebensbereichen, zu den relevanten Kontexten, um als stimmige Grundausrichtung erlebt zu werden.

Auf diesem Weg haben wir der Gesundheit einerseits einen individuellen, andererseits einen vernetzten, ganzheitlichen Gestaltungsaspekt zugeordnet, der viele Anknüpfungspunkte zum Arbeitsleben bietet. Im folgenden Text ist Gesundheit immer in diesem umfassenden Sinne verstanden, auch wenn darauf nicht gesondert verwiesen wird. Auf der Grundlage dieser Annahmen über Gesundheit können die dazu passenden Konzepte genutzt werden, um die Umsetzung in den beruflichen Alltag zu ermöglichen. Es sollen hier zwei Konzepte im Vordergrund als Anknüpfungspunkte genutzt werden. In Teil II des Buches (»Die methodische Umsetzung«) werden sie dann in ihrer konkreten Anwendung im Coachingprozess ausführlicher dargestellt werden: die Konzepte der Salutogenese und der Lebensbalancen.

Salutogenese: Das von A. Antonovsky entwickelte Konzept hat Faktoren, Komponenten erarbeitet, die die Wahrscheinlichkeit erhöhen, dass Menschen gesund bleiben, sich gesund erhalten und die unausweichlichen Herausforderungen des Lebens bewältigen (sense of coherence = Stimmigkeitsgefühl, s. u.). Es ist in den 70er Jahren des letzten Jahrhunderts entwickelt worden, hat lange einen Dornröschenschlaf gehalten, ist dann zur Konzeptualisierung globaler Gesundheitsprogramme (WHO) eingesetzt worden und wird seit einigen Jahren als Basis für viele Konzeptbildungen z. B. in der Medizin und Psychologie, aber auch in den Arbeitswissenschaften genutzt, so dass es heute fast zum Allgemeinwissen gehört. Die Salutogenese fokussiert auf Prozesse der Gesunderhaltung im Unterschied zu der Pathogenese, die die Entstehung von Krankheiten beschreibt. Sie ist damit ressourcen- und handlungsorientiert und bietet sich deshalb an, Ausgangspunkt für konkrete Entwicklungsprozesse zu sein, die weit über das Vermeiden schädigender, pathogener Einflüsse (wie z. B. gefährliche Maschinen, hochpotente Gifte, böse Chefs) hinausgehen.

Die der Salutogenese nahe stehenden Konzepte der Resilienz (Widerstandsfähigkeit, vgl. Kobasa 1979; Werner a. Smidi 1982) fokussieren darauf, dass Menschen offenbar sehr unterschiedlich auf Herausforderungen, auf Stressoren, auf Traumatisierungen reagieren. Resilienz wird als die Fähigkeit konzipiert, aus den biologischen/konstitutionellen und biografischen Ressourcen schöpfend, Krisen zu meistern und für Entwicklungen zu nutzen (s. u.).

Lebensbalancen: Dieses Konzept folgt der Idee, dass Menschen immer neu ihr Leben mit seinen zahlreichen Facetten balancieren müssen. Dabei geht es nicht nur um die Balance zwischen Familie und Arbeit, sondern weit darüber hinaus auch um Lebensentwürfe, um Werte etc. Das Konzept fokussiert darauf, dass Menschen sich kontinuierlich verändern müssen, um ihre Identität zu wahren und um den jeweiligen Herausforderungen sowie den biologischen und sozialen Veränderungen gerecht zu werden. Die unterschiedlichen Lebensphasen benötigen jeweils neue Antworten, neue Balancen und neue Bewältigungen der Herausforderungen.

Das Konzept der Lebensbalancen ist sehr eingängig und plausibel und kann deshalb gut in die Coachingarbeit integriert werden. Es wird hier allerdings in einem deutlich erweiterten Sinne gebraucht, als es gemeinhin üblich ist, so dass es eine Verbindung zu dem Konzept der Salutogenese gibt, nämlich über die Fragen nach dem Sinn und die Fragen nach übergeordneten Lebensentwürfen.

Die genannten Konzepte dienen dazu, Methoden zur Bearbeitung des Themas Gesundheit im Coachingprozess abzuleiten. Dies wird weiter unten dargestellt. Alle Konzepte fokussieren in letzter Konsequenz und mit unterschiedlichsten Variationen immer wieder auf ein Thema: auf die Sinnfrage.

3. Gesundheit als Coachingthema

Schaut man auf die eingangs beschriebenen Situationen, nämlich die Arbeitsfelder von Coaching, auf die Entwicklungen und die Megatrends, in denen sich Gesundheit wiederfindet, und setzt dies in Beziehung zu den Definitionen von Gesundheit und den Konzepten von Salutogenese und Lebensbalancen, so ergeben sich weitere Perspektiven, die durch das Thema Gesundheit im Coaching geöffnet werden können. Diese sind auch dann bedeutsam, wenn nicht das spezielle Setting eines Gesundheitscoachings gewählt wird.

1. Wenn Gesundheit – auch die mit biologischen Parametern gemessene Gesundheit – einerseits ein hoher Wert ist und wenn andererseits viele Berufssituationen mit gesundheitlichen Risiken einhergehen, wenn gleichzeitig Gesundheit in Unternehmen ein humanitärer Anspruch und eine immer zwingender werdende ökonomische Notwendigkeit darstellt, wird Coaching sich auch daran messen lassen müssen, ob es etwas für die Gesundheit der Kunden zu tun in der Lage ist. Von Coaches wird deshalb zukünftig eine höhere Kompetenz in Gesundheitsfragen erwartet werden. Wenn man von engen Wechselwirkungen der oben skizzierten Gesundheitsbereiche ausgeht, dann ist der Einfluss, den Coaching z. B.

- auf den Umgang mit Stress nehmen kann, oder
- wenn es zu einer Verbesserung der Lebensbalancen beitragen kann oder
- zu einer gesundheitsorientierten Veränderung des Lebens- und Arbeitsstils führen kann, auch ein Beitrag zur Verbesserung einer medizinisch verstandenen Gesundheit.

Coaches beeinflussen also die Gesundheitsorientierung ihrer Kunden, ohne in medizinische Aktionsfelder zu kommen. Meist tun sie das unbewusst oder versehentlich, hier soll dieser Weg nun systematisch beschritten werden. Dafür sind oben die kompatiblen Basiskonzepte entwickelt worden.

2. Die Erfahrung zeigt, dass die im individuellen Coaching gefundene, anfängliche Zielbestimmung oft nicht durch den ganzen Coachingprozess trägt, sondern dass sich meist Themen konkretisieren lassen, die »hinter« den anfänglichen Themen stehen, Themen, um die es auch – oder sogar eigentlich – geht, was wir kürzlich anhand von Fallbeispielen beschrieben haben (vgl. Billmeier u. a. 2005). Dies ist einleuchtend, da die in Arbeitszusammenhängen generierten Themen oft den persönlichen Aspekt, den sie letztlich immer haben, zunächst nicht so deutlich aufscheinen lassen. Erst im Verlauf der Arbeit zeigt sich, was die anzustrebenden Lösungsebenen für die Anliegen des Kunden sind. Die Vertiefung der Thematik führt dann oft in Bereiche, die mit grundlegenden Lebenskonzepten des Kunden verbunden sind. Mit einem ganzheitlich verstandenen Gesundheitskonzept und den daraus abzuleitenden Methoden kann eine Struktur zur Verfügung

gestellt werden, in der die Themen bereichernd beschrieben und bearbeitet werden können.

Es gibt wenig theoretische/methodische Zugänge, die umfassende Konzepte für Coachingprozesse konstruieren lassen, die sowohl der Persönlichkeit des Kunden mit all seinen Facetten und seiner Leistungsfähigkeit und -möglichkeit gerecht werden, als auch sich gleichzeitig auf den komplexen Kontext der Arbeitswelt mit ihren Herausforderungen beziehen und die daraus konkrete Handlungsoptionen für Veränderungsprozesse ableiten lassen.

Die Themen Stress und Stressprotektion, Stressverarbeitung sind oft das thematische Scharnier zwischen den Anliegen des Kunden und den vertieften Bearbeitungsebenen, die hier unter dem Blickwinkel von Gesundheit untersucht werden. Dieser Weg ist auch wissenschaftlich »sauber«, da mittlerweile mit den sehr elaborierten und gut untersuchten Modellen der Psychoneuroimmunologie und Psychoneuroendokrinologie die zahllosen Wechselbeziehungen zwischen Kognition, Emotion, Immunsystem, Hormonsystem, Bewegung, Ernährung etc. im Kontext der Auseinandersetzung des Menschen mit den Herausforderungen seiner (sozialen) Umwelt beschrieben werden können (vgl. Schedlowski u. Tewes 1996, insbes. Kap. 15 und 16). Daraus lassen sich dann auch konkrete Handlungskonzepte ableiten (vgl. den Beitrag von Schedlowski in diesem Buch und z. B. Gaab et al. 2003).

Die Erfahrung zeigt zudem, dass die Modelle, die Gesundheit als vernetztes System mit vielen Bestandteilen transparent machen, für den Kunden höchst plausibel sind, ihm eine ausreichende Sicherheit zur Bearbeitung auch heikler Prozesse geben und gleichzeitig die notwendige emotionale Resonanz erzeugen, die für Veränderungsprozesse in Richtung Gesundheitsorientierung wichtig ist.

3. Die Perspektive »Gesundheit« im Coaching hilft gelegentlich, zusätzliche Ressourcen im Unternehmen oder im Umfeld des Unternehmens für den Prozess des Kunden zu erschließen. Die Verbindung von Maßnahmen der Personalentwicklung hier (Coaching) und der Gesundheitsförderung, des Gesundheitswesens dort überbrückt durch eine verbindende Konzeptbildung einen in den Organisationen lange eher mit Konflikten der jeweiligen »Lager« vertieften Graben. Ressourcen können z. B. konkrete Untersuchungen, Beratungen, Trainingseinheiten (Rücken, Entspannung etc.) sein, die durch den Coachingprozess angeregt wurden und deren Ergebnisse im Coachinggespräch ausgewertet werden (s. auch Teil II des Buches zu

einem idealtypischen Verlauf von Gesundheitscoaching). Darüber hinaus kann gemeinsame konzeptuelle Arbeit geleistet werden, die zu neuen Angeboten in den Unternehmen führt.

4. Veränderungsprozesse starten mit einer Erhöhung der Komplexität, durch eine Destabilisierung: Bisherige Beschreibungs- und Verhaltensmuster verlieren ihre Bedeutung und Wirksamkeit. Coaching ist eine Veranstaltung, die den Rahmen für den Veränderungsprozess eines Kunden sicherstellen soll. Ein ganzheitlich verstandenes Gesundheitskonzept kann dem Kunden und dem Coach als Orientierungsrahmen für die Gestaltung des Veränderungsprozesses dienen, Methoden dafür anbieten und damit die für die Veränderungsdynamik hilfreiche Prozesssicherheit erzeugen.

Gesundheit kann dazu dienen, Coachingprozesse zu evaluieren. Es sind viele z. B. biologische Parameter verfügbar, die Auskunft über die verschiedenen Aspekte von Gesundheit geben. Wenn ein Coachingprozess gelingt, sollten sich die Gesundheitsparameter des Kunden i. d. R. zumindest nicht verschlechtert haben. Da häufig die Veränderung bislang dysfunktionaler Bewältigungsmuster von beruflichen Herausforderungen Teil des Anliegens ist, lassen sich hier konkrete Evaluationskriterien ableiten (s. u.).

Gesundheit könnte man also auch als ein Motiv verstehen, als Motiv für den Kunden, sich seinen wichtigen Lebensthemen zu stellen, für das Unternehmen, um Ressourcen zu erschließen und zu sichern, für den Coach, um in den Reichtum von Hypothesen, Interventionen und Evaluationskriterien einzutauchen, die sich mit dieser Perspektive generieren lassen.

4. Transfer von Konzepten zur Gesundheit in den Coachingprozess

In dem folgenden Abschnitt geht es darum, Konzepte darzustellen, die es wie eine grammatikalische Grundstruktur ermöglichen, das Thema Gesundheit in einem auf Beruf und Arbeitsleben fokussierenden Beratungsprozess auf angemessene Art zur Sprache zu bringen. Angemessen heißt, dass die notwendige Breite (was gehört alles zu dem angestrebten gesundheitsorientierten Lebensstil?) und Tiefe (Antwort auf die Frage: Wozu das alles in meinem Leben?) erreicht werden und dass auch Grenzen für den Kontext von Coaching deutlich werden. Dies sind vor allem die schon kurz erwähnten Konzepte der Salutogenese und der Lebensbalance, denen das Thema der Sinnfrage innewohnt, was im Folgenden dann um den Aspekt des Glücks, der Freude erweitert wird.

4.1 Salutogenese und Resilienz

Das Konzept der Salutogenese hat sich für den Transfer von Gesundheitsthemen in Beratungsprozesse und in den betrieblichen Alltag von Führung sowie bei der Gestaltung von Arbeitsprozessen bewährt und soll deshalb hier skizziert werden.

Das Konzept wurde von A. Antonovsky entwickelt, der dabei mehrere Grundideen bündelte (vgl. Antonovsky 1997):

- Krankheit und Gesundheit sind nicht als Dichotomie, sondern als ein Kontinuum zu verstehen.
- Menschen sind nur in ihrer gesamten Geschichte zu verstehen. Krankheitsentstehung ist nicht nur eine Frage der »Auslösung« einer Krankheit (Pathogenese), sondern sie ist auch verbunden mit den Bewältigungsmöglichkeiten des Menschen.
- Die Entstehung von Krankheit (Pathogenese) und die Entstehung von Gesundheit (Salutogenese) sind in ihrer Beziehung komplementär.
- Stressoren werden nicht als etwas »Unanständiges« (ebd., S. 30) verstanden, die vermieden werden müssen, sondern als allgegenwärtige Herausforderungen. Die mehr oder weniger erfolgreiche Auflösung der Anspannung entscheidet über die gesundheitlichen Auswirkungen.

Zentral in dem Modell ist das Gefühl von Kohärenz, Stimmigkeit (sense of coherence), das Menschen ihrem eigenen Leben gegenüber empfinden, für ihr eigenes Leben erzeugen können. Menschen bleiben eher auf der Seite größerer Gesundheit, wenn sie ihr Leben in den wesentlichen Bezügen als »stimmig«, kohärent erleben.

Um eine Stimmigkeit des eigenen Lebens zu erfahren, werden drei Komponenten als bedeutsam erachtet (ebd., S. 34 ff.):

1. Die Verstehbarkeit, Vorhersehbarkeit, Durchschaubarkeit (comprehensibility) als eher kognitive Dimension: Herausforderungen der eigenen Umwelt werden als verständlich und durch-

schaubar erlebt. Interne (körperliche, psychische) und externe Stimuli werden als geordnet, konsistent, strukturiert, klar wahrgenommen, und nicht als »Rauschen« (zufällig, willkürlich, unerklärlich).

2. Die Handhabbarkeit (Manageability) als eher kognitiv-emotionale Dimension: Es ist erlebbar, dass den Herausforderungen passende Ressourcen zur Bewältigung gegenüberstehen, die man selbst unter Kontrolle hat oder die von anderen kontrolliert werden, denen man vertraut. Das Erleben eines hohen Maßes an Handhabbarkeit verhindert, sich rasch als Opfer der Ereignisse zu erleben.
3. Die Sinnhaftigkeit, Bedeutsamkeit (Meaningfulness) als spirituelle, emotionale Dimension und als grundlegendes Motivationselement: Die Auseinandersetzung mit Herausforderungen wird als lohnenswert erlebt, die Herausforderungen sind in einen tragfähigen, sinnstiftenden Kontext eingebunden, werden als sinnvoll erlebt; es lohnt, sich zu engagieren. Auch schwierige Herausforderungen werden angenommen, ihnen wird eine Bedeutung beigemessen, und es wird versucht, »sie mit Würde zu überwinden« (ebd., S. 36). Bei dieser Komponente bezieht sich Antonovsky auch auf V. Frankl (1979).

Teil des Konzepts der Kohärenz ist, dass diese Komponenten in enger Wechselwirkung miteinander stehen.

Einige Thesen, die sich aus den verschiedenen Grundüberlegungen der Salutogenese ableiten lassen, werden hier zusammengefasst:

- Je stärker das Kohärenzgefühl einer Person ist, desto erfolgreicher wird sie die unausweichlichen, kontinuierlichen und der menschlichen Existenz innewohnenden Stressoren bewältigen können.
- Die Stärke des Kohärenzgefühls hängt von der Konsistenz der Erfahrungen ab.
- Es gibt viele Wege, ein starkes Kohärenzgefühl zu erreichen: Es ist unter verschiedenen sozialen und kulturellen Bedingungen möglich, mit unterschiedlichen Wertordnungen.
- Nicht Homöostase, sondern Heterostase, Ungleichgewicht und Leid sind inhärente Bestandteile menschlicher Existenz, ebenso wie der Tod.

- Das eigentliche Rätsel ist, warum einige Menschen manchmal weniger leiden als andere und warum sie sich auf dem Kontinuum in Richtung des Pols »Gesundheit« bewegen.
- Völlige Gesundheit und völlige Krankheit sind die Extrempole eines Kontinuums. Alle Menschen sind in unterschiedlicher Mischung teilweise gesund und teilweise krank.
- Stressoren können sowohl pathogen als auch salutogen sein.
- Die »Geschichte« eines Menschen beinhaltet nicht nur die An- und Abwesenheit von Risikofaktoren, sondern vor allem die »heilsamen Ressourcen« (salutary resources).
- Der, der leidet, bleibt eine ganze Person und wird nicht ein Herzinfarkt, eine Niere, ein Trinker oder einer mit Burn-out-Syndromen.
- Der Kampf in Richtung Gesundheit ist lebenslang, da die gesund erhaltenden Faktoren gegen Verschleiß und Verlust (»negative Entropie«) im Verlauf des Lebens aktiviert bleiben müssen.

Im Vergleich seines Konzepts mit anderen Gesundheitskonzepten verweist Antonovsky u. a. auf zwei Modelle zur Widerstandsfähigkeit, die für die Arbeit im Gesundheitscoaching zusätzliche Facetten liefern können:

Das Modell von Suzanne Kobasa (1979) sieht Widerstandsfähigkeit als Ergebnis von drei miteinander verflochtenen Komponenten (zit. bei Antonovsky 1997, S. 48 ff.):

1. Engagement: Menschen bringen sich in das, was sie tun, stark ein, glauben an den Wert und die Bedeutung von dem, was sie tun, sind in viele Lebensbereiche involviert, haben ein umfassendes Zielbewusstsein und reflektieren sich selbst (vergleichbar mit Antonovskys Meaningfulness).
2. Kontrolle: Menschen handeln so, als ob sie die Ereignisse beeinflussen können. Sie erklären sich Ereignisse auch unter Berücksichtigung ihrer eigenen Verantwortlichkeit, glauben, eigenständig effektiv handeln zu können, und haben eine optimistische Einstellung zu den Effekten ihres Handelns (vergleichbar mit Antonovskys Manageability).
3. Herausforderung: Veränderungen im Leben werden als Norm und nicht als Ausnahme angenommen und als Stimulus für

Wachstum verstanden. Diese Grundeinstellung führt dazu, dass Herausforderungen willkommen geheißen werden und dass sich diese Menschen durch Offenheit, Flexibilität und Ambiguitätstoleranz auszeichnen (vergleichbar mit Antonovskys Comprehensibility).

Das zweite Konzept stammt von Emmy Werner, die die Widerstandsfähigkeit (Resilienz) durch jahrzehntelange Begleitung von Kindern untersucht hat, vor allem solchen, die trotz schwierigster Bedingungen »verletzlich, aber unbesiegbar« blieben (*Vulnerable but Invincible:* Werner a. Smidi 1982). Ihnen war es gelungen, z. B. ein positives Selbstkonzept, eine erfolgsorientierte Lebenseinstellung und ein Kohärenzgefühl zu entwickeln (zit. bei Antonovsky 1979, S. 55, 56). Das erstarkte allgemeine Interesse an den Resilienz-Konzepten in den Diskursen über Gesundheit macht auch deutlich, dass die meist an der Beobachtung kindlicher Entwicklungen gewonnenen Erkenntnisse noch weiter erschlossen werden müssen. Das Modell erlaubt die Beschreibung und Bündelung von Faktoren, die für die Aufrechterhaltung von individuellem Schutz in Risiko- und Herausforderungssituationen geeignet oder notwendig sind. Immer wieder zeigt sich sowohl bei wissenschaftlichen Beobachtungen als auch in der Alltagserfahrung und im Coaching, dass es eine riesige individuelle Varianz in der Reaktion auf die gleichen Erfahrungen, die gleichen Herausforderungen gibt.

Das Zusammenwirken von

- individuellen Prägungen durch die genetische Ausstattung und die Fülle prägender Lebenserfahrungen,
- den konkreten sozialen Kontexten, in denen die Herausforderungen entstehen, und
- dem Gesamt der protektiven Einflüsse (von den individuellen Bewältigungsstrategien über stützende soziale Beziehungen bis hin zur Verfügbarkeit von Ressourcen)

lässt diese Varianz auch plausibel erscheinen. Gleichzeitig verweist dies auf die unterschiedlichen Ebenen und letztlich unendlichen Ressourcen möglicher Schutzfaktoren. Das Verstehen der Wechselwirkungen ist zwar individuell möglich, aber noch nicht in wissenschaftlich verdichteter Form verfügbar, um z. B. protektive Prozesse auf dieser Basis zu optimieren.

Trotzdem sind die Konzepte der Salutogenese und Resilienz insgesamt empirisch schon recht gut gesicherte Denkmodelle, mit denen zunächst der Coach in der Konzeptbildung über seine Arbeit allgemein und in der Hypothesenbildung bei der Arbeit mit dem Kunden die Komplexität reduziert. Konzepte haben den Vorteil, dass sie die Orientierung erleichtern und Handlungsrahmen für Interventionen schaffen. Das Risiko besteht darin, dass die Komplexität zu weit reduziert ist, so dass nur noch die selbst versteckten Ostereier gefunden werden.

Die hier skizzierten Konzepte haben den großen Vorteil, dass sie anschlussfähig sind an viele andere Konzepte und Methoden, insbesondere solche, die sich in den systemischen Denk- und Handlungsmodellen bewährt haben. Das Verständnis von Coaching als Intervention in ein komplexes, dynamisches, bio-psycho-soziales System, die grundlegende Achtung vor der Biografie, den Werten und Lebenszielen des Kunden und vor seinen Modellen der Welt, die Orientierung an Ressourcen, die Gestaltung des Prozesses als Dialog und Kooperation etc. finden sich in den Konzepten explizit wieder. Die systemischen Methoden z. B. der Gesprächsführung (systemisches Fragen) sind die Basis für die konkrete Umsetzung solcher Konzepte im Gesundheitscoaching.

Die Verbindung zu den Ansätzen von Viktor Frankl, insbesondere bei den Fragen nach dem Sinn (s. u.), ist eng, aber auch andere »Schulen« sind kompatibel: So werden bei der Veränderung der Stressreaktionen kognitiv-verhaltenstherapeutische Methoden eingesetzt, wie auch unterschiedliche Entspannungsmethoden und Meditationen zum Einsatz kommen können. Dies kann verstanden werden als Optimierung der Komponente der Handhabbarkeit des Kohärenzgefühls, der Erschließung zusätzlicher Ressourcen zur Bewältigung einer herausfordernden Situation.

Mit diesen Anschlussmöglichkeiten bieten die Konzepte der Salutogenese und der Resilienz eine exzellente und für den Kunden plausible Arbeitsgrundlage.

Die sprachliche Umsetzung der Modelle im konkreten Prozess des Gesundheitscoachings funktioniert am besten mit dem erprobten systemischen Handwerkszeug: Hypothesenbildung, systemisches Fragen und Interventionen (vgl. die entsprechende Literatur, z. B. v. Schlippe u. Schweitzer 1996). Die Hypothesenbildung des Coach kann sich der Komponenten des Kohärenzgefühls oder der Resilienz bedienen, um Ideen über die Ressourcen des Kunden zu erzeugen, über seinen Klärungs- und Entwicklungsbedarf, darüber, wie er seine salutogenen Kompetenzen im Wechselspiel mit seiner Umgebung zum Einsatz bringt oder zurückhält, usw.

Die so erzeugten Ideen fließen dann – wie in jedem Beratungsprozess – in die systemischen Fragen ein (z. B. »Wann hatten Sie zuletzt das Gefühl, dass sich Ihr Engagement im Unternehmen auch für Sie selbst wirklich lohnt?«).

Es ist zudem häufig nützlich, dem Kunden das Modell der Salutogenese oder Resilienz kurz darzustellen, einerseits um die Generierung der Fragen plausibel zu machen, andererseits als Anregung für weitere Such- und Reflexionsprozesse des Kunden, z. B. »Das Modell der Salutogenese geht davon aus, dass ... Ich möchte gern mit Ihnen die Komponenten der Stimmigkeit in Bezug auf Ihre Arbeitssituation, Ihre Gesundheitssituation besprechen: ... Welche Komponenten des Kohärenzgefühls sind bei Ihnen derzeit besonders stark ausgeprägt und wie zeigt sich das? Wo sehen Sie Entwicklungsbedarf? Welche Anliegen ergeben sich daraus für unsere Zusammenarbeit?«

Die Erfahrung zeigt, dass insbesondere mit dem Konzept der Salutogenese als Folie für Hypothesen und Interventionen eine größere inhaltliche Tiefe in dem Prozess des Gesundheitscoachings ausgelotet wird. Dies geschieht regelhaft dann, wenn die Dimension der Sinnhaftigkeit einbezogen wird:

- Welchen Sinn macht das, was ich tue und wie ich es tue? Wozu ist es gut, nützlich, sinnvoll?
- Was hat das alles für eine Bedeutung in Bezug auf so unterschiedliche Parameter wie Karriere, Ansehen, übergeordnete Lebensorientierungen, Familie, Fitness etc.?
- Gibt es derzeit ein tragfähiges Gefühl der Stimmigkeit und worauf gründet es besonders? Wenn dieses Gefühl wenig ausgeprägt ist: Wann und wie war das früher anders?
  Insbesondere die Sinnfrage führt zu den großen lebensgeschichtlichen Bögen des Kunden: Wo komme ich her, wo bin ich jetzt angekommen, wo will ich hin und wozu und wie? Über solche Arbeitsprozesse wird in Teil II des Buches (»Die methodische Umsetzung«) noch zu berichten sein.

Die vorgestellten Konzepte bieten damit dem Coach einen abgestimmten Hintergrund für seine Hypothesenbildung und Interventionen, von den Details der konkreten Arbeits- und Kommunikationsprozesse (Transparenz, Handhabbarkeit, Sinnhaftigkeit) bis zu den Sinnfragen. Der Prozess lässt sich so mit einer angemessenen Tiefe übersichtlich gestalten.

Für das Gesundheitscoaching ist entscheidend, dass es in diesem Rahmen leicht möglich ist, die konkreten Fragen der Gesundheit im engeren Sinne zu integrieren. Sie bekommen auf diese Weise einen klaren Platz in dem Erleben von Stimmigkeit. Bewegung, Ernährung, Entspannung werden dann – hoffentlich auch – just for fun umgesetzt und eben auch vor dem Hintergrund einer vom Kunden als sinnhaft erlebten Entwicklung, durch die die Frage nach dem »Wozu soll ich das machen/durchhalten?« mit beantwortet werden kann. Die Gesundheitsorientierung wird dann Teil der Antwort auf das »Wie ... komme ich zu dem gesteckten Ziel?«.

Die Anregungen des Gesundheitscoach in Bezug auf konkrete Schritte in Richtung Gesundheit machen dann einen Unterschied zu den vielen Mahnungen und erhobenen Zeigefingern von Kollegen, Partnern und Friseuren – sie sind hier konkret eingebunden in eine fundierte Reflexion von Sinn und Balance, eingebunden in eine Orientierung auf Ressourcen und Handlungsoptionen und – wie später zu zeigen sein wird – in eine konkrete Struktur.

Dieser Ansatz wirft natürlich auch ein Licht auf den Prozess des Gesundheitscoachings selbst. Die entscheidende Frage, auf die sich das fokussieren lässt, lautet dann:

»Dient das, was wir hier tun und was du als Kunde konkret daraus entwickelst und umsetzt, der Verbesserung deines Grundgefühls von Stimmigkeit, letztlich damit auch deiner Gesundheit und dem Erhalt deiner Leistungsfähigkeit. Nach welchen Kriterien der Salutogenese wollen wir das beurteilen?« Hier liegen die Evaluationsmöglichkeiten von Gesundheitscoaching, die sich logisch und direkt aus den inhaltlichen Konzepten ergeben. Das, was der Kunde auf diesem Weg entwickelt, kann als salutogene Kompetenz beschrieben werden.

4.2 Lebensbalancen

Der Begriff der Balance ist in dem Text immer wieder benutzt worden, hier soll diese Metapher genauer betrachtet werden.

Es liegt nahe, die Metapher der Balance und des Balancierens zu nutzen, wenn man über die Gestaltung komplexer Lebensprozesse reflektiert. Diese Metapher hat für die Entwicklung von Handlungsoptionen ihren Nutzen, sie birgt aber auch Risiken. Zunächst zu den Risiken: Die Metapher »Balance« lädt dazu ein, implizit davon auszugehen, dass das angestrebte Ziel einer Gesundheitsorientierung ein Gleichgewichtszustand sein muss. Schon Antonovsky hat das Ideal der Homöostase verlassen und die Heterostase, das Ungleichgewicht, als »Normalzustand« menschlicher Systeme beschrieben. Natürlich befinden sich z. B. unsere biologischen Systeme immer wieder in Gleichgewichtszuständen (Herzkreislaufparameter, Hormonsystem etc.), sonst würden wir auf Dauer nicht überleben. Die Gleichgewichtszustände sind jedoch nur ein Zeichen dafür, dass es unserem Körper gelingt, mit dem andauernden Ungleichgewicht, der durch die andauernden Herausforderungen erzeugten Heterostase gesunderhaltend umzugehen. Wenn das durch die Metapher der Balance induzierte Modell das Ideal des Gleichgewichts favorisiert, wird es starr, weil dann die spannenden Fragen: »Welches Ungleichgewicht ist für dich im Moment die größte Herausforderung, welches Ungleichgewicht kann so bleiben, wie es ist, und wo ist für den Moment ein Gleichgewicht erreicht? Welche Lern- und Entwicklungsprozesse werden durch welche Ungleichgewichte angeregt?« zu stark unter das Diktat des Ausgleichs kommen. Heterostase wird dann nicht mehr als Entwicklungsimpuls verstanden und willkommen geheißen. Homöostase und Heterostase sind also in einer komplementären Beziehung zueinander zu verstehen.

Das Konzept der Lebensbalancen wird hier eingesetzt gerade für den Blick auf die ständigen Herausforderungen, die Entwicklungsanreize, die sich aus den Ungleichgewichten ergeben – das ist der Nutzen des Konzepts. Unter diesem Blickwinkel wird im Gesundheitscoaching damit gearbeitet. Wenn dieser Zusammenhang beachtet wird, ist das Konzept der Lebensbalancen sehr gut geeignet, um die vielfältigen Aspekte des komplexen Themenfeldes des Ungleichgewichts mit dem Kunden in einem übersichtlich zu strukturierenden Prozess zu bearbeiten.

Die gut funktionierende Vermarktung von Balancekonzepten als »work-life-balance« zeigt, dass die Grundidee plausibel ist. Gleichgewicht scheint dabei allerdings besser zu sein als Ungleichgewicht, wobei auch die suggerierte Balance zwischen work und life interessant ist, weil offenbar work nicht life ist. Trotzdem hat die Grundmetapher der Balance gerade in letzter Zeit auch zu sehr fundierten Impulsen für Fragen der Lebens- und Arbeitsgestaltung und der Gesunderhaltung geführt (vgl. Fritz 2003; Kastner 2004).

Hier wird das Balancekonzept als Ergänzung und Konkretisierung der Konzepte der Salutogenese und Resilienz verstanden. Es wird der Idee gefolgt, dass gelungene Balancen mit einer Reduzierung von Stresserleben, Stressreaktionen und Stressfolgen einhergehen. Die Fähigkeit, immer wieder Balancen zu erzeugen, ist deshalb mit dem Erzeugen von Gesundheit verbunden. Dies betrifft insbesondere die Fähigkeit, solche Situationen auszubalancieren, die als unangenehme Heterostase erlebt werden. Balancen sind natürlich immer instabil und müssen sich den ständigen Veränderungsprozessen stellen, die auch notwendig sind, um angemessene Entwicklungsimpulse zu erleben.

Das Konzept der Lebensbalancen ist eng verbunden mit der Vorstellung, dass Menschen in ihrem Lebensprozess verschiedene Lebensphasen durchlaufen. Jede Lebensphase hat andere, typische Herausforderungen, setzt andere Impulse und benötigt natürlich andere Balancen.

Die Meta-Fähigkeit, nämlich die Balance zu balancieren, meint, das individuell gute Maß zwischen Homöostase und Heterostase passend zu jeder Lebensphase immer wieder neu einzuschwingen.

Die Idee der Balance bezieht sich nicht nur auf Beruf vs. Freizeit, sondern auch auf Veränderung vs. Stabilität, Geben vs. Nehmen, Alleinsein vs. Gemeinsamkeit, Aktivität vs. Erholung, Aktion vs. Kontemplation u. v. a. m. Die Explorationen der verschiedenen Balancen im Coaching haben einen deutlichen Bezug zu den Dimensionen der Sinnhaftigkeit und der Handhabbarkeit der Salutogenese:

- Passen die von mir gelebten Balancen zu dem, was ich als meinen Lebenssinn, mein Lebensziel beschreibe?
- Welche Balancen erlebe ich als stimmig, was braucht neue Herausforderungen, was ist »aus dem Lot« geraten?
- Was kann ich konkret in Bezug auf die (Wieder)Herstellung von Balancen tun, was zur Erzeugung von Ungleichgewicht?
- Welches Gleichgewicht muss vordringlich geschaffen werden und wie mache ich das konkret? Welches Gleichgewicht muss vordringlich gestört werden und wie mache ich das konkret?

Die konkreten Umsetzungsschritte und methodischen Zugänge werden später im entsprechenden Schwerpunktkapitel beschrieben. Im Zusammenhang mit dem Thema Stress wird uns neben der Homöostase und der Heterostase die in den letzten Jahren in den Mittelpunkt gerückte Idee der Allostase beschäftigen. Mit Allostase wird der alles umfassende Zustand beschrieben, den ein System zur Bewältigung einer Herausforderung einnimmt.

4.3 Die Frage nach dem Sinn

Die Sinnfrage ist uns jetzt überall begegnet, sie taucht in den genannten Konzepten auf, ist eng mit ihnen und teilweise auch mit ihrer Entstehungsgeschichte verwoben. Die Tragfähigkeit eines gesundheitsorientierten Lebensstils, die notwendige Energie und Disziplin, sie umzusetzen, basieren auf dem, was man früher als Motivation beschrieb (z. B. wie motiviere ich mich, meine Mitarbeiter ...?). Seitdem deutlich geworden ist, dass sich hinter der viel diskutierten Frage nach der Motivation letztlich immer die Frage nach dem Sinn findet, kann ohne Umschweife direkt auf das eigentliche Thema zugegangen werden. Sowohl im Salutogenese- als auch im Resilienzkonzept taucht die Antwort auf die Frage nach dem Sinn des eigenen Handelns als Teil der Fähigkeit auf, Gesundheit wahrscheinlicher zu machen, mit Herausforderungen auf gesunderhaltende Weise umgehen zu können. Deshalb findet das Thema hier eine kurze Vertiefung, die in der methodischen Umsetzung in dem entsprechenden Kapitel weitergeführt wird.

Sinn wird immer in Sprache und kommunikativ erzeugt. Dies betrifft die eigenen Sinnbeschreibungen, die Bezug auf jemanden, auf den Wertekanon einer Gemeinschaft haben, die auch das eigene physische Dasein transzendieren. Es betrifft im Rahmen einer Organisation, eines Unternehmens auch das Verhältnis der Menschen untereinander, ihren Diskurs über ihr tägliches Tun und wohin sie das zusammen führt. Es betrifft ebenso die Beziehung von Führungskräften und Mitarbeitern: Im kommunikativen Austausch auf der Basis gegenseitiger Wertschätzung wird Sinn erzeugt und vermittelt. Aus der Perspektive von Gesundheit betrachtet, ist genau das einer der entscheidenden Prozesse, mit dem die Grundlage zur Entwicklung und zum Ausbau eines »gesunden Unternehmens« gelegt wird.

Die Erzeugung von Sinn geschieht kommunikativ zwischen den Mitgliedern eines Systems (Betrieb, Team, Familie ...). Die Mitglieder erzeugen durch ihre Kommunikation die Grenze eines sozialen Systems. Diese Grenzen sind Sinngrenzen, denn sie erlauben den Mitgliedern eine sinnstiftende Beschreibung ihrer Mitgliedschaft: »Wir sind diejenigen, die ... und die sich von den anderen unterscheiden durch ...« Auf diesem Wege lässt sich dann Kommunikation qualifizieren als zugehörig oder nicht zugehörig zu dem System, es wird eine Sinngrenze zwischen innen und außen erzeugt. Diese kommunikativ erzeugte Grenze qualifiziert dann auch die Menschen über ihren Beitrag, der als Kommunikation innerhalb oder außerhalb der Sinngrenzen bewertet werden kann, als zugehörig zu dem System (= Mitglied) oder als nicht zugehörig (= »ver-rückt«). Dies wiederum prägt die Erfahrung, die Menschen als Mitglied in einem System machen. In diesem Modell erzeugt sich das System durch seine Bestandteile, durch Kommunikation selbst (Ludewig 1997, S. 316 ff. in Bezug auf Luhmann 1984). Dies geschieht zum größten Teil selbstorganisiert, z. B. über Geschichten, die in einer Organisation immer wieder, u. U. über Jahrzehnte, mit immer gleicher Aktualität erzählt werden. Dies kann aber auch gezielt durch die kommunikative Erzeugung von Visionen, Zielen und verabredeten Wegen erfolgen.

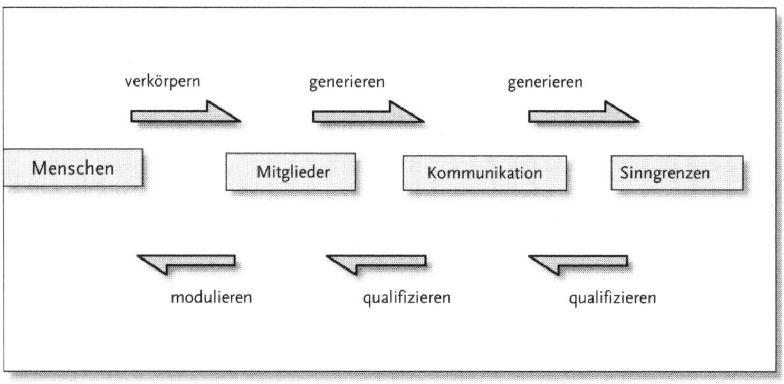

Abb. 2: Modell eines sozialen Systems (Ludewig 1997, S. 318)

Die gemeinsame kommunikative Erzeugung von Sinn ist also konstituierend für soziale Systeme, sie ist hochwirksam in Bezug auf das Gefühl der Zugehörigkeit. Das Gefühl der Zugehörigkeit ist die Basis für Engagement (»Warum sollte ich mich für einen fremden Stall anstrengen?«). Die Arbeitsprozesse können als stimmig erlebt werden, und die Herausforderungen und Belastungen werden einem

Sinn zugeordnet. Die Bewertung z. B. der Stressoren geschieht in der Folge in Bezug auf diesen kommunikativ erzeugten Sinn. Stressoren können auf diesem Wege als Anreiz für ein lohnendes Engagement wirken und damit einen der wichtigen salutogen wirkenden Faktoren, nämlich die Sinnhaftigkeit der Lebens- und Arbeitsprozesse, erleben lassen. Diese Überlegungen haben inzwischen die alte Diskussion über Motivation ersetzt (vgl. Kulmer u. Trebesch 2004, S. 85). Wenn die kommunikative Erzeugung von Sinn sowohl das Engagement als auch die Gesundheit von Mitarbeitern fördert, ist dies genau eine der zentralen Führungsaufgaben.

Sinn wird auch erzeugt durch Geschichten, die Menschen sich und anderen über sich selbst erzählen. Man nennt sie Biografien. Das sich selbst und anderen erzählte Leben hat viele Funktionen: Es verknüpft die Einzelheiten zu einem schlüssigen Ganzen, es erklärt und bewertet sie, und es erlaubt Prognosen als innere Hochrechnungsszenarien, die die Voraussetzung für zielgerichtetes Handeln sind. »Die meisten wahrhaft wichtigen Geschichten handeln nicht von Dingen, die wirklich passiert sind – sie sind in der Gegenwart wahr, nicht in der Vergangenheit« (Bateson u. Bateson 1993, S. 54). Biografien erhalten ihre Bedeutung in der Gegenwart als Grundlage für das Handeln in der Zukunft. »Ein Mann hat eine Erfahrung gemacht, jetzt sucht er die Geschichte dazu – man kann nicht leben mit einer Erfahrung, die ohne Geschichte bleibt« (Frisch 1975, S. 109).

Das Erzählen von Geschichten als Grundlage für das Erfassen von Sinn dient auch der Beschreibung von Lebensaufgaben, die auf das als sinnvoll Erkannte ausgerichtet werden können. Das Grundbedürfnis der Sinnerzeugung, die dadurch mögliche Bündelung von Lebensenergien dürfte eine der wesentlichen Quellen für Gesundheit sein. Frankl drückt die Bedeutung dieser Zusammenhänge sehr drastisch aus: »Einstein hat einmal gemeint, wer sein eigenes Leben als sinnlos empfinde, der sei nicht nur unglücklich, sondern auch kaum lebensfähig. Tatsächlich kommt dem Willen zum Sinn etwas zu, das die amerikanische Psychologie als ‚survival value' bezeichnet. Es war nicht zuletzt die Lektion, die ich aus Auschwitz und Dachau mit nach Hause nehmen konnte: dass diejenigen noch am ehesten fähig waren, sogar noch solche Grenzsituationen zu überleben – diejenigen, sage ich, die ausgerichtet waren auf die Zukunft, auf eine Aufgabe, die auf sie wartete, auf einen Sinn, den sie erfüllen wollten« (Frankl 1979, S. 154).

Seine Grundüberzeugung ist, dass es keine Lebenssituation gibt, die von sich aus wirklich sinnlos wäre. Es ist die Frage der »Haltung und Einstellung«, die es Menschen ermöglicht, einen Sinn wahrzunehmen. »Jeder Tag, jede Stunde wartet also mit einem neuen Sinn auf, und auf jeden Menschen wartet ein anderer Sinn. So gibt es einen Sinn für jeden, und für jeden gibt es einen besonderen Sinn« (ebd., S. 157).

Er geht von einem Willen zum Sinn aus, der ein wesentlicher (Über-)Lebensmotor ist und den er einer Höhenpsychologie zuordnet, im Unterschied zur Tiefenpsychologie (ebd., S. 145). »Sinn kann nicht gegeben werden, Sinn muss gefunden werden ... Sinn muss gefunden, kann aber nicht erzeugt werden« ist eine seiner Botschaften. Sinn bedarf einer besonderen Sinn-Wahrnehmung, bei der es sich »um die Entdeckung einer Sinn-Möglichkeit vor dem Hintergrund der Wirklichkeit« handelt (ebd., S. 155). Das Sinn-Organ ist das Gewissen. Diese Beschreibung verweist für Frankl auf ein fundamental anthropologisches Phänomen: die Selbst-Transzendenz menschlicher Existenz. Menschsein verweist über sich selbst hinaus »auf etwas, das nicht wieder es selbst ist – auf etwas oder auf jemanden: auf einen Sinn, den es zu erfüllen gilt, oder auf anderes menschliches Sein, dem wir da liebend begegnen« (ebd., S. 147). Dies bedingt die besondere Form der Wahrnehmung, die die Selbstwahrnehmung transzendiert: »Ist es nicht wie beim Auge, dessen Sehtüchtigkeit davon abhängt, dass es nicht sich selbst sieht? Wann sieht denn das Auge etwas von sich selbst? Doch nur, wenn es erkrankt ist: Wenn ich an einem grauen Star erkrankt bin, dann sehe ich eine graue Wolke – und damit nehme ich meine Linsentrübung wahr. Und wenn ich an einem grünen Star leide, dann sehe ich einen Hof von Regenbogenfarben um die Lichtquellen – das ist mein grüner Star. Im gleichen Maße ist aber auch die Fähigkeit meines Auges, die Umwelt wahrzunehmen, geschmälert und beeinträchtigt« (ebd., S. 147).

»Nein, die Welt ist kein Manuskript, das wir zu entziffern haben (und nicht entziffern können) – die Welt ist vielmehr ein Protokoll, das wir zu diktieren haben« (ebd., S. 30). Oder wie der Lehrer John Kestings in dem Film *Der Club der toten Dichter* (Weir 2002) seine Schüler anspricht: »Wozu bin ich da? Wozu nützt dieses Leben? Damit du hier bist, damit das Leben nicht zu Ende geht. Damit das Spiel der Mächte weitergeht und du deinen Vers dazu beitragen kannst.«

Im Gesundheitscoaching wird die Vertiefung der Arbeit auf die Sinnfrage über die salutogenetischen Fragen und über die Modelle der Lebensbalance ermöglicht. Die Sinnfrage schwingt immer auch schon dann mit, wenn das »Wozu« der eigenen Gesundheitsorientierung beantwortet werden muss:

»Auf welches Ziel hin, für wen, für welche Lebensaufgabe macht es einen Sinn, in meine eigene Gesunderhaltung zu investieren?«

Eine tragfähige Antwort, wie explizit sie auch immer formuliert wird, ist Voraussetzung für die Antwort auf das »Wie« und damit für eine dauerhafte Entwicklung eines entsprechenden Lebensstils.

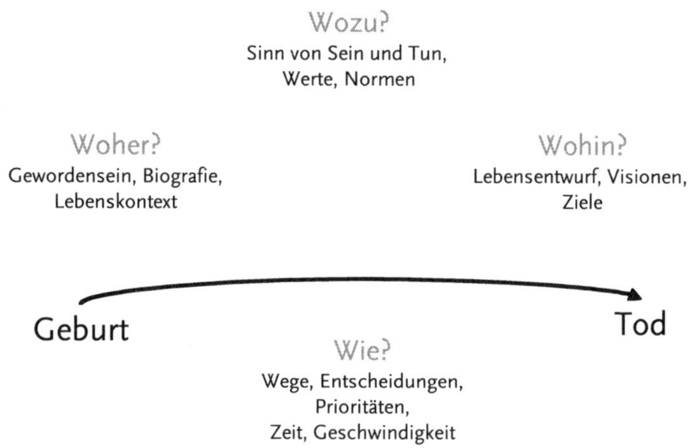

Abb. 3: Die Fragen der grundlegenden Lebensorientierung

In diesem Punkt verdichten sich

- die bewussten oder vorbewussten Lebensentwürfe, die Lebensaufgaben, die *transzendenten,* spirituellen Perspektiven
- die bewussten oder vorbewussten Annahmen über die eigene biologische Zukunft (wie alt werde ich und wie werde ich alt?)
- die familiendynamischen Zusammenhänge mit der Bedeutung des eigenen Platzes in der Herkunftsfamilie und der aktuellen Familie
- die Balancen des Ausgleichs von Geben und Nehmen in dem nahen Beziehungsumfeld
- die Grundannahmen über die eigenen Handlungsmöglichkeiten und deren Grenzen.

Im Gesundheitscoaching ist gemeinsam mit dem Kunden zu entscheiden, bis zu welcher Tiefe diese Themen in dem Rahmen einer auf den beruflichen Teil des Lebens fokussierten Beratung Platz haben können. Die Praxis zeigt, dass es mehr die Frage der Form ist, mit der die Thematik im Rahmen eines Coachings abgehandelt wird: Sie braucht einen klaren Platz in Bezug auf das Anliegen und den Kontrakt, und sie braucht ein für den Kunden durchschaubares methodisches Format. Dies kann dadurch hergestellt werden, dass der Abschnitt explizit benannt wird:

»Wir bewegen uns jetzt auf der Ebene Ihrer grundlegenden Lebensorientierungen, man könnte sagen, in Ihrem Betriebssystem und nicht in der Software. Dies ist jetzt wichtig, weil Sie Entscheidungen treffen müssen, die mit dem Betriebssystem unmittelbar zu tun haben, die – um im Bild zu bleiben – nicht nur auf der Ebene der Software getroffen werden können. Dazu möchte ich Ihnen einige Fragen stellen ... Sie bitten aufzuschreiben, zu zeichnen, darzustellen ...«

Zumindest bei sehr einschneidenden Entscheidungen ist diese Ebene vom Coach aktiv zu thematisieren, z. B. bei einer Entscheidung für eine Berentung bei risikoreicher Erkrankung oder bei dem Wagnis einer grundlegenden beruflichen Neuorientierung infolge deutlich stockender Entwicklungsprozesse u. Ä. Wenn der notwendige Umfang der Arbeit auf der Ebene der Sinnfrage den kontraktierten Rahmen deutlich sprengt, sind andere Beratungsformen (philosophische, spirituelle, psychotherapeutische Beratung) ins Gespräch zu bringen.

4.4 Humor, Freude, Glück

»Die Überlebensfähigkeit eines Unternehmens ist proportional zur Summe des Lächelns in dem Unternehmen« (Geschäftsführer aus der Möbelbranche). Es ist heute unstrittig, dass Glück, Freude, Humor, Zuversicht, Dankbarkeit etc. positiv mit Gesundheit verbunden sind, teilweise mit dramatischen Auswirkungen auf Krankheitsbewältigung und Überlebensraten (vgl. Wallis 2005, S. 39 und Lemonick 2005, S. 46; Nuber 2002, S. 25). Die Beforschung des Glücks muss allerdings noch den Vorsprung der Forschung über Unglück (Depression) aufholen. Gesundheitscoaching muss das Thema gezielt einbeziehen, auch wenn die methodischen Konzepte dafür teilweise noch wenig elaboriert erscheinen und die Kompetenzen von Clowns oder indischen Lachschulen noch im Reservat der Exotik schlummern.

Das Erleben von Glück, Zufriedenheit etc. wird durch eine sog. optimistische, auf die Bewältigung der Herausforderungen ausgerichtete Lebenseinstellung gefördert. Positiv bewertete Gefühle und Ausstrahlungen machen Menschen einerseits für ihre soziale Umwelt attraktiv, andererseits haben sie direkte biologische Verknüpfungen mit körperlichen Vorgängen, insbesondere mit dem Immunsystem. Evolutionsbiologisch macht Freude also einen Sinn.

Glück und Freude sind sicher nur begrenzt trainierbare Erlebensqualitäten. Die individuelle Beschreibung von Sinnhaftigkeit und von tragfähigen Lebenszielen im Sinne Frankls, das Erleben von Stimmigkeit im Sinne Antonovskys, die sich aus vielen Quellen speisende Widerstandsfähigkeit (Resilienz), das Gelingen von Lebensbalancen legen hierfür das Fundament (vgl. Frankl 1979, aber auch z. B. Dalai Lama u. Cuttler 2004).

Für das Gesundheitscoaching legen diese Ansätze die Grundlage für Zugänge, die dem Kunden zur Erweiterung oder zum Aufbau positiv bewerteter Gefühle und Erlebensqualitäten geöffnet werden können. Dies ist schon deshalb bedeutsam, weil Gesundheitsaktivitäten, die nicht auch Spaß machen, positiv bewertet werden und Lust erzeugen, sich auf Dauer kaum fest etablieren dürften.

Einige Verhaltensweisen und Einstellungen eignen sich zudem besonders, um in einer positiv bewerteten Grundstimmung zu leben:

- Achtsamkeit, die die Ebene der Wahrnehmung intensiviert und die eine Fokussierung auf die »kleinen Freuden« ermöglicht
- Dankbarkeit, die nicht als Trick, sondern als Grundhaltung gelebt wird
- Humor, der den Wechsel in die Metaperspektive ermöglicht, der mit Flexibilität und Kreativität verbunden ist und über das Lachen auch noch direkte psychophysisch-stärkende Wirkungen hat – wie bekommt man auf so gute Weise sonst so viel? Trenkle (1994) hat mit seinem *Ha-Handbuch* der Psychotherapie hier einen pragmatischen Weg gewiesen, um über themenbezogene Witze zumindest eine entsprechend humorvolle Einstellung bei den Beratern anzuregen.
- Genussfähigkeit als eine die Sinne und Sinnlichkeit aufspannende Kompetenz, um die Welt zu erleben, die Wahrnehmungen zu öffnen, auch die beruflichen Herausforderungen, die

Erfolge aufmerksam und entspannt in die Gedanken und die Seele eindringen zu lassen.

4.5 Fazit

Die Konzepte der Salutogenese, der Resilienz und der Lebensbalancen, die Fokussierung auf Sinnfragen und Genussfähigkeit ergeben zusammen mit den Konzepten systemischer Beratung ein stabiles Fundament für das Gesundheitscoaching. Sie sind als Basis für die Arbeit »im Kopf und im Herz« des Coach und des Kunden geeignet, und sie geben Anknüpfungspunkte für zahlreiche Methoden, die hier eingesetzt werden können. Gesundheit in dem hier verstandenen Sinne wird mit Hilfe dieser Zugänge ein übergeordnetes Konstrukt, das als Informations- und Plausibilitätsmatrix für den Kunden dienen kann und ihm auch die Auseinandersetzung mit »tiefer« liegenden Themen wie Sinnfragen, Lebensentwürfe etc. erleichtern kann. Zudem kann es der späteren Evaluation eines Coachingprozesses dienen, in die sowohl harte Faktoren (z. B. Verbesserung medizinischer Messdaten) als auch weiche Faktoren (Befindlichkeitsskalen, Stressverarbeitungsprofile, Lebensbalancen etc.) einbezogen werden können.

5. Gesundheitscoaching im Kontext von betrieblichem Gesundheitsmanagement, Organisations- und Personalentwicklung

Coaching findet im Einzelsetting statt, ist aber Teil eines Prozesses, der die ganze Situation einer Organisation betrifft. Deshalb ist es sinnvoll, Gesundheitscoaching in Verbindung mit anderen Aktivitäten des betrieblichen Gesundheitsmanagements zu sehen, dies auch deshalb, weil Führungskräfte eine zentrale Rolle im betrieblichen Gesundheitsmanagement spielen: mit ihrem Vorbildverhalten, ihrem gesundheitsorientierten Führungsstil, mit der aktiven Unterstützung der betrieblichen Gesundheitsförderung und der Mitwirkung am betrieblichen Gesundheitsmanagement. Führungskräfte, die ein tragfähiges persönliches Gesundheitskonzept für sich entwickelt haben, werden die anderen Ebenen konsequenter »bespielen«, und sie sind mit ihren Interventionen glaubwürdiger. Eine gute Kultur der betrieblichen Gesundheitsförderung wiederum gibt dem Einzelnen Impulse, sein eigenes Gesundheitsmodell zu entwickeln und zu leben.

Abbildung 4 gibt eine Übersicht über diese Ebenen, die miteinander in Wechselbeziehung stehen.

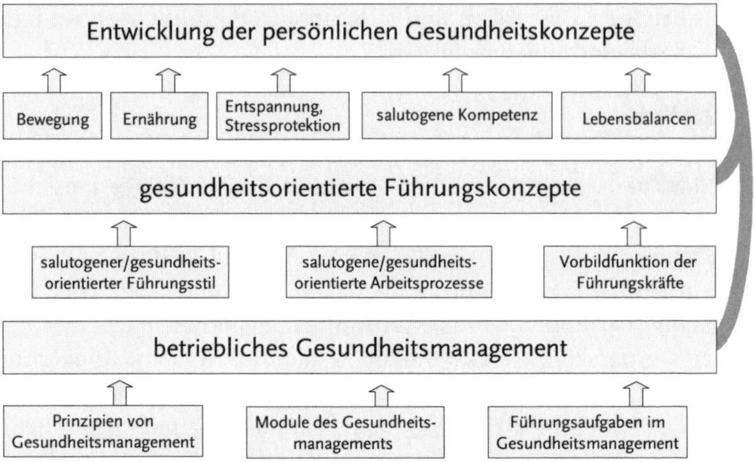

Abb. 4: Die Ebenen von Gesundheit im Kontext von Organisationen

Daraus kann abgeleitet werden, auf welchen Ebenen Führungskräfte für ihre eigene Gesundheit und für die Gesundheit ihrer Mitarbeiter aktiv werden können. Eine gute Voraussetzung für ein gesundheitsorientiertes Führungsverhalten ist die Sensibilität für die eigene Gesundheit, d. h. ein persönlicher, gesundheitsorientierter Lebens- und Arbeitsstil.

Ein gesundheitsorientiertes Führungsverhalten zeigt sich – neben dem Vorbildverhalten – sowohl auf der Ebene des beobachtbaren, alltäglichen Führungsverhaltens und der mitarbeitergerechten Gestaltung von Arbeitsprozessen als auch bei der Mitgestaltung der betrieblichen Gesundheitsförderung. Für ein Gesamtkonzept einer betrieblichen Gesundheitsförderung sind deshalb Aktivitäten auf diesen Ebenen und die Koordination der Aktivitäten sinnvoll (vgl. die Beiträge von Kaul und von Wienemann in diesem Buch).

Im betrieblichen Alltag kann noch wenig mit integrierten Programmen zur gesundheitsorientierten Gestaltung oder Umgestaltung von Arbeitsprozessen in dem hier gemeinten, umfassenden Sinne gerechnet werden (z. B. integrierte Programme zur Verhinderung von Stressoren als Primärprävention). Untersuchungen zeigen z. B. für den Umgang mit Stress, dass personenbezogene Interventionen zur Verhinderung von Krankheitsentwicklungen (sekundäre Prävention) dominieren, die sich auf entsprechende Stresstheorien beziehen (individuelle Stressoren und Ressourcen, individuelle Bewertungen und Bewältigungen, individuelle Stressreaktionen und -folgen). Die häufigsten Interventionen sind Gruppentrainings auf der Basis der kognitiven Verhaltenstherapie, von Entspannungsmethoden und problemorientierten Bewältigungsmethoden (Bamberg, Busch u. Ducki 2003, S. 110). »Die individuumszentrierten Interventionen sind kurzfristig preiswerter und daher attraktiv. Eingriffe in die betrieblichen Strukturen sind daher unbeliebt ... mit ihnen werden auch von den Beschäftigten unabsehbare negative Folgen assoziiert ... Arbeitsgestaltungsmaßnahmen sind langfristiger angelegt als individuumszentrierte Interventionen« (ebd., S. 111). Eine systematische Integration von Maßnahmen des betrieblichen Gesundheitsmanagements und der Organisationsentwicklung/des Change Managements und Maßnahmen der Personalentwicklung – namentlich auch eine Verknüpfung mit Trainingsprogrammen für das Management – findet wenig statt.

Nieder (2004) hat einen Prozess des strukturellen Gesundheitsmanagements als Projekt der Organisationsentwicklung geschildert, der eine Senkung des Krankenstandes erreichte und eine Verbesserung der Zufriedenheit u. a. mit dem Führungsverhalten. Wesentliche Teile des Projekts waren neben speziellen Gesundheitsmaßnahmen (z. B. Ergonomie für die Arbeitsplätze) Trainingsmaßnahmen, die sich auf Kommunikation und Nahtstellengestaltung etc. bezogen.

In dem Ansatz des individuellen Gesundheitscoachings wird der Einfluss auf die betrieblichen Zusammenhänge indirekt über den einzelnen Menschen gestaltet (vgl. dazu auch Geßner 2000). Dies erscheint nach den empirischen Erfahrungen auch durchaus sinnvoll, weil das Führungsverhalten deutliche Auswirkungen auf das Wohlbefinden, den Stresspegel und letztlich auch auf die Gesundheit der Mitarbeiter hat, dies kann heute als gesicherte Wissensbasis gelten. Die Beobachtung in Unternehmen, dass Führungskräfte ihre Krankenstände bei Übernahme neuer Abteilungen »mitnehmen«, zeigt auch vor Ort oft die Dringlichkeit des Ansatzes. Mitarbeiterorientiertes Führungsverhalten und soziale Unterstützung am Arbeitsplatz sind wesentliche Faktoren, die in Verbindung stehen mit dem Belastungserleben der Mitarbeiter und damit unmittelbar mit deren Gesundheit (z. B. Stadler u. Spieß 2002; Bundesanstalt für Arbeitsschutz und Arbeitsmedizin 2004). Mitarbeitergerechtes, gesundheitsorientiertes Führungsverhalten kann die Folgen der unvermeidbaren Beanspruchungen der Mitarbeiter abfedern oder im gegenteiligen Fall die resultierenden Belastungen verstärken. Dies ist auch ein kaum zu überschätzender ökonomischer Faktor. Die gesamten Folgekosten allein psychischer

Fehlbeanspruchung, die besonders eng mit dem Führungsverhalten und den von Führungskräften zu verantwortenden Arbeitsprozessen verkoppelt ist, werden für die Bundesrepublik Deutschland mit 10 Milliarden Euro beziffert (Bundesanstalt für Arbeitsschutz und Arbeitsmedizin 2002, S. 20).

Kellerman (2004) hat sich mit den Facetten schlechter Führung beschäftigt und ein entsprechendes Grusel-Panorama zwischen ineffektiver und unethischer Führung, zwischen Inkompetenz und Bosheit konkret gezeichnet. Sie wollte damit das von ihr beobachtete Defizit an Wahrnehmung schlechter Führung durch eine wissenschaftliche Auseinandersetzung beheben helfen.

Allerdings legen ohnehin viele Untersuchungen die Zusammenhänge zwischen Führungsverhalten und Gesundheit und damit auch dem wirtschaftlichen Erfolg (»Ein gesundes Unternehmen braucht gesunde Mitarbeiter«) nahe. Besonders eindrücklich zeigen dies die Ergebnisse der Auswertung (Pfad-Analyse) einer aktuellen Mitarbeiterbefragung der Bertelsmann AG (50 000 Mitarbeiter weltweit), die die Zusammenhänge nun auf breiter Datenbasis eindeutig belegt. Die in der Auswertung ermittelten Partnerschafts- und Identifikationsindices hängen zu 94 % vom Verhalten der Führungskräfte und von dem von den Mitarbeitern erlebten Freiraum im Rahmen partnerschaftlicher Führung ab. Bei der in diesem Rahmen durchgeführten Analyse von 400 Profitcentern haben die 25 Center mit den höchsten Partnerschafts- und Identifikationsindices auch die deutlichsten Hinweise auf Wohlbefinden und Gesundheit der Mitarbeiter und – wen überrascht das – sind zugleich auch die 25 Center mit den besten wirtschaftlichen Ergebnissen – unabhängig von der Nationalität (Bertelsmann AG 2005).

Die Rechnung ist eigentlich sehr einfach:

+ Mitarbeiter sind heute die wesentliche Ressource eines Unternehmens
+ gesunde, leistungsfähige, engagierte Mitarbeiter sind ein Wettbewerbsvorteil
+ die Gesundheit der Mitarbeiter lässt sich beeinflussen
+ wesentliche Einflussgröße ist das Führungsverhalten
+ eine systematisierte, integrierende Form des Vorgehens bei der Orientierung auf Gesundheit ist auch unter ökonomischen Gesichtspunkten am günstigsten

= ???

Die persönliche Entwicklung einer Führungskraft z. B. im Rahmen eines Gesundheitscoachings wird die Umgebung auch mit prägen. Allerdings steht dieses Thema in der 1:1-Situation des Gesundheitscoachings zunächst nur so weit im Fokus der Aufmerksamkeit, als es dem in der Kontraktierung skizzierten Ziel des Kunden entspricht. Die Erfahrung zeigt jedoch, dass sich aus dem gesundheitsorientierten individuellen Prozess oft auch wichtige Impulse für das Unternehmen ergeben.

Dazu ein Beispiel aus dem Einstiegsstatement eines Geschäftsführers an seine Führungsmannschaft anlässlich der Planung von Gesundheitsseminaren: »Meine Herren, Sie haben mich in dem letzten halben Jahr beobachtet und meine Entwicklung gesehen (Anm. ML: Der Kunde hatte deutlich abgenommen und hatte seine hochgespannt- gereizte Grundstimmung verändern können.). Sie wissen, was ich dafür getan habe. Wenn ich mich hier so umschaue, möchte ich vielen von Ihnen auch eine solche Entwicklung dringend empfehlen. Allerdings müssen Sie selbst entscheiden, ob Sie mitmachen. Wir werden deshalb folgendes Angebot machen ...«

Letztlich muss klar sein, dass die Einflussnahme auf die individuelle Ebene und über die individuelle Ebene auf die Organisation immer nur eine Seite der Medaille bleibt – auch wenn es inzwischen als abgesichert gelten kann, dass die Einflussnahme über die Führungskräfte und deren Qualifizierung eine zentrale »Stellschraube« ist. Optimal sind deshalb Strategien für eine Gesundheitsorientierung, die sowohl die Arbeitsprozesse gemeinsam mit den Beteiligten durchleuchten und verändern, als auch Angebote für den Einzelnen machen. Insofern unterscheiden sich solche Prozesse nicht von anderen Prozessen der Organisations- und Personalentwicklung, die einerseits auf die Seite der äußeren Umwelt, der Strukturen und Prozesse fokussieren und andererseits auf die Menschen gerichtet sind, die die Mitgliedschaften in der Organisation verkörpern – wobei beide Seiten als Umwelten füreinander verstanden werden können (s. den Beitrag von Wienemann in diesem Buch, vgl. auch Becker u. Langosch 1995, S. 15 ff.).

5.1 Die Dynamik der Nahtstelle Individuum/Organisation

Individuelles Gesundheitscoaching hat die Nahtstelle zwischen dem Einzelnen und der Organisation im Blick. Deswegen ist die dort entstehende Dynamik von besonderer Bedeutung. Über die Methodik der Organisations- und Strukturaufstellungen ist in den letzten Jahren die Beschreibung dieser Dynamiken außerordentlich bereichert worden. Für das Gesundheitscoaching haben diese Beschreibungen eine besondere Bedeutung, weil sie eng mit salutogenen Prinzipien verknüpft sind und Hypothesen zu basalen Stressoren eines Kunden im Kontext seiner Organisation ermöglichen.

Die Grundidee ist, dass in jeder Organisation eine begrenzte Menge an Raum, verstanden im metaphorischen Sinn, verfügbar ist. Die Zugangsberechtigung zum Anteilnehmen an diesem Raum ist ritualisiert (Arbeits-, Werks-, Honorarvertrag u. Ä.). Über die Kommunikation der Zugehörigkeit konstituiert das System seine Grenzen und seine Sinnbeschreibungen – wie oben gezeigt. Das Anrecht auf Zugehörigkeit der Mitglieder ist deshalb von zentraler Bedeutung für die Dynamik in der Organisation. Verletzungen des Anrechts durch unberechtigte, verletzend gelaufene Ausschlüsse, durch Mobbing etc. erzeugen meist einen hohen Stresspegel aller Beteiligten. Die begrenzte Ressource »Raum« wird in kunstvollen Balancen aufgeteilt, wobei Balancen zwischen alten und neuen Mitgliedern, zwischen den hierarchischen Ebenen, zwischen den Leistungsträgern, den Kompetenzträgern und anderen nie statisch, sondern ständig neu zu finden sind (Daimler, Sparrer u. Varga von Kibéd 2003, S. 198 ff.). Für den einzelnen Menschen leiten sich aus einer gelungenen Gestaltung dieser Dynamik Antworten auf Sinnfragen in Bezug auf seine Mitgliedschaft, seine Teilhabe am »Raum« der Organisation ab. Ein angemessener Handlungsspielraum ist unmittelbar mit Wohlbefinden und Energie verbunden.

Zwischen den beteiligten Menschen ist eine weitere entscheidende Balance wirksam, auf die von den genannten Autoren in diesem Zusammenhang verwiesen wird, nämlich die Balance zwischen Geben und Nehmen. Hiermit sind innere »Verrechnungen« gemeint, ob das, was ich in eine Beziehung oder eine Organisation gebe an Zeit, Energie, »Herzblut«, Engagement etc., mit dem in einem Gleichgewicht steht, was ich herausbekomme. Die Verrechnung wird in der jeweiligen individuellen »Währung« vorgenommen werden (s. zu der Thematik auch Simon u. CONECTA 1992) und offen oder verdeckt kommuniziert.

- Bekomme ich einen angemessenen Ausgleich (Geld, Anerkennung, angemessene Aufgaben etc.) für das, was ich investiere?

- Stimmt die Balance zwischen Investitionen und Ausgleich zwischen den Beteiligten?
- Wer schuldet wem etwas, wird diese Schuld anerkannt und wie wird damit verfahren?

In seiner »Ökonomie der Aufmerksamkeit« entwickelt Franck (1998) die Idee, dass die neue Verrechnungswährung »Aufmerksamkeit« heißen könnte, eine Währung, die bei der Flut an Reizen und Informationen an die individuellen Belastungsgrenzen stößt. »Die Belastungsgrenzen der Aufmerksamkeit künden sich durch typische Symptome an. Das Symptom der von zu vielen Seiten mit zu hohem Nachdruck in Anspruch genommenen Verarbeitungskapazität heißt Stress. Das Symptom der nicht mehr nachkommenden Verarbeitung heißt Hektik« (ebd., S. 50). Dies bezieht sich sowohl auf den Zustand der Achtsamkeit (awareness) als auch auf das gezielte Achtgeben (attention). Wenn aber andererseits der Wunsch nach Beachtung, nach Wertschätzung und das Erleben von Selbstwert eng gekoppelt sind (ebd., S. 79), dann sind die unausweichliche Konkurrenz um die verfügbare Aufmerksamkeit, um Anteil an dem knapper werdenden Aufmerksamkeitsraum und die in einer Organisation dafür gefundenen Balancen wichtige Rahmenbedingungen für die seelische Befindlichkeit der Beteiligten.

Aus den Überlegungen und Hypothesen zu diesen Dynamiken lassen sich im Gesundheitscoaching für die Dynamik individueller Gesundheit im Kontext der Organisation Handlungsoptionen öffnen, die diese wichtige Nahtstelle mit dem Ziel einer Stressreduktion und einer neuen Sinndefinition gestalten helfen. Dazu sind Beschreibungen und Bewertungen der aktuellen Situation auf der Basis der Metaphern von Raum und von Tauschprozessen sehr hilfreich. Entsprechende Methoden stehen für diesen Prozess im Einzelcoaching durch das systemische Instrumentarium – meist ergänzt durch angemessene Visualisierungen (Zeichnungen, räumliche Darstellungen) – zur Verfügung.

In Teil II des Buches (u. a. in Kapitel 10 »Systemische Strukturaufstellungen mit dem Thema Gesundheit« und Kapitel 19 »Seminare zur Entwicklung von Gesundheitsorientierung« sowie in den Beiträgen von Ch. Kaul und K. Wienemann) finden sich weitere Hinweise zur Gestaltung dieser Nahtstelle.

II. Die methodische Umsetzung

1. Einleitung

Nach der Darstellung der Konzepte, die dem Gesundheitscoaching zugrunde liegen, und der Erläuterung der Modelle, die dem Transfer des Themas »Gesundheit« in den Coachingprozess dienen, soll im folgenden Teil die Umsetzung in den Alltag des Gesundheitscoachings weiter konkretisiert werden. Die Grundmethodik wird aus systemisch-konstruktivistischen Ansätzen abgeleitet (vgl. z. B. Schiepek 1999a). Sie bedient sich der Methoden des systemischen Fragens, der Hypothesenbildung und der Neutralität. Sie umfasst u. a. auch die wertschätzende Gestaltung der Beziehung, die Orientierung an Zielen, Ressourcen und Lösungen, die Einbeziehung von Außen- und Metaperspektiven, die Gestaltung von Veränderungsprozessen als Ordnungs-Ordnungs-Übergänge, die Balance von Ambivalenzen.

Dieser Grundmethodik werden andere Methoden zugeordnet, insbesondere Aktionsmethoden, die eine räumliche Darstellung oder Metaphorik von Anliegen und Lösungsoptionen ermöglichen. Sie sind u. a. abgeleitet aus dem Psychodrama, der Soziometrie (vgl. z. B. Schacht 2003; Fürst, Ottomeyer u. Pruckner 2004) und der systemischen Strukturaufstellung (vgl. z. B. Daimler, Sparrer u. Varga von Kibéd 2003). Hinzu kommen Methoden, die in der Organisationsentwicklung üblich sind (z. B. Projektmanagement, Balanced Scorecard), die für das Gesundheitscoaching entsprechend bearbeitet wurden. Gleiches gilt für Methoden, die ursprünglich für andere Kontexte entwickelt wurden (z. B. systemische Fotoinszenierung, vgl. Lauterbach 2003c). Zusätzlich sind spezielle Methoden für das Gesundheitscoaching entwickelt wurden (z. B. Check-up-Interview, s. u.).

Der Grundprozess von Coaching, nämlich die Klärung von Anliegen, Auftrag und Ziel, und die Gestaltung eines entsprechenden Kontrakts sind auch die Basis von Gesundheitscoaching.

Die hier zusammengetragenen Methoden haben sich in der persönlichen Erfahrung des Autors bewährt. Prinzipiell sind natürlich viele andere Methoden kompatibel. Der Einsatz von sehr strukturierenden Methoden (wie z. B. das Projektmanagement) mag zunächst ungewohnt sein und sich sehr »streng« anfühlen. Es trägt der Erfahrung Rechnung, dass viele Prozesse der Gesundheitsorientierung ohne solche Strukturen scheitern (wie die meisten sicher schon an der Umsetzung eigener »guter Vorsätze« erlebt haben). Wichtig ist der Zuschnitt auf den einzelnen Kunden – und dass der Spaß erhalten bleibt.

Die Darstellung der Umsetzung geschieht in zwei Schritten:

1. Es werden Methoden dargestellt, die für das Gesundheitscoaching in den letzten Jahren entwickelt oder erschlossen wurden.

Hier ausführlicher dargestellt werden

- die Struktur eines idealtypischen Ablaufs eines Gesundheitscoachings im Einzelsetting,
- das Check-up-Interview und die Vermittlung relevanter Informationen an den Kunden als Einstiegsvarianten in ein Gesundheitscoaching,
- das Prinzip des »Projektmanagements« als Strukturierung des Prozesses der individuellen Gesundheitsorientierung sowie
- die Arbeit mit Sinnfragen und Lebensbalancen.

Dazu werden Methoden zur Entwicklung persönlicher, biografisch fundierter Gesundheitskonzepte, die Arbeit mit Gesundheitsmetaphern, die Bilanzierung von Energie, ressourcenorientierte Partnergespräche, Wege zu einem gesundheitsorientierten Führungsverhalten sowie entsprechende Werkzeuge wie Checklisten und Visualisierungen dargestellt. Zudem werden methodische Hinweise gegeben zur Umsetzung von »klassischen« Gesundheitsthemen (Bewegung, Ernährung, Entspannung, Schlaf) im Gesundheitscoaching.

Ergänzt wird der methodische Teil mit Hinweisen auf die Verknüpfung mit Seminaren, die das individuelle Gesundheitscoaching anstoßen und/oder unterstützen können.

2. Die Umsetzung wird dann im nächsten Kapitel weiter dargestellt an verschiedenen Varianten des Prozesses von Gesundheitscoaching und zwar speziell an »Standardsituationen«. Damit sind Situationen gemeint, in denen Gesundheit als Thema im engeren Sinne schon durch das Anliegen selbst aktiviert ist und damit die Bearbeitung im Coachingprozess besonders nahe liegt – und das trifft für einen erstaunlich hohen Prozentsatz der Anliegen zu, z. B.

- bei der Bewältigung von Stress und Be- oder Überlastung, insbesondere von chronischen Belastungs- und Stresssituationen,
- bei einschneidender Neuplanung der Karriere und der beruflichen Tätigkeiten (insbesondere Aufbau der Selbstständigkeit, herausfordernde Karriereschritte z. B. verbunden mit Auslandsaufenthalten u. Ä.) und anderen Umbruchsituationen, wenn die gesundheitlichen Ressourcen und »Sollbruchstellen« im Sinne eines Gesundheitschecks beschrieben und in die konkrete Planung einbezogen werden müssen, sowie bei Themen des Älterwerdens im Berufsleben und des Ausscheidens aus dem Berufsleben,
- bei Symptombildungen, die von dem Kunden selbst oder seinem sozialen Umfeld in Zusammenhang mit Belastung und Stress gebracht werden (Reizbarkeit, Schlafstörungen, Verstimmungen, Magen-Darm-Probleme, Tinnitus, Herzbeschwerden, Fettleibigkeit, Alkoholprobleme, Erschöpfungszustände etc.),
- bei körperliche Erkrankungen, die auf die zukünftige Arbeitsgestaltung Auswirkungen haben (Herzinfarkt, Tumor, Schlaganfall, Bluthochdruck, Diabetes etc.).

Gesundheitscoaching bewegt sich in einem sehr breiten Feld, das unterschiedlichste Methoden benötigt, die u. U. von einem einzelnen Coach persönlich nicht verfügbar gemacht werden können. Wichtig ist also, dass der Gesundheitscoach in einem Netzwerk arbeitet, in dem er dem Kunden die notwendigen Unterstützungen, Informationen, Anleitungen, Trainings, Fachexpertisen etc. zugänglich machen kann. Der Aufbau eines Netzwerks hat auch deshalb Bedeutung, weil so die Qualität der von dem einzelnen Gesundheitscoach empfohlenen Fachleistungen in dem völlig unübersichtlichen Gesundheits- und Fitnessmarkt am ehesten gesichert werden kann.

Andererseits kann der hier vorgestellte Methodenfundus auch dazu genutzt werden, das Thema Gesundheit in solchen Coachingprozessen zu bearbeiten, die nicht das ganze Spektrum des Gesundheitscoachings umfassen sollen.

2. Gesundheitscoaching im Einzelsetting – Standardstruktur

2.1 Die Grundzüge des Gesundheitscoaching-Prozesses

Hier soll die Standardstruktur herausgearbeitet werden, die sich in der Praxis des Gesundheitscoachings im Einzelsetting bewährt hat und die die verschiedenen Verbindungen zu anderen fachspezifischen, z. B. ärztlichen Dienstleistungen aufweist. Gesundheitscoaching selbst ist keine ärztliche Dienstleistung im engeren Sinne, kann aber von ärztlicher Kompetenz profitieren.

Die Umsetzung von Gesundheitscoaching in die Praxis von Einzelcoaching kann auf sehr unterschiedlichen Wegen erfolgen. Welcher Zuschnitt gewählt wird hängt von folgenden Faktoren ab:

- dem Anliegen des Kunden
- den verfügbaren Ressourcen
- dem Kompetenzspektrum des Coach
- dem Kontext des Coachingprozesses

Die unten dargestellte Standardstruktur des Gesundheitscoachings soll eine Orientierung geben, wie und mit welchen Schritten sich ein Coach dieses Feld erschließen und ein Setting für seine Kunden konstruieren kann.

Grundsätzlich ist der Blick auf die Gesundheit ein wesentlicher Bestandteil vieler Coachingprozesse. Insbesondere gilt das, wenn die Anliegen mit Stress, Herausforderungen, einschneidenden Veränderungssituationen, Grenzsituationen, Symptombildungen (s. dazu auch Teil III des Buches zu »Standardsituationen von Gesundheitscoaching«) zu tun haben. »Blick auf die Gesundheit« heißt konkret, dass die folgende Frage in das Standardrepertoire aufgenommen ist:

- »Wie schätzen Sie Ihre Gesundheit, Ihre psychophysische Fitness und Ihre Leistungsfähigkeit ein und gibt es einen Zusammenhang zwischen Ihrem Anliegen, Ihrem Ziel und diesen gesundheitlichen Aspekten?«

Oft verweist das Anliegen des Kunden aber auch sehr klar auf die konkrete Notwendigkeit, explizit das Thema Gesundheit zur Sprache zu bringen und dem Thema einen deutlich umfangreicheren Platz im Coaching zu geben – wenn dies nicht ohnehin schon der direkte Auftrag des Kunden war. Für das Gesundheitscoaching ist die Bearbeitung der Thematik deshalb systematisiert und mit besonders geeigneten Methoden angereichert worden. Davon sollen dann auch Coachingprozesse mit anderen Themenschwerpunkten profitieren.

Wichtig bleibt zunächst die Aufmerksamkeit des Coach für dieses Thema und seine diesbezüglich aktive Gesprächs- und Prozessführung. In den meisten Coachingprozessen reicht das dem Coach verfügbare und ggf. durch die hier zusammengetragenen Methoden erweiterte Instrumentarium aus, um angemessen auf die Situation des Kunden zu reagieren und den Gesundheitsaspekt mit in die gemeinsame Arbeit zu integrieren. Die knappen Zeitressourcen des Kunden und die Vorerfahrungen mit vielen wenig attraktiven Gesundheitskonzepten (Diäten, Askese ...) erschweren allerdings oft eine gründliche und lustbetonte Auseinandersetzung mit der eigenen Gesundheit. Zugänge erschließen sich am ehesten über die dargestellten Modelle der Salutogenese mit den Faktoren des Stimmigkeitsgefühls – hier vorzugsweise der Sinnhaftigkeit – und der Lebensbalancen. Diese schließen direkt an andere Anliegen und Coachingthemen an und erleichtern den inhaltlichen Einstieg in eine gesundheitsorientierte Vertiefung des Coachingprozesses. Hier treffen sich dann die in diesem Buch vorgestellten Modelle und Methoden mit vielen anderen methodischen Ansätzen, und der Blick aus der Gesundheitsperspektive ist dann einer der möglichen Schritte zur Thematisierung der Anliegen »hinter den Anliegen«.

Der Coach braucht allerdings auch ein Gespür, wann die von ihm einsetzbaren Prozesse und Methoden in Bezug auf das Thema Gesundheit zu kurz greifen. Das gilt z. B. dann,

- wenn Symptombildungen als Stressfolgen länger andauern und es nicht zeitnah zu Verbesserungen kommt oder
- wenn der Kunde schon äußerlich sichtbar (Fettleibigkeit, Atemnot und Schweiß bei Bewegung, hohe Anspannung etc.) ungesund lebt oder
- wenn der Kunde sich nach schwerer Erkrankung wieder beruflich integrieren möchte oder
- wenn süchtiges Verhalten offensichtlich ist oder
- wenn Ausgleich, Ruhepausen, Bewegung schon lange Zeit aus dem Leben des Kunden verschwunden sind.

Es macht einfach keinen Sinn, differenzierte Gespräche über die Karrierestrategien des Kunden zu führen und nahe liegende, unmittelbar damit verknüpfte gesundheitliche Risiken auszublenden.

In solchen Situationen sind zusätzliche gesundheitsorientierte Prozesse anzuregen und angemessen in den Coachingprozess zu integrieren. Das kann die nachdrücklich ausgesprochene Anregung zu dem längst überfälligen Gesundheitscheck beim Arzt sein oder die Einplanung einer ausführlichen bewegungsmedizinischen Untersuchung, die mit konkreten Empfehlungen und Anleitungen zu entsprechenden, individuell zugeschnittenen Aktivitäten abschließt. Häufig ist es zunächst das professionelle Feedback zur Gesundheitssituation des Kunden aus der Außenperspektive des Coach, das einen ersten Anstoß geben kann. Der Anstoß ist dann besonders wirksam, wenn zusätzlich konkrete Schritte zur Verbesserung der Situation aufgezeigt werden können und wenn an die Ressourcen des Kunden zur Entwicklung einer Gesundheitsorientierung angeknüpft werden kann (frühere Aktivitäten, Partner etc.). Trotz dieser konkreten Hinweise an den Kunden bleibt der Gesundheitscoach auf der Ebene von Empfehlungen und moderiert die dadurch beim Kunden ausgelösten Ambivalenzen und Kosten-Nutzen-Abwägungen aus einer neutralen Position. Erst wenn die Kunden die Sinnhaftigkeit einer solchen Veränderung erkennen und ihr neben den anderen beruflichen Zielen einen hervorragenden Platz in ihrer Prioritätenliste zuweisen und wenn sie erfahren, dass sie ihre Leistungsfähigkeit und ihre Lebensfreude intensivieren können, hat der Prozess langfristig eine Chance.

Die spätere Integration der in solchen Situationen dann notwendigen Gesundheitsaktivitäten in den Coachingprozess besteht in der strukturierenden Begleitung der Veränderung des Lebens- und Arbeitsstils und der Verknüpfung mit den übrigen Themen des Coachingprozesses.

An diesem Punkt genau liegt dann auch der Übergang zu dem, was hier auf einer operativen Ebene unter Gesundheitscoaching verstanden wird: dass sich der Prozess des Gesundheitscoachings in Architektur und Design (s. Kapitel 5 über Projektmanagement) um das Thema Gesundheit organisiert und sich die anderen Themen diesem Thema zuordnen.

Fallbeispiel

Frau P. (37) ist in einem Coachingprozess, der ihre Tätigkeit als Führungskraft einer großen psychosozialen Einrichtung begleitet. Sie ist seit 2 Jahren auf der Leitungsstelle. Ihr Anliegen für das Coaching ist es, eine höhere Akzeptanz bei den Mitarbeitern zu erreichen und sich besser »durchsetzen« zu können. Auffallend sind körperlich eine deutliche Adipositas und in der Gesamtwirkung eine hohe Spannung in Mimik, Gestik und Stimmklang.

Frau P. berichtet über eine Fülle von Symptomen: Sie sei immer dicker geworden, habe ein völlig unkontrolliertes Essverhalten, leide an Schlafstörungen, Nackenverspannungen und Kopfschmerzen. Insbesondere die Gewichtszunahme habe stark negative Auswirkungen auf ihr Selbstwerterleben gehabt, was die übrigen Schwierigkeiten noch steigere. Thematisch ging es auch um die typische Situation, aus der wohligen Wärme einer teambezogenen Arbeitssituation in der »Kälte« der Führungslandschaft anzukommen. Besonders dramatisch erlebte sie den Widerspruch zwischen ihrem Führungsanspruch und ihren eigenen Wertesystemen, die stark auf Konsens und Harmonie ausgerichtet waren. Diese Werte waren auch für die Organisation prägend und wurden ihr bei allen ihren Entscheidungen immer wieder vorgehalten.

Der Prozess wurde in dem Setting des Gesundheitscoachings geplant, weil deutliche gesundheitliche Gefährdungen sichtbar waren, die in direkten Wechselwirkungen mit der Arbeitssituation standen. Es wurden einerseits die Themen der Werteorientierung verbunden mit ihren biografischen Perspektiven und Karriereplänen, um hier Ansätze für Lösungsschritte zu erarbeiten. Sie wirkte »festgefahren« zwischen den für sie nicht zu vereinbarenden Widersprüchen. Andererseits wurde ihre Gesundheitsorientierung auf mehreren Ebenen thematisiert. Nach entsprechenden Check Ups wurden Bewegung, Ernährung und Entspannung durch gezielte Beratungen und Trainingsschritte mit dem Prozess der Einzelgespräche verknüpft. Zusätzlich fand ein Gespräch mit dem Lebenspartner statt, um eine gemeinsame Gesundheitsorientierung zu entwickeln.

Wie so oft, war die notwendige Nachhaltigkeit für die vorgesehenen Schritte auf der Ebene der konkreten Gesundheitsaktivitäten (Bewegung, Ernährung) zunächst sehr schwer herzustellen. Eine Wende zeigte sich, als sich eine Neubestimmung ihres Wertekanons vor dem Hintergrund ihrer Biografie abzeichnete, sie den Wert einer konstruktiven Streitkultur schätzen lernte und sich z. B. zu dem Thema »Management von Dissens« qualifizierte. Sie entwickelte den Ehrgeiz, ihren zunehmenden Ruf als »Fachfrau für die Lösung unmöglicher Teamsituationen« auszubauen. Diese Dynamik trat dann in eine schwungvolle Wechselwirkung mit ihren übrigen Gesundheitszielen, in die sie trotz steigender zeitlicher Auslastung viel investierte.

In diesem Beispiel war bemerkenswert, dass der Prozess der Führungskraft sich sehr bald entspannend auf die Organisation auswirkte: Entgegen den Befürchtungen von Frau P. haben die mit zunehmender Klarheit durchgesetzten, lange überfälligen Entscheidungen keinen Sturm der Entrüstung hervorgerufen. Es konnte sogar in Jahresfrist ein Prozess zur Neuausrichtung der Organisation angestoßen werden.

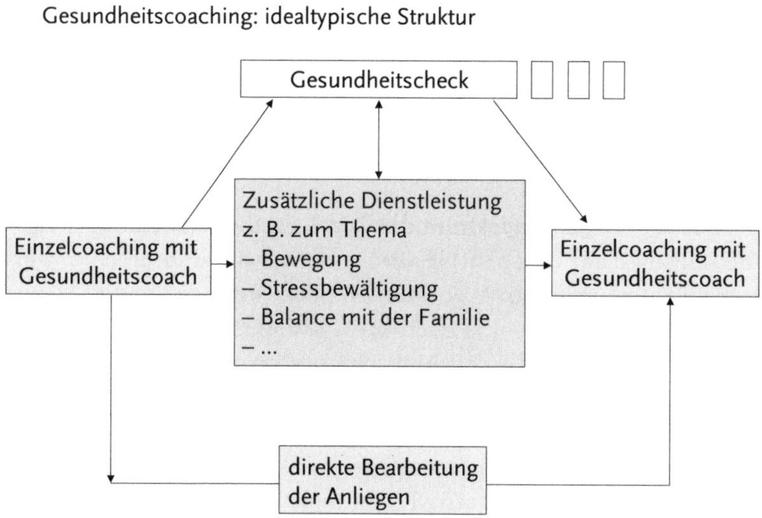

Abb. 5: Struktur eines Gesundheitscoachings

Die Struktur des Gesundheitscoachings zeichnet sich dadurch aus, dass das Thema Gesundheit sich als roter Faden durch den Prozess der Arbeit des Coach mit seinem Kunden zieht, dass dies mit den anderen Anliegen abgestimmt wird und vor allem, dass Fachexpertise zu Check Ups und speziellen Themen eingeholt und in den Prozess integriert wird.

Ziel aller Aktivitäten zu dem Thema Gesundheit im Coaching ist natürlich die Erzeugung von Nachhaltigkeit der angestrebten Veränderungen. Gerade Veränderungen in diesem Feld haben eine recht geringe Halbwertzeit, was von den meisten Kunden schon mehrfach frustrierend erlebt worden ist. Daraus ergibt sich die entscheidende Herausforderung für den Gesundheitscoach. Das heute beste Instrumentarium dafür ist, den Prozess der gesundheitsorientierten Veränderungen nach den Regeln des schon erwähnten Projektmanagements aufzusetzen, weil sie helfen können, die zunächst über viele Monate notwendige Struktur, letztlich auch Disziplin aufrechtzuerhalten, die notwendig ist, um überhaupt eine Eigendynamik der Gesundheitsorientierung zu erreichen.

Gesundheitscoaching ist also eine Möglichkeit für Coachingkunden, sich gezielt und mit dem Einsatz geeigneter Methoden mit dem Erhalt der eigenen Gesundheit im Kontext der beruflichen Entwicklung zu beschäftigen. Dies kann sich aus dem Anliegen des Kunden als notwendig erschließen, es kann auch der direkte Auftrag eines Kunden sein, auch ohne dass es schon zu mehr oder weniger dramatischen Hinweisen von Körper und Seele auf eine fällige Beschäftigung mit dem Thema gekommen war.

2.2 Das Aufgabenspektrum des Coach im Gesundheitscoaching

Die Aufgaben des Coach im Gesundheitscoaching sind zunächst weitgehend identisch mit dem gewohnten Spektrum:

Der Coach strukturiert auch im Gesundheitscoaching den Rahmen der Begleitung für den Entwicklungsprozess des Kunden (Prozesskompetenz des Coach). Er ist zudem verantwortlich für den Einsatz geeigneter Methoden. Er bietet sich als Beziehungspartner an, der durch dieses zeitlich begrenzte, professionell gestaltete Beziehungsangebot eine Sicherheit schafft, die dem Kunden die angestrebten Veränderungen erleichtern. Er stellt ihm Feedback aus seiner Außenperspektive zur Verfügung.

Im Gesundheitscoaching geht die Aufgabe über diese Aspekte hinaus. Der Coach hat zunächst thematisch dieses Feld für den Kunden zu erschließen, was z. T. schlicht Informationen über Gesundheit und Gesundheitsrisiken beinhaltet. Zusätzlich ist es die Aufgabe, mit dem Kunden Wege zu erarbeiten, wie die gesundheitsorientierten Veränderungen in die – ohnehin randvollen – Arbeits- und Lebensprozesse integriert werden können. Die Wechselwirkungen mit den übrigen Facetten des Anliegens des Kunden sind zu reflektieren: Zum Beispiel erarbeitet der Coach einerseits mit dem Kunden Strategien zur Bewältigung von neuen Aufgaben mit erhöhten, auch zeitlich ausgedehnten

Anforderungen, und gleichzeitig fokussiert er auf die Umsetzung der regelmäßigen Bewegung und der Erholungspausen, möglicherweise in einem gemeinsamen Gespräch mit dem Partner des Kunden. Der Gesundheitscoach bietet dem Kunden eine Struktur zur Umsetzung seiner Gesundheitsthemen an, um die notwendige Nachhaltigkeit zu erreichen und zu gewährleisten, die teilweise gegen die Dynamik der anderen Entwicklungsprozesse gesichert werden muss.

Eine andere wichtige Aufgabe ist die Hilfestellung bei der Erschließung der von dem Coach nicht selbst erbrachten Fachdienstleistungen (z. B. Erlernen einer Entspannungsmethode, Bewegungstraining, Ernährungsberatung). Der Gesundheitscoach fungiert hier also als Lotse und als Prozessbegleiter, der die unterschiedlichen Entwicklungsstränge des Kunden koordinieren hilft.

Die Beziehung, die der Coach dem Kunden im Gesundheitscoaching anbietet, ist besonders unter dem Aspekt bedeutsam, die diffizile Kommunikation der Sinnhaftigkeit einer Gesundheitsorientierung tragfähig zu entwickeln.

Integrierende Reflexion und Planung des Themas »Gesundheit«, das Projektmanagement »Gesundheit«, der Lotsendienst durch die Landschaft der Fachexpertise und die Kommunikation von Sinnhaftigkeit sind die wesentlichen Erweiterungen seines Aufgabenspektrums im Gesundheitscoaching.

Inwieweit der Coach selbst dann mit konkreten Methoden, Hinweisen, Interventionen mitgeht, ist von seinem Kompetenzprofil abhängig. Denkbar ist, dass der Coach über Methoden der Stressprotektion oder der Entspannungsverfahren verfügt und diese verfügbar macht, oder dass er dem Kunden konkrete Anleitungen beim gemeinsamen Joggen gibt u. Ä. Hier sind der Kreativität und dem Einsatz von Kompetenzen nur die Grenzen gesetzt, die durch die Notwendigkeit einer angemessenen Kontraktierung und einer Rollen- und Beziehungsklarheit geboten sind.

Die folgende Auflistung fasst die Tätigkeiten des Gesundheitscoach zusammen:

- Er klärt das Anliegen und die persönlichen Ziele des Kunden
- Er erarbeitet mit dem Kunden dessen gesundheitliche Risiken (»Sollbruchstellen«).

- Er ermittelt den Grad der Fitness, den Trainingsstand.
- Er erarbeitet mit dem Kunden die besonderen Herausforderungen und Risiken seiner konkreten Arbeitssituation.
- Er verknüpft körperliche, seelische, geistige und spirituelle Aspekte von Gesundheit.
- Er erarbeitet mit dem Kunden die persönlichen Ressourcen für einen gesundheitsorientierten Lebensstil.
- Er erarbeitet mit dem Kunden die Ressourcen des sozialen Netzwerks und des Lebens- und Arbeitskontextes.
- Er weist den Kunden in die gesundheitsorientierte Selbstwahrnehmung ein.
- Er erarbeitet ein angemessenes Gesamtprogramm (Architektur) und die notwendigen Teilziele, Einzelschritte, Feedback-Schleifen.
- Er sorgt für eine angemessene Prozessgestaltung, die die Balance von Ambivalenzen, Kosten-Nutzen-Abwägungen des Kunden berücksichtigt.
- Er gibt den Rahmen vor für die notwendige Abstimmung der Gesundheitsorientierung mit den übrigen beruflichen Entwicklungslinien des Kunden und reflektiert die passenden Zeitfenster für gesundheitsorientierte Veränderungen.
- Er vermittelt dem Kunden ggf. die notwendigen Kontakte für spezielle Dienstleistungen.
- Er führt die Ergebnisse der verschiedenen gesundheitsorientierten Aktivitäten mit dem Kunden zusammen.
- Er reflektiert mit dem Kunden das Erreichen der Teilziele.
- Er evaluiert den Prozess mit dem Kunden zum Abschluss des Prozesses und in regelmäßigen Abständen im Verlauf des Prozesses.

Beispiele für häufig genutzte fachspezifische Dienstleistungen, für die entsprechende Expertise eingeholt und in den Prozess des Gesundheitscoachings integriert wird, sind:

- gezielte ärztliche Untersuchungen zu speziellen Risikoabklärungen
- Check Ups zur psychophysischen Fitness und zum körperlichen Trainingsstand mit entsprechender Ableitung von individuell zugeschnittenen Trainingsprogrammen

- Personal Training z. B. für die passende Gestaltung von Ausdauerbewegung
- spezialisierte Fachberatungen zum Umgang mit persönlichen Gesundheitsrisiken
- Fachberatungen zu Themen wie Schlaf, individuelle Stressfolgen, Ernährung etc.
- Vermittlung spezieller Methoden und Techniken wie Stressbewältigung, Entspannung, Atmung, Meditation etc.
- Workshops z. B. mit Partnern zur Abstimmung der gesundheitsorientierten Lebensstile
- Fachvorträge, gezielt zu den im Coachingprozess behandelten Themen

2.3 Die Ressourcen des Kunden

Der Kunde wird im Gesundheitscoaching insbesondere für den Beginn des Prozesses ein angemessenes Zeitbudget einsetzen müssen. Dies liegt zum einen an den oft sinnvollen Untersuchungen zu Gesundheit und Fitness und auch daran, dass in der Folge der einzelnen Coachingsitzungen konkrete, zusätzliche Aktivitäten von ihm erwartet werden. Der Wiederbeginn von Bewegungsaktivitäten erfordert z. B. ein Zeitbudget, das bei den meisten Kunden zunächst nicht vorhanden ist. Gleiches gilt für den Bereich von Entspannung und Meditation, überhaupt für die Sicherstellung von Erholung.

Die Erschließung entsprechender zeitlicher Ressourcen ist eine der wichtigen Aufgaben am Beginn des Coachingprozesses. Andere Ressourcen sind inhaltlicher Art: Bei vielen Kunden kann entweder an laufende, gesundheitsorientierte Aktivitäten angekoppelt werden, oder es sind Ressourcen aus der nahen Vergangenheit zu reaktivieren (Sport-, Meditationserfahrungen etc.). Dafür sind zusätzlich im sozialen und besonders im familiären Umfeld des Kunden mögliche Unterstützungen und Handlungsräume zu erkunden.

Ebenso kann angekoppelt werden an andere persönliche Ressourcen des Kunden, speziell an Humor, Genussfähigkeit, Lust an Neuem, Experimentierfreude.

Andere Ressourcen sind die Erfahrungen des Kunden mit der Gestaltung von Veränderungsprozessen. Hier verfügen die meisten Kunden über ein fundiertes Know-how, das sie sich über die Gestaltung von Veränderungsprozessen in ihrer Organisation erworben haben. Die

Anregung, dieses Wissen auf den eigenen Entwicklungsprozess zu übertragen, löst häufig Erstaunen aus und öffnet diese Ressourcen für den individuellen Prozess.

Die Bereitschaft für einen gesundheitsorientierten Prozess ergibt sich erfahrungsgemäß oft erst nach Klärung der oben schon angesprochenen Sinnfragen, die damit an den Anfang des Gesundheitscoachings gehören:

- »Wozu will ich gesund und fit bleiben, wie sieht das damit verbundene Ziel für mich konkret aus und was bin ich bereit, dafür zu investieren?«

Gesundheitscoaching fokussiert deshalb häufig schon am Beginn ausführlich auf diese Themen, um eine tragfähige Basis für die konkreten Veränderungsprozesse zu erarbeiten und die Energie für die dafür notwendige Disziplin zu mobilisieren.

2.4 Die Kontraktierung von Gesundheitscoaching

Die Kontraktierung im Coaching erfolgt nach der Besprechung des Anliegens, der Konkretisierung der Ziele und der Vereinbarung über das geplante Vorgehen. Da sich Themen und Anliegen im Verlauf des Coachings ändern (vgl. Billmeier u. a. 2005) sind ggf. neue Verabredungen zwischen Coach und Kunde zu treffen. Im Gesundheitscoaching trifft das auf besondere Weise zu: Dem Kunden werden teilweise recht umfangreiche eigene Aktivitäten, die Einbeziehung zusätzlicher Fachkräfte oder gemeinsame Aktionen mit dem Partner zugemutet. Dies stellt sich jedoch erst im Verlauf der konkreten Arbeit oder nach Erarbeitung der mit der Sinnfrage verbundenen Motivation heraus, so dass dann der Kontrakt entsprechend zu erweitern ist. Am Beginn des Prozesses steht also eine ausführliche Zielkonkretisierung, die später entsprechend nachgeführt werden muss und die auch durch eine lebendige Imagination einen kognitiv-emotionalen Bezugspunkt für die anstehenden Veränderungen erzeugen soll (s. Abschnitt 6.1 über Szenarienmethoden). Wie in Kapitel 5 »Projektmanagement« gezeigt wird, lassen sich die Ziele beim Gesundheitscoaching sehr weit in den messbaren Bereich hinein konkretisieren (biologische Parameter, Häufigkeit von Aktivitäten etc.), so dass die Kontrakte darauf auch abgestimmt werden können.

Viele Coachingprozesse sind als Dreiecksbeziehung kontraktiert (Kunde und Finanzier sind nicht identisch o. Ä., vgl. auch Billmeier u. a. 2005). Für das Gesundheitscoaching ist das besonders bedeutsam, weil hier die Verschwiegenheit noch einmal ausdrücklich geklärt werden muss. Der Modus von Rückmeldungen über Coachingergebnisse an einen dritten Initiator oder Finanzier eines Coachings wird am Beginn eines jeden Coachings genau verabredet. Die Gesundheit seiner Leistungsträger interessiert ein Unternehmen natürlich sehr, jedoch wird im Gesundheitscoaching u. U. mit Informationen gearbeitet, die der ärztlichen Schweigepflicht unterliegen und den privaten Bereich des Kunden offen legen. Hier braucht der Kunde die klar kontraktierte Hoheit über den Informationsfluss nach »draußen«. Für ein Gesundheitscoaching ist ausdrücklich zu unterstreichen, was für jeden Coachingprozess gilt: Die Arbeit macht nur dann einen Sinn, wenn sie in klarer Abgrenzung zu den anderen Organisationsdynamiken platziert werden kann und wenn mögliche Nahtstellen exakt beschrieben und vereinbart werden können.

3. Der Einstieg in das Gesundheitscoaching mit dem Check-up-Interview »Führungskompetenz durch Balance und Stimmigkeit«

3.1 Entwicklung des Instruments

Das Instrument des Check-up-Interviews soll hier ausführlicher dargestellt werden, weil sich in dem Interview thematisch viel von dem verdichtet, was in Prozessen eines individuellen Gesundheitscoachings zum Tragen kommt. Das hier vorgelegte Material, das durch die Erfahrung mit dem Interview entwickelt worden ist, kann auch in andere Gesprächssettings übertragen werden.

Es werden der Hintergrund und das konkrete Vorgehen dargestellt, anschließend ist Folgendes dokumentiert:

- die Beschreibung des Angebots »Check-up-Interview« für mögliche Kunden
- der Interviewleitfaden
- zwei Briefe als Beispiele für das abschließende Ritual des Prozesses

In dem Interview kommen zudem zum Einsatz:

- das Kreisdiagramm zu den persönlichen Balancen und das Kreisdiagramm zur gesundheitsorientierten Führung
- der Fragebogen zur Lebensqualität (s. u.)

Zu den Randbedingungen gesundheitsorientierter Entwicklungsprozesse im Berufsleben und im Führungsalltag gehören:

- die meist extrem knappen Zeitressourcen, die z. T. auf starker externer Strukturierung der Arbeitswoche beruhen und die zumindest in der Selbstwahrnehmung (»gefühlte Zeit«) zusätzliche Zeitressourcen für eine Gesundheitsorientierung ausschließen; das Schaffen von zeitlichen Ressourcen für die Gestaltung von Gesundheit ist oft das Ergebnis eines Entwicklungsprozesses und nicht dessen Eingangsvoraussetzung
- die wenig geschulte Aufmerksamkeit und Sensibilität für die vielen Aspekte, die mit der eigenen Gesundheit in Verbindung gebracht werden können
- die Fehleinschätzung der Risiken, die mit der eigenen beruflichen Situation verbunden sind
- die geringe Fokussierung auf eigene Ressourcen zur Gestaltung gesundheitsorientierter Lebens- und Arbeitsprozesse
- das fehlende Bewusstsein für die Zusammenhänge des eigenen (Führungs)Verhaltens mit der Gesundheit der Mitarbeiter.

Der Autor hat[1] ein Angebot für Führungskräfte und Verantwortungsträger (insbesondere mit Personalverantwortung) entwickelt, das diesen Randbedingungen Rechnung tragen soll. Ziel war es, mit einem knappen Zeitbudget möglichst viel Information zu erzeugen, kognitive Einsichten und emotionale Prozesse anzuregen und konkrete Hinweise auf mögliche Ziele und Teilziele sowie erste Schritte zu erzeugen. Diese sollten sowohl die persönliche Situation des Gesprächspartners als auch sein Führungsverhalten und die Gesundheit seiner Mitarbeiter umfassen. Dabei wurde die Frageform gewählt, mit der Gesprächspartner optimal zu reflexiven Prozessen angeregt werden können.

1 in Zusammenarbeit mit Frau Dipl.-Psych. Evelin Stauber, Volkswagen Coaching GmbH, Wolfsburg

Der Begriff »Interview« wurde gewählt,

- um eine Unterscheidung zu anderen Angebotsformen zu erzeugen (statt Information, Beratung, Coaching, Meeting ...),
- um die Schwelle für das Angebot möglichst niedrig zu halten und
- um auf die Gesprächsform des Frage-Antwort-Spiels vorzubereiten.

Um eine Plausibilität für das Interview bei möglichen Kunden zu erzeugen, ist eine Produktbeschreibung erstellt worden, die sich auf die Zusammenhänge in der Organisation bezieht und das Thema »Gesundheit« damit verknüpft.

3.2 Setting

Zunächst wird in einem ersten Termin (ca. 90 Minuten) ein teilstrukturiertes Interview geführt, das anschließend von den zwei Interviewern ausgewertet wird. In die Auswertung fließen zusätzlich ein:

- ein Fragebogen zur Stressbewältigung, der in den Tagen nach dem Interview vom Kunden ausgefüllt wird, sowie
- ein Kurz-Fragebogen zur Lebensqualität, der für einen Zeitraum von 6 Wochen regelmäßig vom Kunden bearbeitet wird und ein Verlaufsprofil für die einzelnen erfragten Parameter ergibt.

Die Themen, die das Interview berührt, werden mithilfe von Kreisdiagrammen (s. Abb. 6 und 7) während des Gesprächs oder zum Abschluss des Gesprächs visualisiert.

In dem Interview werden die Themen nicht streng nach Katalog »abgearbeitet«, sondern der Schwerpunkt in dem Gespräch liegt auf dem möglichst raschen Aufbau einer tragfähigen Beziehung. Deshalb folgt der Gesprächsfluss den Themen, wie sie sich entwickeln. Dem Beziehungsaufbau kommt die hohe Bedeutung deshalb zu, weil sehr persönliche Themen in der kurzen verfügbaren Zeit berührt werden und eine emotionale Resonanz erreicht werden muss, die – neben der rationalen Einsicht – die Energie für den möglichen Start eines Entwicklungsprozesses liefern soll. Zudem kann die aufgebaute Beziehung auch zur Stimulation der Umsetzung von konkreten Schritten zur Gesundheitsorientierung nützlich sein.

Für die Gesprächsführung und die Dokumentation sind deshalb zwei gut eingespielte Gesprächspartner optimal.

Bei einem zweiten Termin (60 bis 90 Minuten), etwa 8 Wochen später, wird die Auswertung zusammengefasst dargestellt. Dabei startet der Gesprächsprozess mit der Frage nach möglichen Effekten des Interviews, die fast immer zu erwarten sind. Die anschließende Rückmeldung fokussiert zunächst auf die Ressourcen des Kunden, auch auf seine noch nicht vollständig genutzten oder nicht mehr genutzten Ressourcen. Es werden auch Rückmeldungen zu den Bereichen gegeben, für die aus der Außenperspektive Handlungsbedarf besteht, weil Defizite gesehen werden. Die Kunden erwarten neben dem wertschätzenden Blick auf das Gelingende auch sehr konkrete Hinweise auf Veränderungsbedarf, der aus der Außenperspektive auffällt.

Anschließend werden mit dem Kunden mögliche Ziele und erste konkrete Schritte des weiteren Prozesses skizziert, so dass er eine Entscheidung für oder gegen einen solchen Prozess treffen kann. Die Zielbeschreibung ist grob und pragmatisch und dient der Ausrichtung erster Schritte. Es wird dann entschieden, ob die Unterstützung in dem sozialen Umfeld des Kunden einen Veränderungsprozess mittragen kann oder eine externe Begleitung sinnvoll ist. Eine externe Unterstützung kann dann durch einen Folgetermin, einen persönlichen Bewegungstrainer, durch telefonische Rückfragen, »Stand-by«-Angebote, ein ausgesuchtes Gesundheitsseminar, eine Fachberatung, das Erstellen eines Plans zur Optimierung der Gesundheitsorientierung etc. gezielt nach den Ergebnissen und auf die Ziele und Möglichkeiten des Kunden zugeschnitten werden.

Abschließend erhält der Kunde sämtliche Auswertungsunterlagen ausgehändigt und i. d. R. nach einer Woche einen Brief. Der Brief ist als Intervention konzipiert, um die Gesprächsergebnisse durch diese persönliche Form eines Abschlusses zu unterstreichen.

Die Erfahrungen mit diesem Instrument zeigen, dass in hoch verdichteter Form Informationen erzeugt werden können und dass es fast immer zu sehr persönlichen und emotional berührenden Gesprächen kam. Dies lag offensichtlich daran, dass durch die Fokussierung auf die Gesundheit und auf Gesundheitsressourcen viele sonst nur schwer verbalisierbare Aspekte der eigenen Lebens- und Arbeitsgestaltung bis hin zu konkreten Gefährdungen, Befürchtungen, Sinnfragen, aber auch konkrete, nicht genutzte Gestaltungsoptionen aktiviert werden konnten. Es kam oft zu konkreten Veränderungsschritten (u. a. angestoßen durch Gesundheitsseminare und Coachingprozesse), teilweise auch zu dramatischen Verbesserungen der psychophysischen Fitness.

3.3 Materialien für das Check-up-Interview

- Kreisdiagramme

Zur Strukturierung des Interviews und zur Visualisierung der Themen des Interviews wurden Kreisdiagramme entwickelt (Abb. 6 u. 7). Bei der Erstellung der Diagramme ist das Modell der Lebensbalancen genutzt worden. Es können sowohl die persönlichen Dimensionen von Balancen als auch die durch das Führungsverhalten erzeugten Balancen visualisiert werden. Dazu wird für jedes der Themenfelder ein Punkt auf dem Strahl markiert, der die subjektive Einschätzung des Gelingens bei der Gestaltung des jeweiligen Themas symbolisiert (je gelungener, umso weiter außen). Die Punkte werden dann verbunden und ergeben einen charakteristischen Stern mit deutlichen Hinweisen auf Ressourcen (= gut gelungene Felder) und auf einen möglichen Handlungsbedarf.

Die Arbeit mit den Kreisdiagrammen kann auf zwei Wegen durchgeführt werden:

a) Das passende Kreisdiagramm liegt auf dem Besprechungstisch, das Gespräch folgt den einzelnen Themenfeldern des Diagramms, und die Bewertungen auf der Skala werden direkt erzeugt.
b) Die Diagramme werden zum Abschluss des Gesprächs als Grundlage einer Protokollierung genommen.

Durch die Visualisierung werden die aktuellen Profile deutlich, so dass konkrete Veränderungsschritte darauf bezogen werden können, und bei späterer Wiederholung der Visualisierung können die Veränderungen nachverfolgt und evaluiert werden.

- Beschreibung für die Kunden

Der ab S. 77 folgende Text ist für die potenziellen Kunden als Angebot und als Entscheidungsgrundlage verfügbar. Er kann einerseits Anlass zu einer weiteren telefonischen Vorklärung sein und ist andererseits die Auftragsgrundlage.

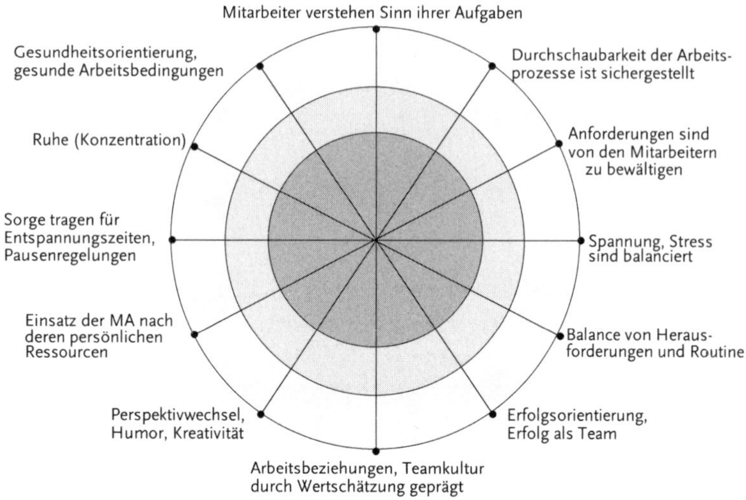

Abb. 6: Kreisdiagramm 1 zur Visualisierung der persönlichen Balancen

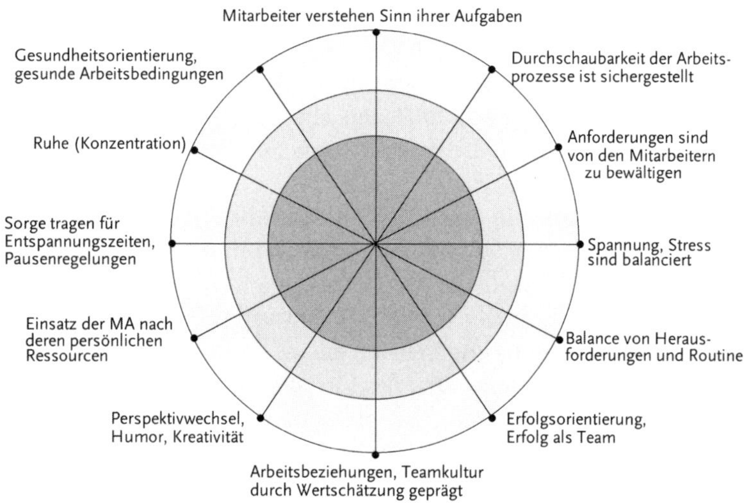

Abb. 7: Kreisdiagramm 2 zur Visualisierung der Balancen im Führungsstil

Check-up-Interview
»Führungskompetenz durch Balance und Gesundheit«

Grundidee:
Nur wer gesund ist, ist den vielfältigen Anforderungen und Belastungen gewachsen, kann langfristig und kontinuierlich eine exzellente Leistung erbringen und besitzt eine hohe Lebensqualität.

Gesundheit ist nicht einfach da oder nicht da. Täglich unterliegt sie inneren und äußeren Einflüssen und Anforderungen. Sie muss in einem ständigen Prozess der Auseinandersetzung immer wieder zielgerichtet und bewusst hergestellt werden. Dies gilt für Organisationen wie für jeden einzelnen Menschen.

Ein gesundes Unternehmen zeichnet sich dadurch aus, dass es auch unter schwierigen Bedingungen flexible Strategien und Ressourcen besitzt, um Belastungen ohne langfristige Beeinträchtigungen erfolgreich zu bewältigen.

Für diese Kompetenz gibt es in Ihrem Unternehmen genügend Beispiele: atmende Fabrik, flexible Arbeitszeitmodelle, Neuausrichtungen auf veränderte Weltmärkte etc.

Die Gesundheit eines Unternehmens als Ganzes beruht auf der Gesundheit der einzelnen Einheiten bis hin zum einzelnen Mitarbeiter.

Ihr Unternehmen bekennt sich zur Verantwortung den Menschen gegenüber, mit denen und für die Sie arbeiten. Gesundheitsförderung ist sowohl eine humanitäre und soziale Verpflichtung wie auch eine ökonomische Notwendigkeit. Der Schutz der Gesundheit der Mitarbeiter als wertvolle Ressource im Wettbewerb wird einerseits durch die Maßnahmen der Arbeitssicherheit sowie medizinisch-präventive Maßnahmen erreicht.

Zum anderen haben aber auch Faktoren wie der Führungsstil, die Gestaltung des Miteinanders bis zu der Nutzung persönlicher Ressourcen entscheidenden Einfluss auf das Gesundheitspotenzial eines Unternehmens. Entscheidend ist also, immer wieder Antworten auf die Frage zu finden, aufgrund welcher Ressourcen Menschen und Teams es schaffen können, auch unter wachsenden Belastungen leistungsfähig und gesund zu bleiben.

Gerade Sie als Führungskraft haben auch Verantwortung für die gesundheitsfördernden Rahmenbedingungen Ihrer Mitarbeiter. Dies umfasst sowohl Ihre persönliche Gesundheit und damit den Erhalt Ihrer persönlichen Leistungsfähigkeit und Ihr Vorbildverhalten als auch konkrete Entwicklungen für Ihren Arbeitsbereich, für Ihr Team.

Grundlage unserer Arbeit ist Ihr individuelles Anforderungsprofil.

Nutzen des Interviews für Sie:

- Steigerung der Wahrnehmungsfähigkeit und Sensibilität für Gesundheit und gute Balancen – persönlich und im Verantwortungsbereich
- Wissen über den Einfluss von Belastungsfaktoren und über die Wirkung gesundheitsfördernder Ressourcen
- Wissen über Faktoren, die die Gesundheit der Mitarbeiter erhalten, fördern und die Leistung erhöhen: gesundheitsförderndes Führungskonzept
- »Diagnose« der aktuellen Situation und Ableitung konkreter Empfehlungen für die weiteren Entwicklungsschritte
- Verbesserung des bewussten Umgangs mit Gesundheit und Lebensbalancen – Optimierung des persönlichen Gesundheitsverhaltens
- Hinweise zur Erzeugung von Nachhaltigkeit einer angestrebten Entwicklung

Unser Angebot für Sie:

- Check-up-Interview zur Standortbestimmung des persönlichen Gesundheitsmanagements und der Situation Ihres Teams/Ihrer Abteilung
- Analyse, Auswertung des Check-Ups und Rückkopplung
- Empfehlung konkreter Entwicklungsschritte (Maßnahmenplan)
- Beratung bei der Umsetzung
- ggf. Coaching zur Sicherung der Nachhaltigkeit

Vorgehensweise:
Anhand eines Interview-Leitfadens werden wir Ihnen Fragen zu ausgewählten Faktoren Ihrer persönlichen Gesundheitsvorsorge, der Lebensbalancen und Ihres Führungsstils stellen. Wir bitten Sie, zusätzlich zwei Kurzfragebögen zum Thema Lebensqualität und Umgang mit Stress/persönliches Stressverhalten auszufüllen.

Auf der Grundlage des Gesprächs und der Auswertung der Fragebögen geben wir Ihnen eine Rückmeldung zum Stand Ihrer persönlichen Balancen und Gesundheitsaktivitäten und zu Ihrer Führungskultur.

Anhand der Analyse erarbeiten wir mit Ihnen zur Sicherung der Nachhaltigkeit Empfehlungen zur weiteren Entwicklung Ihres persönlichen Gesundheitsmanagements wie auch zu einer Gesundheitsorientierung für Ihren Führungsbereich.

Bei der Umsetzung bieten wir Ihnen entsprechende Unterstützungen an.

- Interview-Leitfaden

Der Leitfaden dient der Orientierung des Coach, er ist nicht als direktes Frage-Antwort-Spiel konzipiert, sondern als Ideenspeicher zur Gestaltung eines stimmigen Gesprächsflusses, der möglichst verdichtet Informationen für die wichtigen Gesundheitsthemen erzeugen soll.

Interview-Leitfaden
1. Fragen zur eigenen Gesundheit
Selbstmanagement: Gesundheit, Fitness, Energie

- Wie oft denkt er/sie im Verlauf des Tages an die eigene Gesundheit ?
- Bei welchen Anlässen?
- Bemühen um die eigene Gesundheit: eher ausgeprägt, eher wenig?
- Einschätzung des eigenen Gesundheitsbewusstseins: eher stark oder eher weniger stark?
- Was steht bei der bisherigen Gesundheitsorientierung im Vordergrund: Ernährung, Bewegung, Entspannung …? Wie wird mit den jeweils anderen Bereichen umgegangen?
- Familiäre Ernährungsgewohnheiten, Bewegung, Entspannung im privaten Kontext
- Ernährung und Getränke an Arbeitstagen
- Wissen um die eigenen gesundheitlichen Risiken (»Sollbruchstellen«) und der Umgang damit
- Die größten Risikofaktoren für die Gesundheit im aktuellen Arbeitsfeld und der Umgang damit
- Persönliche Widerstandskräfte und gesundheitliche Stärken: Wie zeigen sich diese am deutlichsten?
- Persönliche Energiebilanz: eher ausgeglichen – eher defizitär? Woran ablesbar?
- Welche Strategien gibt es im Umgang mit Energie? Was kostet besonders viel Energie, wie lässt sich am effektivsten Energie schöpfen?
- Zeiten von Erschöpfung: welche Reaktionen, welcher Ausgleich?
- Verhalten bei Krankheit

Zeitmanagement
- Was prägt die Gestaltung von Zeit? (Insbesondere Eigen- und Fremdbestimmung, Prioritätensetzung)
- Wie wird die Arbeit strukturiert? (Dauer von Sitzungen, Arbeitsprozesse am Schreibtisch, Pausenregelungen, Erfahrungen mit unterschiedlichen Modellen)
- Umgang mit Zeitdruck: Reaktionen, bewährte Strategien, Risiken, Ressourcen

Stressmanagement
- Persönliche Stresszeichen, Stressreaktionen, Stressfolgen
- Bevorzugte Bewältigungsstrategien bei Stress und Erfahrungen damit
- Wichtigste Kernsätze, Sprüche, Leitsätze, die das Denken und Empfinden über Stress prägen
- Ausgleichsstrategien, Ruhe/Erholung, Strategien des Stressabbaus
- Erfolgreich angewandte Methoden der Entspannung, Zufriedenheit damit
- »Ruhende Pole« im Lebens- und Arbeitsprozess
- Selbsteinschätzung: eher rastlos oder in sich ruhend, eher leicht Stress erleidend oder resistent
- Fremdeinschätzung dazu: vermutete Einschätzung aus der Perspektive von Mitarbeitern, des Partners ...

Umgang mit Emotionen
- Ausdruck von Freude: Wann hat er/sie sich zuletzt richtig gefreut und woran war das zu merken?
- Perspektive von Dritten
- Bedeutung von Humor: im Arbeitsalltag, im Leben sonst
- Ausdruck von Ärger: eher oft oder eher selten? Dosiert oder Explosion? Lang anhaltend oder schnell »verraucht«, vergessen?
- Wie genau wird der Ärger zum Ausdruck gebracht?
- Selbsteinschätzung: eher leicht oder eher schwer reizbar?
- Fremdeinschätzung dazu
- Bedeutung von Abschied, Trauer: wie ausgeprägt im Arbeitsleben, bei welchen Anlässen?
- Intuition: Welche Bedeutung wird der Intuition gegeben, was heißt das für den Gesprächspartner konkret?

Kohärenz und Lebensbalancen (Bearbeitung mit dem Kreisdiagramm 1)
- Balance zwischen dem Berufsleben und dem Privatleben
- Prinzipien und Strategien zur Sicherung der Balance

- Einschätzung der eigenen Lebensqualität: hoch, niedrig; stabil, schwankend
- Faktoren, die die Lebensqualität maßgeblich beeinflussen
- Bedeutung einer hohen Lebensqualität: jetzt für hohe Qualität sorgen oder aufsparen für spätere Lebensphasen
- »Von Ihnen werden Spitzenleistungen erwartet!«: Ressourcen und Möglichkeiten, die zur Verfügung stehen, um den Erwartungen gerecht zu werden
- Welcher Einfluss besteht auf die Ressourcen (selbst- vs. fremdbestimmt)?
- Sinn und Bedeutung der derzeitigen Arbeit/Arbeitssituation in Bezug auf den eigenen Lebensweg, den beruflichen Entwicklungsprozess, die eigene Wert- und Zielvorstellungen
- Rückmeldungen und empfangener Ausdruck von Wertschätzung
- Was überwiegt: Wertschätzung, neutrale Reaktionen oder Abwertung?
- Wie und von wem wird das zum Ausdruck gebracht?
- Wie und wie oft wird die eigene Situation aus der Vogelperspektive beobachtet?
- Wie wird der dabei gewonnene Eindruck bewertet?

2. Fragen bezogen auf das Führungsverhalten/auf die Mitarbeiter (Bearbeitung mit dem Kreisdiagramm 2 zur Visualisierung der Balancen im Führungsstil, s. o.)

Gesundheitsmanagement
- Thematisierung von Gesundheit in dem eigenen Verantwortungsbereich: Wie geschieht das, bei welchen Gelegenheiten?
- Vorhandene Ressourcen in Bezug auf Gesundheit: Zeit, Knowhow, selbstorganisierte Aktivitäten ...
- Bereits durchgeführte, gesundheitsorientierte Maßnahmen und deren Ergebnisse
- Gesundheitsorientierte Vereinbarungen wie z. B. Pausenregelungen, Pausensnacks, Getränke, der Umgang mit Rauchen

Zeitmanagement
- Gestaltung von Zeit, explizite oder implizite Erwartungen an die Zeitgestaltung (Arbeitszeiten, Überstunden ...), Autonomie vs. Heteronomie bei der Zeitgestaltung
- Gestaltung von Sitzungen, Besprechungen: Dauer, Settings, Rahmenbedingungen ...
- Umgang mit Zeitdruck, Ausgleich für Zeitdruck und Leistungsspitzen

Arbeitsatmosphäre

- Atmosphäre, »Klima« im eigenen Verantwortungsbereich, unter den Mitarbeitern
- Was prägt die Beziehungen? Wie zeigt sich das Klima konkret?
- Anerkennung, Kritik, Humor, Emotionalität: konkrete Beispiele
- Support für die Mitarbeiter beim Erbringen von Spitzenleistungen

Führungskultur

- Einfluss des eigenen Führungsstils auf die Gesundheit der Mitarbeiter
- Was am eigenen Führungsverhalten könnte die Gesundheit der Mitarbeiter eher fördern, was eher schwächen?
- Krankenstand und Fluktuation im eigenen Verantwortungsbereich und deren Bewertung
- Ausdruck der Wertschätzung gegenüber den Mitarbeitern
- Wie wird Überschaubarkeit, Verstehbarkeit, Verlässlichkeit und Transparenz für die Mitarbeiter sichergestellt bezüglich dem, was von ihnen erwartet wird?
- Wie wird gewährleistet, dass die Mitarbeiter ihre Arbeit als bedeutsam und sinnvoll in Bezug auf die übergeordneten Arbeitsprozesse, Aufgaben und Ziele des Unternehmens einordnen können?
- Welche Prozesse stellen sicher, dass die Mitarbeiter mit den notwendigen und angemessenen Mitteln und Ressourcen (Arbeitsmaterialien, Qualifizierungen, Informationen, Vernetzungen, Zeit …) ausgestattet sind, um ihre Arbeit zu erledigen?
- Welche Prozesse stellen sicher, dass die Mitarbeiter über die notwendigen Qualifikationen verfügen und die Unterstützung seitens der Führungskräfte haben, um die Anforderungen zu bewältigen?
- Wie wird sichergestellt, dass die Mitarbeiter entsprechend ihren Ressourcen eingesetzt sind (Qualifizierung, Verantwortung, persönliche Neigungen …)?
- Welche Gestaltungsmöglichkeiten haben die Mitarbeiter im Rahmen der Arbeitsprozesse?

Abschließende Bewertung

- Was läuft besonders gut in Bezug auf das Thema Gesundheit, worauf ist man stolz in der Organisation?
- Welcher Entwicklungsbedarf wird konkret gesehen (ggf. angeregt durch das Interview):

a) in Bezug auf die Förderung der eigenen Gesundheit/Stimmigkeit
b) in Bezug auf die Gesundheit/Stimmigkeit bei den Mitarbeitern

• Briefe

Im folgenden Abschnitt sind als Beispiel zwei Briefe abgedruckt, die nach den Interviews und den Rückmeldungsgesprächen an die Kunden versandt wurden.

Fallbeispiel: Dr. W. (62 Jahre alt): In dem Check-up-Interview mit Herrn Dr. W. war eine sehr reich bestückte Landkarte seines Lebens entstanden. Trotz sehr hoher beruflicher Belastungen mit häufigen Auslandsaufenthalten hatten sowohl seine Aktivitäten zum Erhalt seiner Gesundheit (insbes. Ernährung und Bewegung) als auch das Ausleben von gemeinsamen Interessengebieten mit seiner Frau Platz behalten. Für die Chancen und Risiken seiner Vorbereitung auf den Ruhestand bestand eine erste Aufmerksamkeit. Erste Weichen sollten gestellt werden (Umstellung von Arbeitsprozessen, Delegation von Aufgaben), was aber im sich selbst weiter organisierenden Lauf der Dinge schwer zu etablieren schien. Die Interventionen von außen sollten hier immer wieder »stören«, um die nötige Energetisierung dieser Entwicklung anzustoßen. Ein erster Schritt dieser mit dem Kunden verabredeten Interventionen war der folgende Brief.

Sehr geehrter Herr Dr. W.,
wir dürfen uns bei Ihnen für die beiden offenen Gespräche bedanken.

Nach unserer abschließenden Reflexion war es uns ein Bedürfnis, Ihnen kurz zu schreiben. Wir fanden Ihr Gesundheitsbewusstsein auf einem hohen Stand, wobei sich dies nicht auf die Themen Ernährung und Bewegung beschränkt. Es sind auch die Themen der Gesamtbalance, der Sinnfragen und der Zukunftsperspektive eingeschlossen. Insbesondere Ihre Überlegungen für Ihre nächste Lebensphase, den Ruhestand, haben uns beeindruckt, weil sich viele Ihrer Lebenslinien hier wiederfinden.

Da wir wissen, dass trotzdem Ihr Arbeitsalltag mit dem Druck der herausfordernden Aufgaben eine Eigendynamik entwickelt, wollten wir Ihnen mit diesem kleinen Brief eine Markierung geben für die Themen, die Sie in den nächsten Monaten und Jahren beschäftigen werden: die Aufmerksamkeit für das »Abschalten« und Entspannen trotz wichtiger Arbeitsprojekte und die Vorbereitung

Ihrer nächsten Lebensphase. Dazu sollen Ihnen folgende Fragen wie kleine »Lesezeichen« dienen, die Sie als Fortsetzung unseres Gesprächs verstehen können:

Was sind Kriterien und Merkzeichen dafür, dass der Ausgleich zwischen Belastung und Entspannung nicht stimmt und etwas getan werden muss?

Was sind Ihre bewährten Strategien, um gegenzusteuern? Woran merken Sie, wenn Ihre bewährten Strategien eingesetzt werden müssen?

Wann und wie soll die Vorbereitung auf die nächste Lebensphase konkret weiter fortgesetzt werden? Was ist schon alles vorbereitet und woran zeigt sich ggf. zusätzlicher Bedarf? Wann sind sinnvolle Zeitpunkte für entsprechende Checks?

Wie wir mit Ihnen verabredet haben, werden wir in diesem Jahr noch zweimal bei Ihnen vorsprechen und verbleiben mit den besten Wünschen ...

Fallbeispiel: Herr B. (39 Jahre alt): Der Brief an Herrn B. sollte die Ergebnisse des Rückmeldungsgesprächs zusammenfassen und eine Markierung in dem sehr von Stress geprägten Alltag des Kunden hinterlassen. Insbesondere in Bezug auf seine Stressprotektion bestand Veränderungsbedarf, zumal Stressfolgen im Sinne von Erschöpfungen, Reizbarkeit etc. zu beobachten waren. Herr B. führte eine hoch anerkannte Abteilung, der man ein hohes Anspruchs- und Qualitätsniveau zuschrieb. Die Arbeitsprozesse waren ausgefeilt und ließen kaum Spielräume für Abweichungen, Verzögerungen etc. Der Brief sollte deshalb sowohl die konkreten Hinweise auf die Entwicklung der persönlichen Stressbewältigung wiederholen, als auch einen erneuten Hinweis auf die notwendige Reflexion der situativen Stressoren geben. Auch hier wird durch die »Androhung« fortgesetzter Kontakte – im Einverständnis mit dem Kunden – ein Spannungsbogen erzeugt, der die eingespielten Abläufe stören könnte.

Lieber Herr B.,
herzlichen Dank für das offene Auswertungsgespräch. Wir wollen hier noch einmal kurz die aus unserer Sicht wichtigen Aspekte als Erinnerungsskizze zusammenfassen.

Ihre wichtigste und wertvollste Quelle für Energie und Stimmigkeit ist Ihre Familie. Sie haben gute Mechanismen entwickelt, sich diese Ressource dadurch zu erhalten, dass Sie sich auf die Familie und das häusliche Leben am Wochenende konzentrieren.

Ihre Mitarbeiterführung ist stark geprägt durch die hohe Achtung vor Ihren Mitarbeitern. Sie schaffen sich damit ein Umfeld, das auch Ihnen eine konstruktive, wohlwollende und gesunde Arbeitsatmosphäre mit relativ wenigen Belastungen in den Arbeitsbeziehungen sichert. Wichtig ist es dabei aber auch, die Grenzen Ihrer eigenen Belastungsmöglichkeiten zu beachten und solche Grenzen dann auch entsprechend deutlich zu markieren. Hier sehen wir Optimierungsmöglichkeiten.

Sie haben an die Qualität Ihrer Leistung sehr hohe Ansprüche, die sicher auch den Erfolg Ihrer Abteilung prägen. Besonders wichtig erscheint uns, dass Sie sich wegen der dadurch entstehenden Anforderungen und Belastungen immer wieder neu die Frage der Prioritäten und der Delegationsmöglichkeiten stellen. Dies ist auch wegen der jetzt neu auf Sie zukommenden Aufgaben entscheidend. Die Optimierungsmöglichkeiten in Ihren individuellen Tagesabläufen scheinen doch weitgehend ausgeschöpft zu sein, so dass hier deutliche Einschnitte bei der Gestaltung von Arbeitsprozessen in der Abteilung erforderlich sein dürften.

Wir haben Ihnen u. a. empfohlen, Ihre Stressbelastung und den von Ihnen berichteten Energieverlust am Ende der Woche aufmerksam zu beobachten. Hilfreich dafür könnte es sein, den Stresspegel regelmäßig 3 x täglich zu erfassen (auf einer subjektiven Skala von 0 bis 10, wie gezeigt) und dies als Kurve zu dokumentieren. Sie sehen so deutlicher, auf welchem Stressniveau Sie jeweils »laufen«. Wichtig dürfte zudem sein, dass Sie sich im Verlauf des Tages zukünftig regelmäßig kurze Unterbrechungen erlauben (kurze Bewegungsübung, bewusstes Atmen, Wasser trinken, Kurzentspannung o. Ä.). Wir hatten hier konkrete Möglichkeiten besprochen und Ihnen Uhrzeiten, Kalendermarkierungen etc. empfohlen. Ziel wäre es, das Einpendeln auf einen anhaltenden oder sogar ansteigenden Stresspegel zu verhindern. Wir hatten Ihnen erläutert, dass die absinkende Energie und andere von Ihnen genannten Symptome auf einen solchen Stresspegel hinweisen könnten.

Wir bieten Ihnen an, dass wir uns mit Ihnen erneut in Verbindung setzen, insbesondere um der Frage einer Optimierung der Stressbewältigung und der Weiterentwicklung Ihrer Arbeitsprozesse nachzugehen.

Bei weiteren Fragen können Sie gern mit uns Kontakt aufnehmen. Wir wünschen Ihnen ein gutes Gelingen Ihres Veränderungsprojekts.

4. Der Einstieg in das Gesundheitscoaching über Informationsvermittlung und Gesundheitschecks

4.1 Materialien zur Information über ein ganzheitliches Verständnis von Gesundheit und über Gesundheitskonzepte

Ziel dieser »Eröffnungsvariante« ist es, zunächst eine gemeinsame Wissensbasis für den Einstieg in die einzelnen Gesundheitsthemen zu schaffen und auf diesem Weg die Kontraktierung des Gesundheitscoachings mit dem Kunden zu konkretisieren. Wichtig sind Anregungen, die es dem Kunden ermöglichen, sein inneres Modell von Gesundheit zu erweitern, vor allem um die oben dargestellten Aspekte der Prozesshaftigkeit, der Vernetzung und der Gestaltungsoptionen. Besonders geeignet für die Erzeugung von Informationen über Zusammenhänge von Gesundheit und für die Herstellung von Plausibilität sind

- das Modell der vier Gesundheitsfelder (körperliche, psychische, soziale und existenziell/spirituelle Gesundheit),
- das Kohärenzmodell der Salutogenese mit den Faktoren Verstehbarkeit, Handhabbarkeit und Sinnhaftigkeit sowie
- das Modell der Lebensbalancen.
  Für diesen Arbeitsschritt werden die abgebildeten Visualisierungen benutzt, an denen die Modelle erläutert und dann auf die Fragen und Anliegen des Kunden bezogen werden können.

Beispiel:

- »Wenn Sie gerade berichtet haben, dass Sie seit einigen Monaten schlechter schlafen und nachts Ihre »Probleme wälzen«, dann hat das auf viele Aspekte von Gesundheit Auswirkungen ... Das Modell der Lebensbalancen würde uns zu Fragen führen, wie gut Sie die für Sie selbst wichtigen Dimensionen Ihres Lebens in der Balance haben ...Was davon scheint Ihnen auf den ersten Blick eine hilfreiche Idee/eine wichtige Information, um daran weiterzuarbeiten?«

Ausgehend von dem Salutogenese-Modell können die Leitfragen der Komponenten des Gefühls der Stimmigkeit als Gesprächseinstieg genutzt werden.

Die für das Check-up-Interview entwickelten Kreisdiagramme können hier ebenfalls eingesetzt werden, da sie das Spektrum der gesundheitsrelevanten Themen öffnen und visualisieren und die Erzeugung von Informationen ermöglichen.

Das Frageinstrumentarium von Antonovsky (1997, S. 192 ff.) zur Ermittlung des SOC-Wertes (sense of coherence) wird wegen der sehr stark den persönlichen Bereich eruierenden Fragen in dem Kontext von Coaching i. d. R. nicht eingesetzt.

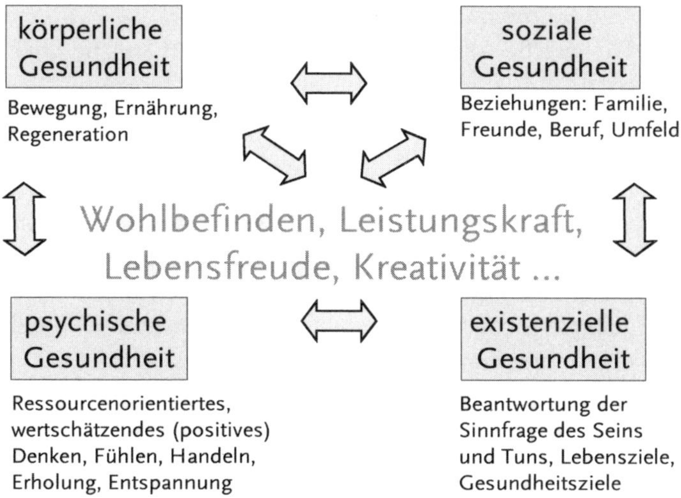

Abb. 8: Die vier Gesundheitsfelder und ihre Wechselwirkungen

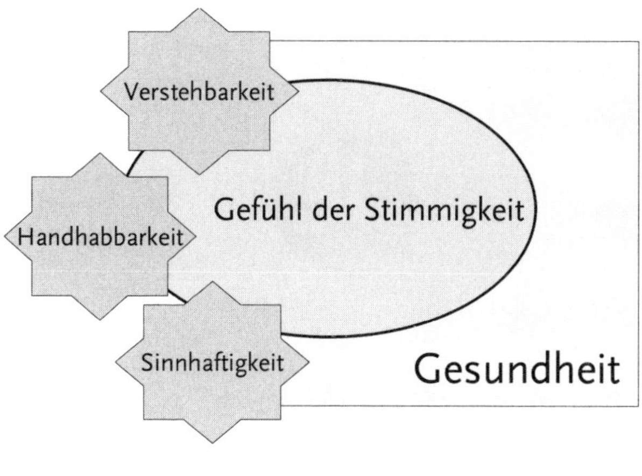

Abb. 9: Salutogenese – sense of coherence, das Kohärenzgefühl

Fragen zur persönlichen Lebens- und Arbeitssituation

Bitte betrachten Sie Ihre gegenwärtige Lebenssituation unter dem Blickwinkel der salutogenen Faktoren:

- Verstehen und durchschauen Sie die wesentlichen Teile Ihrer Lebenssituation, haben Sie das Grundgefühl, dass wichtige Ereignisse für Sie vorhersehbar sind? Fühlen Sie sich sicher, sind Sie optimistisch?
- Für welche Aspekte gilt eher ein Ja, für welche eher ein Nein?
- Können Sie mit den wesentlichen Teilen Ihrer derzeitigen Lebenssituation umgehen, können Sie Einfluss nehmen, gestalten? Haben Sie die dafür notwendigen Ressourcen selbst verfügbar oder können Sie sich diese durch andere erschließen?
- Für welche Aspekte gilt eher ein Ja, für welche eher ein Nein?
- Sehen und erleben Sie in den wesentlichen Teilen Ihrer derzeitigen Lebenssituation einen Sinn, erscheinen sie Ihnen bedeutungsvoll, auf ein gutes, für Sie auch existenziell wichtiges Ziel hin orientiert? Fühlen Sie sich motiviert, engagiert? Lohnt sich Ihr Engagement in Ihrer jetzigen Lebenssituation?
- Für welche Aspekte gilt eher ein Ja, für welche eher ein Nein?

Abb. 10: Salutogene Fragen zu den Faktoren des Kohärenzgefühls

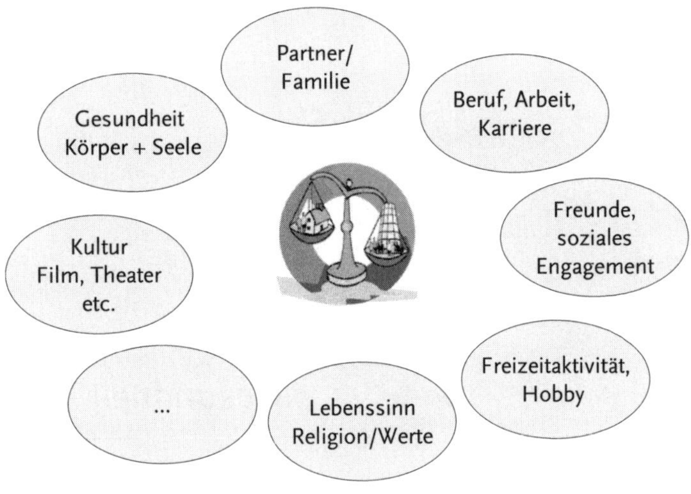

Abb. 11 a

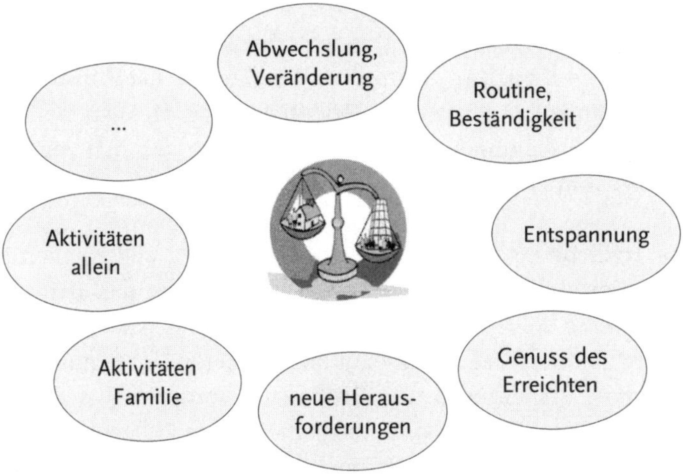

Abb. 11 b

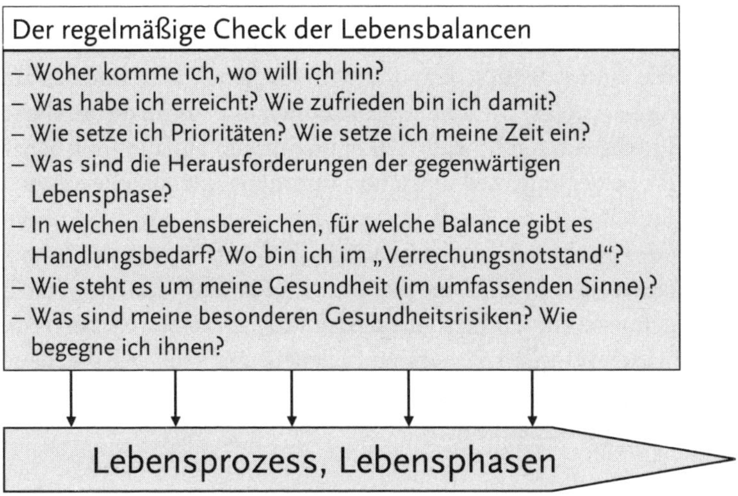

Abb. 11 c

4.2 Untersuchungen von Gesundheit und Fitness

Die Erhebung des aktuellen Stands von Gesundheit und Fitness ist für viele Kunden ein emotional bedeutsamer Teil des Einstiegs in eine gesundheitsorientierte Veränderung – dies nicht nur bei erschreckenden Werten. Der Anreiz, den »gemessenen« Status von Gesundheit und Fitness zu verbessern, entwickelt eine nicht zu unterschätzende Dynamik. Sie koppelt an den meist hohen Ehrgeiz der Kunden an und passt zudem zu der gewohnten Orientierung an Messdaten.

Für die Erhebung sind zwei Wege möglich, die sich gegenseitig ergänzen können:

• Die ärztliche Untersuchung entsprechend den allgemeinen Standards: Hier wird der Kunde an den Hausarzt oder den Betriebsarzt verwiesen. Es sollte selbstverständlich sein, dass der Kunde die Ergebnisse ausführlich mit Blick auf die konkreten Konsequenzen, den bestehenden Handlungsbedarf, Risikoeinschätzungen u. Ä. dargestellt bekommt. Anschließend kann die gemeinsame Reflexion der Ergebnisse im Gesundheitscoaching in Bezug auf die weitere inhaltliche Gestaltung des Prozesses angeboten werden:
- »Welche Ressourcen und Risiken sind zu berücksichtigen, welche Ziele, Zielkorrekturen, -präzisierungen ergeben sich aus den Ergebnissen für das Gesundheitscoaching?«
- Die Untersuchung der psychophysischen Fitness und des Trainingsstandes: Die Untersuchung geht über die in der ärztlichen Praxis durchgeführten Untersuchungen hinaus und betrifft die bewegungsmedizinischen Parameter der aktuellen Fitness. Sinnvoll ist es, diese Untersuchung in einem anerkannten bewegungs- oder sportmedizinischen Institut durchführen zu lassen, das in der Lage ist, dem Kunden auf der Basis der Ergebnisse ein maßgeschneidertes Programm zur Verbesserung seiner aktuellen Fitness zu erstellen und eine entsprechende Anfangsbegleitung bereitzustellen (vgl. den Beitrag von Braumann in diesem Buch).

Auch die hierbei erhobenen Ergebnisse können in den Prozess des Gesundheitscoachings mit einbezogen werden. Sie dienen einerseits als Grundlage für die konkreten (Trainings)Schritte, die Zeitpläne, das Commitment u. Ä. des Kunden. Andererseits sind sie ein willkommener Anlass, um die konkrete psychophysische Fitness des Kunden in den Reflexionsprozess einzubeziehen:
- »Was bedeutet dieser Stand der Fitness in Bezug auf die anstehende Berufsplanung, die geplanten Karriereschritte, die anste-

henden Belastungen durch das neue Projekt, die Einschätzung von Ressourcen und Risiken?«

Die Ergebnisse dieser Untersuchungen sind zudem die Vergleichsgröße für die spätere Evaluation der Ergebnisse des Gesundheitscoachings.

Bei diesem Prozess ist folgendes Risiko zu bedenken: Coachingkunden als leistungsbezogene, an Controlling gewöhnte Menschen tendieren dazu, auf eine Verbesserung ihrer Messwerte hinzuarbeiten und dabei zusätzlichen Stress zu erzeugen. Die Orientierung an Messwerten ersetzt dann die oft wenig geübte Selbstwahrnehmung physischer und psychischer Bedürfnisse und Grenzen. Dies ist bei der Planung des weiteren Vorgehens zu berücksichtigen, z. B. dadurch, dass Phasen zur Wiederentdeckung der Selbstwahrnehmung »eingebaut« werden oder genussvolle Bewegungsmöglichkeiten erkundet werden.

5. Projektmanagement zur Gestaltung einer gesundheitsorientierten Veränderung von Lebens- und Arbeitsstil

5.1 Grundzüge

Die Übertragung von Prinzipien des Projektmanagements und der Balanced Scorecard auf die persönliche Gestaltung einer Gesundheitsorientierung wird hier ausführlich dargestellt, weil sich daraus Grundprinzipien oder Regeln für die Gestaltung von gesundheitsorientierten Veränderungsprozessen aufzeigen lassen. Auch ohne den Einsatz dieser speziellen Methoden können Prozesse des Gesundheitscoachings entsprechend den hier aufgezeigten Prinzipien und Linienführungen gestaltet werden. Ziel ist die Erhöhung von Verbindlichkeit und Nachhaltigkeit für einen sonst oft »versandenden« Prozess.

Projektmanagement ist eine der zentralen Kompetenzen von Leistungsträgern und Führungskräften geworden. Das liegt daran, dass viele Aufgaben in Organisationen heute eine hohe Komplexität haben, viele Fachdisziplinen, Abteilungen etc. einbeziehen und die vorgefundenen Strukturen in Frage stellen und überfordern. Es ist deshalb neben der Gestaltung von sog. Linienaufgaben üblich, bestimmte Aufgaben als Projekt zu organisieren, z. B. komplexe Leistungserstellungen (z. B. Bauprojekte), Forschung und Entwicklung (z. B. innovative Technologie) oder Veränderungsprozesse (z. B. Veränderung von Produktionsprozessen). Nach der DIN-Norm 69901 ist ein Projekt »ein Vorhaben, das im Wesentlichen durch die Einmaligkeit der Bedingungen in ihrer Gesamtheit gekennzeichnet ist, z. B. durch Zielvorgabe, durch zeitliche, personelle und andere Begrenzungen, durch Abgrenzung gegenüber anderen Vorhaben und durch projektspezifische Organisation«. Projektmanagement ist die Kunst, den Gesamtprozess zur Erledigung einer besonderen Aufgabe so zu organisieren, dass einerseits die wichtigen Menschen, Einflussfaktoren, Randbedingungen, Kontexte, Dynamiken etc. sich in dem Prozess wiederfinden, dass andererseits der Prozess ziel- und ergebnisorientiert organisiert bleibt und dass durch angemessene Rückkopplungsschleifen das System Informationen über seine eigenen Bewegungen erzeugen kann.

Dabei ist die Grundorientierung an den erprobten, hier dargestellten Prinzipien und Arbeitsschritten des Projektmanagements hilfreich. Der Umfang der Ausarbeitung der einzelnen Schritte richtet sich nach dem Anliegen und den Zielen des Kunden, den verfügbaren Ressourcen, der Passung zu dem Weltbild des Kunden, der Balance zwischen der notwendigen Verbindlichkeit und dem ebenso notwendigen Lustprinzip etc.

Es ist immer die Frage, was die Vorteile sind, wenn eine Aufgabe als Projekt organisiert wird, da Projektmanagement einen zusätzlichen Aufwand bedeutet. Letztlich sind die Instrumente des Projektmanagements als Handwerkszeug und gleichermaßen als Intervention zu verstehen: Sie markieren einzelne Aspekte des angestrebten Veränderungsprozesses, fokussieren die Aufmerksamkeit und stoßen damit Selbstorganisationsprozesse an. Da sie für die Gestaltung von Veränderungen in Mehrpersonen- Systemen geschaffen sind, müssen sie auf den Prozess der Einzelberatung umgearbeitet werden. Ähnliche Prinzipien (Zieldefinition, Ausrichtung auf Lösungen etc.) finden sich für die Beratung und Begleitung von individuellen Veränderungsprozessen in den entsprechenden methodischen »Schulen«, allerdings oft nicht in der Konsequenz, die sich für die Entwicklung gesundheitsorientierter Veränderungen als nützlich erwiesen hat.

Die Idee, gerade im Gesundheitscoaching Prinzipien des Projektmanagements einzusetzen, stammt aus folgenden Überlegungen:

5.1.1 Gestaltung eines Veränderungsprozesses

Gesundheitscoaching zielt auf einen Veränderungsprozess, der ein höheres Maß an Aktivitäten des Kunden zur bewussten Gestaltung von Gesundheit erzeugen soll. Dieser Veränderungsprozess ist meist nicht eine Optimierung von schon Bestehendem (Motto: »Etwas mehr Treppensteigen wäre gut!«), sondern greift verändernd in die gewohnten Lebens- und Arbeitsprozesse ein: in die Aufmerksamkeitsfokussierung und die Priorisierungen, den Arbeitsrhythmus, den Zeit- und Terminplan etc. Dieser Eingriff betrifft auch das soziale Netzwerk: die Mitarbeiter, den Partner, die Familie und Freunde. Es ist also fraglos ein komplexes Geschehen, das hier gestaltet werden soll.

Das Verlassen einer gewohnten Ordnung zugunsten einer neuen, noch weitgehend unbekannten Ordnung, die sich zunächst nur in Umrissen abzeichnet, ist typisch für sog. Übergangssituationen. Emotional werden Ambivalenzen, Unsicherheiten und Ängste teilweise sehr deutlich erlebt, und es gibt eine starke Tendenz, die alte Ordnung wiederherzustellen, aktiv und bewusst oder durch »Vergessen« der neu installierten Aktivitäten. Beratungssituationen, wie z. B. Coaching, erzeugen für solche Übergangssituationen eine Prozesssicherheit für den anstehenden Veränderungsprozess: durch ihre Struktur (Termine, Verabredungen etc.) und vor allem durch die Gestaltung der Beziehung zwischen Berater und Kunde/Klient (Beziehungssicherheit). Schiepek beschrieb dies als »Schaffen von Bedingungen für die Möglichkeit von selbstorganisierten Veränderungen in bio-psycho-sozialen Systemen unter professionellen Rahmenbedingungen« (1999b, S. 283). In genau diese Richtung zielt der Einsatz von Methoden des Projektmanagements in unserem Zusammenhang: die Entwicklung einer Gesundheitsorientierung wird als Ordnungs-Ordnungs-Übergang verstanden und entsprechend gestaltet (s. ausführlicher zu dem Aspekt des Übergangs Teil III des Buches, Kapitel 2 »Gesundheitscoaching in Übergangs- und Umbruchsituationen«).

Die unten beschriebenen Strukturen dienen dabei nicht dem unbedingten Vorantreiben des Veränderungsprozesses. Sie haben zwar einerseits die Funktion der Schaffung von Prozesssicherheit und Verbindlichkeit, andererseits aber auch eine hohe Bedeutung für das Auspendeln einer angemessenen Zeitstruktur, Zeitdynamik, inhaltlichen Detailgestaltung etc., wobei auch die ambivalenten Dynamiken berücksichtigt werden:

- Wann ist die angemessene Zeit für welchen Schritt?
- Welcher Schritt ist wann zu früh/zu spät, zu schnell/zu langsam, zu stark beschleunigt/zu wenig beschleunigt ...?
- Was ist zu investieren und welche Ressourcen stehen zur Verfügung?
- Stimmt die Kosten-Nutzen-Bilanz? Welche Kosten, welcher Nutzen schlägt wie und wo und in welcher Währung zu Buche?
- Was spricht dafür, es lieber beim Alten zu lassen, was spricht dagegen?
- In welchem Kontext findet was, wann, mit wem statt?

Dauerhafte Veränderungen des Gesundheitsverhaltens sind offenbar nicht leicht zu etablieren. Gesundheitsbewusste Ernährung, Bewegungsprogramme, Ausgleich von Lebensbalancen etc. scheinen immer wieder zu scheitern. Sie haben den Anstrich von Askese, Lustlosigkeit, Genussfeindlichkeit. Erst durch den Wellness- und Fitness-Boom kommt einiges in Bewegung, das Image ändert sich und kohlensäurefreies Mineralwasser ist plötzlich »in« und schmeckt auch noch hervorragend. Trotzdem bleibt die Nachhaltigkeit von wirksamen, individuellen Veränderungen oft schwer herzustellen. Das liegt einerseits daran, dass die Umsetzung zumindest in den ersten Monaten etwas benötigt, was einen schlechten Beigeschmack hat: Disziplin. Erst dann kommt eine Eigendynamik in Gang, die sich durch das genussreiche Erleben der verbesserten Fitness und der günstigeren Lebensbalancen selbst aufrechterhält. Andererseits ist Gesundheit in unserer Definition ein Prozess und kein Zustand. Es ist also nicht damit zu rechnen, dass auf Dauer ein dann für immer gültiger Zustand erreicht wird. Gesundheit ist also immer wieder neu zu erzeugen.

Leistungsträger und Führungskräfte leben in beruflichen Welten, die Druck erzeugen und Aktivitäten erzwingen. Die meisten Tätigkeiten folgen der Logik der Aufgaben des Unternehmens oder des Berufsfeldes, dienen dem Aufrechterhalten der Ablaufstrukturen und dem Ausbau der eigenen Karriere. Damit ist die verfügbare Arbeitszeit meist mehrfach zu füllen. Die Etablierung einer Gesundheitsorientierung ist – im Unterschied zu anderen Themen im Coaching – zeitsensibel und muss sich gegen diese Dynamiken durchsetzen. Sie folgt einer anderen, oft gerade am Beginn eher brüchigen Logik, »dass man etwas für sich tun muss«. Sollen die angestrebten Veränderungen eine

Chance haben, müssen sie mit einer Struktur und Verbindlichkeit versorgt werden, die gegen die übrige Dynamik eine Chance haben. Alles andere geht rasch in der zwingenden Dynamik des Alltags unter.

5.1.2 Das Rubikon-Modell

Die genannten Zusammenhänge lassen sich auch aus psychologischen Theorien zur Motivation plausibel machen. Geeignet sind dafür Theorien, die den psychologischen Prozess von Intention und Handlung in eine zeitliche Ordnung bringen und die Wechselwirkungen zwischen den Prozessphasen beschreiben lassen.

Hier soll das sog. Rubikon-Modell genutzt werden. Es leitet seine Metaphorik aus der folgenreichen Entscheidung Caesars ab, das Flüsschen Rubikon zu überschreiten. Dadurch wurde eine unumkehrbare Vorher-Nachher-Situation geschaffen (»alea jacta est«). Übertragen wird dies auf einen Prozess, einen Handlungsverlauf über die Zeit, der als Abfolge von Wünschen, Wählen, Wollen, Handeln und Bewerten gedacht wird. Aus der Balance von Wünschen und Befürchtungen fällt eine Entscheidung, die zu einem Wollen führt. Anschließend sieht die Welt anders aus: Aus einer motivationsorientierten ist eine volitionsorientierte Bewusstseinslage geworden. Es ist eine konkrete Absicht entstanden, die willentlich weiterverfolgt und in Handlung umgesetzt werden kann. Aus der Intention muss die Volition – das zur Umsetzung aktivierte Willenspotenzial – entstehen. In dem Modell ist die Volitionsstärke abhängig von der Wünschbarkeit und Realisierbarkeit des Ziels (Grawe 2000, S. 61 in Bezug auf Heckhausen, Gollwitzer u. Weinert 1987). Mit dem Vorsatz, ein altes Verhalten aufzugeben, ist das neue noch lange nicht umgesetzt. Bei der Beseitigung von quälenden Symptomen in einer Therapie hält das erleichternde Erleben z. B. der Angstreduktion kontinuierlich die Volitionsstärke aufrecht. Anders ist das bei konsumierenden Verhaltensweisen, die verändert werden sollen und die dauerhaft gegen konkurrierende Intentionen und die sich dafür bietenden Gelegenheiten abgeschirmt werden müssen. »Gute« Vorsätze dieser Art müssen ständig aktiviert und gepflegt werden, um sich gegen die gewohnten Verhaltensweisen zu behaupten. »Ein duftender Braten, eine gemütliche Kneipe, ein Geld ausspuckender Spielautomat, eine verlockende Frau oder ein attraktiver Mann haben schon so manche ‚volitionsschwach' werden lassen, die sich vorgenommen hatten, weniger zu essen, nicht mehr zu trinken, nicht mehr zu spielen oder treu zu sein« (Grawe 2000, S. 63).

Der Wert des Rubikon-Modells für das Gesundheitscoaching liegt darin, dass die Wahrscheinlichkeit der Entwicklung gesundheitsorientierten Verhaltens in Verbindung gesetzt wird mit seinem Wert für die individuellen Wünsche und Befürchtungen, mit der wahrgenommene Realisierbarkeit und den erwarteten Folgen und damit mit dem Aufrechterhalten einer ausreichenden Volitionsstärke durch Abschirmung gegen konkurrierende Intentionen. »Mir scheint das Rubikon-Modell gut geeignet, eine Verbindung zwischen der Welt der Wünsche und Befürchtungen links des Rubikon und der Welt der Realisierung von Intentionen rechts davon herzustellen« (ebd., S. 65). Das Modell hilft im Gesundheitscoaching Konzepte zu unterscheiden, die für die Zeit vor dem Überschreiten des Rubikon hilfreich sind (Abwägen der Vor- und Nachteile, Informationen, Beschreibungen des Ist-Standes, Check-up-Prozesse etc.), von solchen für die Zeit nach dem Überschreiten des Rubikon (Methoden zur Prozessgestaltung).

Natürlich haben die Welten rechts und links des Rubikon einen intensiven Austausch miteinander, beeinflussen, verändern sich wechselseitig. Zum Beispiel hat die Bewertung der Ergebnisse des Handelns rechts des Rubikon wieder Einfluss auf die Kraft der Intentionen und auch auf die Welt links des Rubikon, wo sich Wünsche und Befürchtungen verändern und ihrerseits die folgenden Handlungen beeinflussen etc.

Um die Volitionsstärke rechts des Rubikon – um in der Metapher zu bleiben – aufrechtzuerhalten, sieht die Methodik des Gesundheitscoachings unterschiedliche Maßnahmen vor. Das Schwächeln der Volition ist im Kontext von Beruf zwar auch durch leckere Kekse, vollmundige Rotweine etc. auszulösen. Wesentlich sind jedoch konkurrierende Intentionen bezogen auf Karriere, Anerkennung, Loyalitäten, Erfolg, Macht etc., deren Wünschbarkeit und (scheinbare) Erreichbarkeit sie die Oberhand insbesondere bei der Konkurrenz um die Ressource Zeit gewinnen lassen. Deswegen wird der Prozess der Entwicklung einer optimierten Gesundheitsorientierung z. B.

- mit den verfügbaren Ressourcen strukturiert (Projektmanagement, Balanced Scorecard etc.)
- mit ersten konkreten Schritten in erreichbare, positiv formulierte Teilziele zerlegt
- mit Rückmeldungsschleifen versehen
- mit Verbindlichkeit ausgestattet, u. a. durch Verankerung auf der Ebene wichtiger sozialer Beziehungen

- mit konkreter Anleitung zu leicht umsetzbaren Schritten mit spürbaren Auswirkungen angereichert
- in dem Zusammenhang mit übergeordneten Lebenszielen und Lebensbalancen verankert.

Optimal ist die Vernetzung der Gesundheitsorientierung im sozialen/beruflichen Feld, um durch gemeinsam getragene Prozesse einen verbindlicheren und sich gegenseitig unterstützenden Schwung in die Landschaft zu bekommen.

Durch die genannten methodischen Schritte, die u. a. dem Projektmanagement entnommen werden können, wird der Landschaft um den Rubikon etwas hinzugefügt, das eine Eigendynamik rechts des Rubikon auslösen soll, das Kristallisationspunkte erzeugen soll, die zu erlebbaren Ergebnissen führen, so dass später die Volitionsstärke in Bezug auf die gesundheitsbezogenen Intentionen aufrechterhalten bleiben. Trotzdem bleibt dies ein ständig bewusst zu gestaltender Prozess – auch das ist eine wichtige Botschaft des Rubikon-Modells: »You can get it if you really want, but you must try, try and try, you'll succeed at last« (Cliff 1972).

Auf der Basis des Rubikon-Modells lassen sich mit dem Kunden Visualisierungen erstellen und Metaphern erzeugen (z. B. Landkarten und Reiserouten zur Überquerung des Rubikon und zur Reise durch das Land der Volition), die den Prozess illustrieren und kreative Ideen für die einzelnen Schritte anstoßen.

5.1.3 Projektmanagement als Ressource

Die meisten Coachingkunden haben fundierte Erfahrungen im Projektmanagement. Diese sollen für ihren individuellen Entwicklungsprozess als Ressource erschlossen und eingesetzt werden. Wenn der Coach vorschlägt, die Gesundheitsorientierung als Projekt zu strukturieren, ist davon auszugehen, dass beim Kunden Ideen zu Gestaltungsprozessen angestoßen werden, die dem Ausbau der eigenen Gesundheitsorientierung eine erste nützliche Form geben können. Die Projektidee koppelt also an die Denk- und Erlebenswelten der Kunden an. Der gewünschte Effekt ist, dass damit eine konkretere Handlungsorientierung erzeugt wird: Aus der vagen Idee wird ein strukturierter Prozess. Diesen Vorgang kennen die Kunden – auch mit den dazugehörenden emotionalen Prozessen: das unbestimmte, mulmige Gefühl, vor noch unüberschaubaren Veränderungen zu stehen, die erste Erleichterung nach der Zielbestimmung und die aktivierende Stimmung, die aufkommt, wenn eine Zeitschiene erzeugt worden ist und man sich mit den ersten Schritten konkret auf den Weg machen kann. Dieses kognitiv-emotionale Schema soll abgerufen werden, wozu auch bewusst Begriffe wie »Projektmanagement« oder »Projekt Gesundheitsorientierung« eingesetzt werden.

Letztlich werden durch das Projektmanagement eine konsequente Lösungs- und Ressourcenorientierung und eine hohe Verbindlichkeit erreicht.

5.1.4 Erzeugung eines Unterschieds

Mit den Methoden des Projektmanagements werden Strukturen geschaffen, die einen deutlichen Unterschied für den Kunden erlebbar werden lassen zu den meisten bisherigen Versuchen, eine Gesundheitsorientierung zu erreichen. Die mit dem Projektmanagement verbundenen Interventionen erzeugen eine hohe Ernsthaftigkeit und Verbindlichkeit auf der emotionalen und kognitiven Ebene, sie öffnen den Blick für konkrete, umsetzbare Schritte und führen über die zu planenden Reflexionsschleifen neue Perspektiven der Beobachtung des eigenen Entwicklungsprozesses ein. Auf diese Weise wird langfristig auch ein Wissen um die Gestaltung solcher Prozesse erzeugt: Der Kunde weiß dann, wie er seine Gesundheitsorientierung auch zukünftig organisieren und strukturieren kann, was die für ihn spezifischen Ressourcen und Hürden sind, wie er »Durchhänger« überwindet etc.

Die einzelnen methodischen Schritte haben zudem zur Folge, dass imaginativ ein zukünftiges, gelingendes Gesundheitsbild erzeugt wird und die Annäherungsschritte an dieses Bild konstruiert werden. Dies unterscheidet sich von den üblichen, eher retrospektiv angelegten Steuerungsversuchen: »Schon wieder 2 Kilo zugenommen, das Eisbein war einfach zu lecker, da konnte ich mich nicht beherrschen.« Aus dem Fahren mit Blick in den Rückspiegel wird das Fahren mit Blick nach vorn durch die Windschutzscheibe.

5.2 Methodisches Vorgehen und Arbeitsschritte

5.2.1 Kennzeichen von Projektmanagement

Projektmanagement ist durch folgende Aspekte gekennzeichnet: Zielorientierung, zeitliche Begrenzung, Einmaligkeit und Neuartigkeit,

Komplexität, aufgabenbezogenes Budget, rechtlich-organisatorische Zuordnung, Interdisziplinarität (vgl. Mayrshofer u. Kröger 1999, S. 13). Aus diesen Charakteristika folgt ein Bündel von Methoden, Darstellungen, Verhaltensweisen, die in eine Prozessstruktur eingebunden sind. Jedes Projekt hat eine Zeitstruktur, die am Beginn des Prozesses in Abhängigkeit von der Aufgabe, dem Ziel und dem Kontext erzeugt wird. Projekte durchlaufen Phasen, die durch jeweils im Vordergrund stehende Aktivitäten unterschieden werden können (Phasen der Analyse/ Exploration, Planung von Umsetzungen, Zwischenbilanzen ...).

Für die Beschreibung der Struktur von Veränderungsprojekten nutzen Königswieser und Exner (1998) die Metaphern von Architektur und Design. Als Architektur werden der Rahmen und die Struktur des Prozesses beschrieben, also dass etwas stattfindet und was stattfindet (Eckpfeiler, Grobplanung). Das Design beschreibt, *wie* der gegebene Rahmen gestaltet wird. Architektur und Design werden als hypothesengeleitete Interventionen verstanden, die einen paradoxen Effekt haben: Es werden fixe Räume für Freiräume geschaffen. Architekturen sollen neue Perspektiven, Beobachtungs- und Reflexionsschleifen ermöglichen, Unterschiede zum Gewohnten einführen und damit Entwicklungen fördern (ebd., S.48 ff.). Letztlich wird durch die so angestoßenen Reflexionsprozesse das »Lernen zu lernen« gefördert, der o. g. Erwerb von Wissen, wie gesundheitsorientierte Lernprozesse zu gestalten sind.

Im Vergleich zu großen Veränderungsprojekten in Organisationen sind die Dimensionen im Gesundheitscoaching deutlich überschaubarer. Trotzdem lassen sich viele Elemente des in großen Zusammenhängen erprobten Projektmanagements mit Gewinn in unser Arbeitsfeld übertragen.

5.2.2 Auftragsklärung, Zielbestimmung, Zielszenario

Wie in jedem Beratungsprozess/Veränderungsprozess stehen die Klärung des Auftrags und die Bestimmung eines Ziels am Beginn. Es hat sich mittlerweile auch herumgesprochen, dass Ziele konkret sein und im Rahmen der Handlungsmöglichkeiten des Kunden liegen müssen. Für das Thema »Gesundheit« hängt es stark von dem Gesundheitsverständnis des Kunden ab, wie er sein Ziel beschreibt. Die Zielklärung ist deshalb verbunden mit einem ersten Aufriss über die

Themen und Lebensaspekte, die mit einer ganzheitlich verstandenen Gesundheit verbunden sind.

Am ehesten lässt sich dies z. B. durch ein Zielszenario klären, das hypothetisch eine gelungene Entwicklung postuliert und das z. B. in einem Jahr erreichte Ergebnis konkret beschreibt/erfindet:

- »Angenommen, Ihre gesundheitsorientierte Entwicklung gelingt Ihnen gut, wie sieht die Situation dann im Dezember 20XX genau aus?«

Das Zukunftsbild wird in Drehbuch-Genauigkeit auf der Ebene beobachtbaren Verhaltens und in der grammatikalischen Form des Präsenz erzeugt. Dazu können auch räumliche Darstellungen unterstützend wirken, z. B. in Form einer im Raum dargestellten Zeitlinie (zur Szenarienmethode s. auch Abschnitt 6.1). Die verschiedenen Perspektiven von Gesundheit (Sinnfragen, Lebensbalancen etc.) können über systemische Fragen in das Szenario »eingespielt« werden.

Ziele haben vorwiegend die Funktion, das Handeln der Beteiligten zielgerichtet zu bündeln und damit eine höhere Effizienz beim Beschreiten des Weges zu erzeugen. Die 1:1-Umsetzung des Zielszenarios steht nicht im Vordergrund. Die Zielbestimmung bleibt deshalb auch im gesundheitsorientierten Coachingprozess eine permanente Aufgabe. Veränderte Zielbestimmungen können gelegentlich sogar als Indikator für wichtige Entwicklungsschritte verstanden werden. Die Kunst, Ziele zu bestimmen und flexibel zu verfolgen, ist als solches Kennzeichen eines gesundheitsorientierten Prozesses, weil zusätzliche Stressoren durch unklare oder zu starre Ziele entfallen.

Fallbeispiel

Mit Herrn Z. wurde ein Gesundheitscoaching vereinbart, wobei sein Ziel zunächst sehr klar auf die Reduktion des Stresspegels orientiert war. Herr Z. hatte im Umfeld der mindestens wöchentlichen Vorstandsauftritte massive Verdauungs- und Schlafstörungen als Stressfolge. Im Zusammenhang mit der Arbeit an seinen »inneren Landkarten«, an den Stress erzeugenden Handlungsfeldern, wurde ihm die seit langem auf seinen aktuellen beruflichen Kontext eingeengte Aufmerksamkeit bewusst. Dadurch tauchte die Frage nach dem Sinn seiner derzeitigen Situation und nach seinen derzeitigen Lebensbalancen auf, also eine übergeordnete Perspektive. Die Zielbestimmung des

Gesundheitscoachings wurde entsprechend angepasst und bezog sich dann auf eine Neubestimmung seiner beruflichen Ausrichtung, was seine Sicherheit vor den Vorstandsauftritten deutlich verbesserte.

5.2.3 Umfeldanalyse

Die Umfeldanalyse ist eine i. d. R. visualisierte, auf einer Pinnwand oder im Raum dargestellte Landkarte des angestrebten Projekts und seiner Beziehungen zum Umfeld. Ablauf: Das Thema »eigene Gesundheit« oder »Gesundheitsprojekt« wird in die Mitte gepinnt oder gelegt, die relevanten Umwelten werden grafisch zu dem Projekt »Gesundheit« in Beziehung gesetzt. Es werden Personen, Themen (Aufgaben, Ehrgeiz, Karriere, Hobbys, Reisen ...), Lebens- und Arbeitsfelder (Partnerschaft, Familie, ehrenamtliche Tätigkeiten, Unternehmen, Abteilung ...) in eine räumliche Beziehung gebracht: je mehr Einfluss auf das Thema »Gesundheit«, umso näher. Zu dem Umfeld gehören auch Wünsche und Sehnsüchte, Erreichtes und Nicht-Erreichtes, Spiritualität, Genussfähigkeit u. v. a. m.

Der Kunde wird ermuntert, möglichst viele der von einer Veränderung seines Lebensstils betroffenen Bereiche in die Visualisierung einzutragen. Es wird dann bewertet, ob und welcher förderliche oder hindernde Einfluss auf die Gesundheit oder das Gesundheitsprojekt jeweils anzunehmen ist. Oft sind wichtige Personen und Themen förderlich und hinderlich zugleich in bestimmten Qualitäten: Der Partner kann hinderlich sein, weil gegen die Mahnungen und den erhobenen Zeigefinger schon lange getrotzt wird, er kann aber auch eine wichtige Ressource sein, wenn z. B. Feedback-Schleifen, gemeinsame Aktivitäten o. Ä. vereinbart werden.

Aus der Umfeldanalyse ergibt sich oft reichhaltiges Material für die inhaltliche Ausgestaltung des angestrebten Prozesses.

5.2.4 Balanced Scorecard

Für die Konkretisierung von Zielen und für die spätere Evaluation von Veränderungsprozessen in Organisationen hat sich die Balanced Scorecard (BSC: ausbalanciertes Kennzahlensystem) zur Entwicklung von konkreten Teilzielen und Kriterien der Zielerreichung bewährt. Die BSC definiert Felder, die von den Veränderungen berührt sein sollen und werden, und konkretisiert die beabsichtigten Veränderungen für diese Felder bis auf operationalisierbare Ebenen in Form von Kennzahlen (z. B. in Organisationen: Kunden, Mitarbeiter, Geschäfts-,

Arbeitsprozesse, Finanzen). Solche Kennzahlen helfen mit Unsicherheiten umzugehen, sie stimulieren aber auch die Fantasie, sich das Ziel und die angestrebte Zielerreichung vorzustellen. Auf diese Weise werden Visionen und Ziele in komplexen Situationen transparent in Strategien gebracht und dann auf die Handlungsebene übersetzt. Zusätzlich sind damit die Erfolgskriterien für die einzelnen Felder bestimmt. Hilfreich ist dabei auch, dass die Wechselwirkungen zwischen den Zielfeldern deutlich werden und mit in die Umsetzungsschritte einfließen können (zu BSC vgl. Friedag u. Schmidt 1999). Die Ziel- und Lösungsorientierung des Gesamtprozesses erhält damit eine sehr konsequente Ausgestaltung.

Übertragen auf den Prozess der Gesundheitsorientierung können mögliche Zielfelder aus der Zielbestimmung und dem Zielszenario abgeleitet und weiter konkretisiert werden. Solche Zielfelder könnten z. B. lauten:

- Gesundheit und Bewegung
- Zeitbalance zwischen Familie und Arbeit
- Antworten auf die Sinnfrage
- Erholung (für mich allein)
- Einkommenssituation
- die eigenen Arbeitsprozesse

Dabei werden die verschiedenen, sich teilweise auch widersprechenden Zielfelder miteinander in Verbindung gesetzt, was der hier beschriebenen Grundidee der Lebensbalancen eine konkrete Umsetzungsmöglichkeit gibt.

Jedes Evaluationsinstrument ist natürlich gleichzeitig als Intervention wirksam und so zu planen. Die BSC lässt Entwicklungsoptionen beschreiben, die sonst nicht so klar und evaluierbar konzipiert worden wären, sie leuchtet in Felder, die sonst vergessen worden wären. Sie gibt einen Rahmen vor, um eine große Detailgenauigkeit und eine hohe Verbindlichkeit zu erzeugen. Damit sind »große«, unüberschaubare Ziele in kleine, erreichbare Teilziele mit recht genauen Orientierungskriterien »zerlegt«. Um diese Teilziele herum können sich dann die Lebensprozesse (neu) organisieren.

5.2.5 Check der Ressourcen und der zu investierenden Mittel, Kosten-Nutzen-Analyse

Veränderungen sind Balanceprozesse auf vielen Ebenen gleichzeitig. In diesem Arbeitsschritt geht es um die Beschreibung der Balance der für eine Gesundheitsorientierung verfügbaren Ressourcen und der zu investierenden Mittel, letztlich damit um eine Kosten-Nutzen-Analyse.

Dabei ist die ausführliche Analyse der Ressourcen wichtig, da sie das »Startkapital« für den angestrebten Veränderungsprozess sind. Ressourcen können z. B. sein:

- frühere Aktivitäten im Bereich Sport und Bewegung, insbesondere wenn diese als sehr lustbetont in Erinnerung sind
- frühere Erfahrungen mit Entspannungsmethoden, die wieder aktiviert werden können
- ruhende Mitgliedschaften in Vereinen, Freundeskreisen, die für diesen Zweck aktiviert werden können
- Partner, die in gesundheitsrelevanten Feldern aktiv sind (Bewegung, Ernährung, Entspannung ...)
- Partner, die Druck in Richtung Veränderung ausüben und deren Druck in die Planung des Prozesses eingebaut werden kann
- die eigenen Kinder, die ein starkes Motiv zur Veränderung von Lebensbalancen und zum Sichern des Überlebens sein können
- Sekretärinnen, die Aufträge zur Termingestaltung konsequent umsetzen und Freiräume einplanen u. v. a. m.

Es braucht einen konsequenten ressourcenorientierten Blick und entsprechende systemische Fragen des Coach, um die verfügbaren, aber eingestaubten oder weggestellten Schätze zu heben. In der Struktur des Projektmanagements findet die Archäologie und/oder Neuentdeckung der Ressourcen an verschiedenen Stellen statt: bei der Projekt-Umfeld-Analyse, bei der Entwicklung der Struktur (wer und was ist wann einzubeziehen?), bei der Kosten-Nutzen-Analyse, bei dem »Einbau« schon gefundener Teillösungen.

Je weniger Ressourcen, umso mehr muss investiert werden. Investition ist alles, was an Zeit, Energie, Mut, »Überwindung«, Verzicht und Geld in den Prozess gesteckt werden muss. Es ist wichtig, dass der Kunde die notwendigen Investitionen abschätzen kann, um eine Entscheidung zu treffen. Der Nutzen muss die Kosten aufheben. Oft kommt man deshalb bei dieser Bilanzierung schon nicht mehr an Sinnfragen vorbei:

- »Wozu soll das gut sein, auf welches übergeordnete Ziel hin soll ich mich jetzt um meine Gesundheit und meine Lebensbalancen kümmern?«

Erst daraus erschließt sich häufig die Beschreibung eines Nutzens, der emotional tragfähig ist und der die Kosten lohnend erscheinen lässt.

Natürlich haben Kunden in den verschiedenen Altersgruppen und Lebensphasen deutlich unterschiedliche Bilanzierungen. Jenseits 45 erleben sie oft schon den Beginn des Nachlassens ihrer Spannkraft, beobachten bei sich oder zumindest in der näheren Kollegenschar oder im Freundeskreis die ersten »Einschläge« gesundheitlicher Einschränkungen. Sie müssen ihre Lebensbalancen anders, meist genauer sortieren als Jüngere, weil die Zeit für evtl. notwendige Korrekturen schon eher als endlich erlebt wird.

Auch die Kosten-Nutzen-Rechnung ist ein kontinuierlicher Prozess, der – wie auch die flexible Nachführung der Zielbestimmung – die inhaltlichen Entwicklungen im Gesundheitscoaching nachzeichnet.

Fallbeispiel

Herrn A., 40 Jahre alt, war wegen zunehmender Körperfülle ein Gesundheitscoaching nahe gelegt worden, da die für sein Arbeitsfeld unbedingt notwendige psychophysische Fitness Schaden zu nehmen begann. Sein Gesamtverhalten zeigte wenig Orientierung auf ein gesundes Verhalten. Der Druck auf den Kunden war von Unternehmensseite groß, er selbst sah für sich eher die Kosten als den Nutzen einer gesundheitsorientierten Veränderung. Über die Frage, was er tun müsste, damit die anderen aufhörten, ihn in ein Gesundheitscoaching zu schicken, ließen sich erste kleine »Investitionen« des Kunden erreichen (z. B. Ernährungsumstellung am Arbeitsplatz). Der erlebte Nutzen durch die Entspannung der sozialen Situation und die vorsichtige Entwicklung eigener Zielvorstellungen ließen die Bilanz »rutschen« und machten größere Investitionen möglich.

In die Kosten-Nutzen-Analyse gehen natürlich auch die im Kontrakt vereinbarten Kosten für das Gesundheitscoaching und die zusätzlichen fachspezifischen Dienstleistungen ein.

5.2.6 Prozessplanung, zeitliche Struktur

Projekte haben einen Anfang, eine Zeitstruktur der einzelnen Arbeitsschritte und ein Ende. Der Anfang wird meist durch den Kontrakt mit dem Coach markiert, auch wenn die Beschäftigung mit der Entscheidung für einen solchen Prozess oft schon zu Veränderungen geführt hat, bevor der offizielle »Startschuss« gegeben wird. Aus der Zielbestimmung, dem konkretisierenden Zielszenario, der Analyse der Ressourcen und der zu investierenden Mittel wird ein erster Entwurf des inhaltlichen Prozesses gefertigt, aus dem sich dann eine Zeitstruktur skizzieren lässt. Diese spannt einen Bogen von dem Zeitpunkt des Starts zu dem Zeitpunkt der beabsichtigten Zielerreichung, auf dem die einzelnen Schritte in eine logische Ordnung gebracht werden. Dazu sind Teilziele, »Meilensteine« zu definieren und mit entsprechenden Zeitfenstern zu versehen. Die einzelnen Aktivitäten sind dieser Struktur dann zuzuordnen.

In diese Zeitstruktur sind dann die Ergebnisse der beiden Arbeitsschritte »Projekt-Umfeld-Analyse« und »Feedback-Schleifen« einzufügen.

Die Zeitstruktur muss ein Arbeitsprogramm entwerfen, das der Kunde mit den verabredeten Ressourcen auch umsetzen kann. Allerdings öffnet die Struktur nur dann Freiräume für die Entwicklung einer Gesundheitsorientierung, wenn sie mit der notwendigen Investition auch verbindlich umgesetzt wird. Der Kontrakt mit dem Coach und die Terminplanung der gemeinsamen Sitzungen erzeugen wichtige Impulse für diese Verbindlichkeit. Dem Gesundheitscoach kommt hier viel stärker eine für das Commitment wichtige Funktion zu, als dies in anderen Coachingprozessen der Fall ist. Das liegt an der erwähnten Situation, dass die Gesundheitsorientierung »quer« zu den Alltagsdynamiken umgesetzt werden muss und der Prozess über Monate aufrechterhalten werden muss. Die Einbeziehung Dritter und die Verabredung von Erfolgskriterien und Feedback-Schleifen geben weitere wichtige Orientierungshilfen.

Optimal für die kontinuierliche Orientierung ist die Visualisierung der Prozessstruktur.

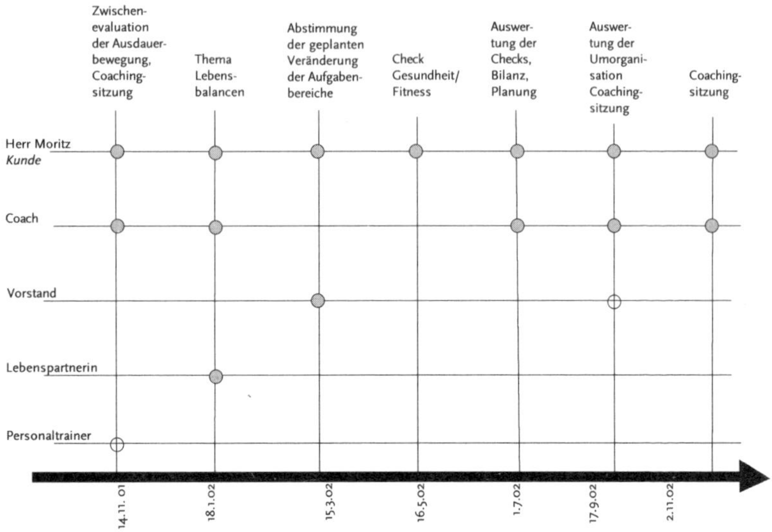

Abb. 12: Beispiel für Teile einer Projektstruktur eines Prozesses zur Gesundheitsorientierung

5.2.7 »Projektteam«: die Einbeziehung Dritter, die Einbindung des Projektumfeldes

Im Projektmanagement resultieren aus dem Zwischenschritt der Projekt-Umfeld-Analyse mehrere Entscheidungen, u. a. wer zur Unterstützung der Projektziele wann und wozu einbezogen wird, welche relevanten Teile des Projektumfeldes wann und wie zu berücksichtigen sind, wer die Verantwortung für die Steuerung des Prozesses hat.

Auf der Basis des in der Projekt-Umfeld-Analyse entstandenen Bildes wird entschieden, was in den ersten Strukturentwurf des Projekts eingeplant werden muss, was Berücksichtigung finden muss.

An den Lebenspartnern führt natürlich selten ein Weg vorbei, weil die Veränderung des Lebensstils sich nicht auf den Bereich der Arbeit begrenzen lässt, sondern immer im privaten Bereich mit verankert werden muss. Die Ernährung ist nur gemeinsam zu gestalten, regelmäßige Ausdauerbewegung benötigt Zeit, für die entweder ein gemeinsames Setting geschaffen wird oder für die es einen anderen Ausgleich geben muss usw.

Die Veränderungen im unmittelbaren Arbeitsumfeld sind auch mit in den Plan einzustellen, weil z. B. veränderte Terminstrukturen, Pausenregelungen, Ernährungsgewohnheiten. Auswirkungen auf die Arbeitsprozesse haben können.

Die Berücksichtigung der Auswirkungen von individuellen Gesundheitsprojekten in den sozialen Umfeldern und die gezielte Einbeziehung dieser Effekte in die Projektplanung sind einer der wesentlichen und meist weit unterschätzten Schritte zur Erzeugung von Nachhaltigkeit. Werden diese Wechselwirkungen nicht einbezogen, reiben sich die eingeleiteten Veränderungen an dem unveränderten Umfeld auf. Dabei können kleine und gezielte Veränderungen im engeren Umfeld, wie z. B. die Veränderung von Pausenregelungen bei Meetings, die Umstellung von Pausensnacks durch das sichtbare Aufstellen von Obstschalen, wichtige Markierungen und Erinnerungen sein, die den Veränderungsprozess stimulieren.

Dabei ergeben sich oft auch überraschende Details: Ein Kunde stieß bei der Umfeldanalyse auf seine spanischen Wurzeln väterlicherseits, die er – für ihn selbst unvermutet – als Ressource für seinen Prozess einzeichnete und zudem deutlich umrandete. Daraus ließen sich dann mehrere konkrete Schritte (z. B. Jakobs-Pilgerweg, Aktivierung seiner früheren Begeisterung für Flamenco) ableiten, die dann wichtige Stationen des Projektprozesses markierten.

Die Ergebnisse der Umfeldanalyse werden als konkrete Aktivitäten formuliert (was, wann, mit wem ...?) und in die Zeitstruktur eingearbeitet.

5.2.8 Erfolgskriterien, Feedback-Schleifen, Steuerungsgrößen, Qualitätssicherung

Aus den Zielen und Teilzielen lassen sich die Erfolgskriterien ableiten, die bei den einzuplanenden Feedback-Schleifen zur Orientierung eingesetzt werden können. Woran ist konkret zu merken/abzulesen, dass sich der Kunde auf einem guten Weg befindet?

Bei den »klassischen« Gesundheitsfeldern Bewegung, Ernährung, Entspannung, Stressbewältigung lassen sich sehr genaue Erfolgskriterien beschreiben, da z. T. auf Messwerte zurückgegriffen werden kann, wie z. B.

- Gewicht/Body-Maß-Index als Parameter für Ernährung und Bewegung,

- Laktatmessung, Herz-, Kreislaufwerte als Parameter für die Fitness,
- Cortisolbestimmung für den Stresspegel,
- Schrittzähler (Pedometer) für die Bewegungsaktivitäten und
- viele andere messbare Gesundheitsindikatoren.

Es lassen sich auch Aktivitäten konkret bestimmen (mindestens 2 x wöchentlich 1 Stunde Joggen, wöchentlich 3 x 1/2 Stunde morgendliche Meditation etc.) und als Erfolgskriterium verabreden.

Weicher werden die Kriterien bei dem Ziel der Veränderung von Lebensbalancen und der Überprüfung der eigenen Sinnbeschreibungen.

Dieser Schritt kann z. B. mithilfe der Balanced Scorecard erfolgen. Dabei werden für die am Beginn des Prozesses beschriebenen Zielfelder der Gesundheitsorientierung Kennzahlen abgeleitet, die dem Kunden eine konkrete Rückmeldung über den Erfolg seines Weges geben. Dieser Schritt könnte wie folgt aussehen:

Fallbeispiel

Herr B., 51 Jahre alt, hat eine erfolgreiche Karriere hinter sich, ist einer der regionalen Geschäftsführer einer internationalen Handelskette, die er aus wirtschaftlichen Turbulenzen führte, und ist in seiner Arbeit »aufgegangen«, finanziell ist er abgesichert. Er fühlt sich seit einigen Monaten zunehmend unzufrieden, reizbar, schafft seine Aufgaben nicht mehr. Körperlich leidet er unter Herzrhythmusstörungen, ist neuerdings häufig erkältet. Für den Coachingprozess sind die Themen Gesundheit, Lebensbalancen, Sinnfragen kontraktiert. Dabei waren natürlich auch die »klassischen« Felder von Gesundheit zu entwickeln. Zentral ging es aber um eine Standortbestimmung (»War das alles, 70 % Marktanteil bei den Lakritztalern in Bayern?«) mit einer Neuausrichtung der Antworten nach dem Sinn und den Lebensbalancen. Ziel waren ein höheres Maß an körperlichem und psychischem Wohlbefinden und das Wiedererlangen eines »Gespürs, wo es weitergeht in meinem Leben«.

Es ist davon auszugehen, dass folgende Lebensfelder von einem Projekt »Gesundheitsorientierung« berührt sein können und sollen:

- die verschiedenen Felder der psychophysischen Gesundheit selbst
- das Privatleben (Partner, Familie, Freundeskreis)

- die Arbeitsprozesse
- die Aufgaben und Kunden
- die Finanzen
- das »mit sich selbst sein«
- die Werte, die Spiritualität

Der Kunde wählt die Felder aus, für die er eine spezielle Zielorientierung erarbeiten will, und konkretisiert sie. Der Coach achtet darauf, dass die Lebenszusammenhänge des Kunden sich in den Feldern widerspiegeln.

Die Entwicklung von Erfolgskriterien bei dem geschilderten Kunden konzentrierte sich auf folgende vier Felder:

1. seine unmittelbare Arbeitsumgebung, Arbeitsprozesse, das Führungsteam
2. seine Partnerschaft
3. seine Lebenszufriedenheit und Gesundheit
4. seine Ausstrahlung

Für jedes dieser vier Felder wurden die Ziele bestimmt, und es wurden »messbare« Kriterien abgeleitet, die eine erfolgreiche Entwicklung in diesen Bereichen anzeigen konnten, z. B.:

- Lebenszufriedenheit sollte u. a. an der morgendlichen, im Magenbereich spürbaren Freude auf den beginnenden Tag an mindestens 3 Werktagen in der Woche messbar sein.
- Die Gesundheit sollte sich an einer infektionsfreien Zeit von mindestens 6 Monaten zeigen, die Störungen des Herzrhythmus sollten sich so weit reduzieren, dass keine Medikamente benötigt würden.
- Seine Ausstrahlung sollte durch mehr Ruhe gekennzeichnet sein und seine Erfahrung und Weisheit transportieren. Erfolgskriterium dafür waren drei Einladungen zu Kurzvorträgen, z. B. zu den im Unternehmen üblichen, hoch angesehenen Kamingesprächen, bei der IHK oder dem Rotary Club, zu Themen der Unternehmensführung innerhalb der nächsten 12 Monate usw.

Die Erarbeitung von Zielen und Kriterien in der BSC ist eine sehr wirksame Intervention, die konkrete Handlungsoptionen für das komplexe Feld der ganzheitlich verstandenen Gesundheit öffnet, neue Landkarten detailgenau zeichnet und die Zielerreichung mit konzipiert. Die neu konstruierten Lebenszusammenhänge spiegeln sich in einem Kriterienkatalog wider, der von physiologischen Messdaten bis zu »weichen« Entwicklungsfeldern führt. Auch dabei sind natürlich die »weichen« Daten meist die mit der härtesten Wirkung, weil sich durch physiologische Messdaten allein schwer ein nachhaltiger und umfassender Prozess der Gesundheitsentwicklung gestalten lässt.

Der Kunde konnte seine Ziele in einem sehr vielschichtigen Prozess über 14 Monate erreichen. Der Prozess umfasste u. a. seine neue Zielausrichtung, eine Umstellung seines Aufgabenfeldes und konkrete Aktivitäten zur Ausdauerbewegung.

Die folgenden Abbildungen zeigen das Prinzip der BSC mit möglichen Konkretisierungen.

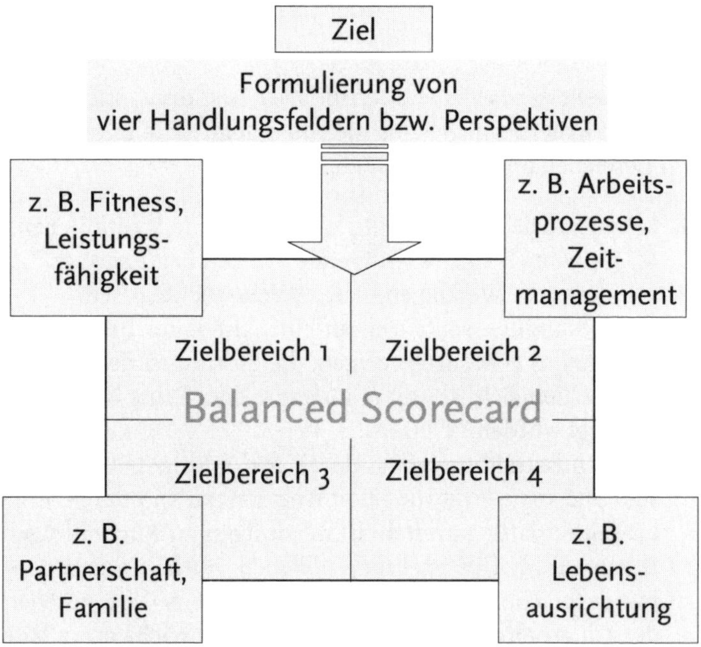

Abb. 13 a: Beispiel einer Balanced Scorecard zur Umsetzung der Ziele eines Gesundheitscoachings

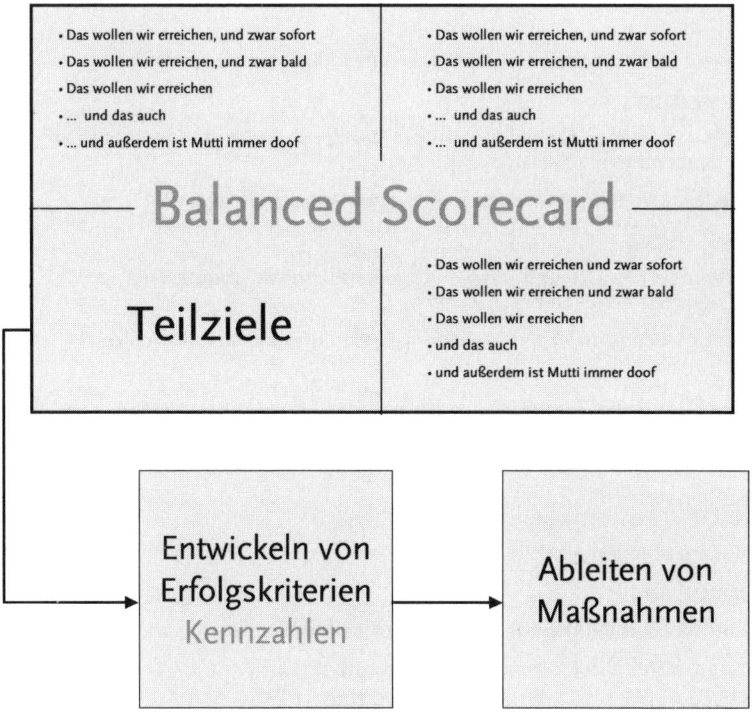

Abb. 13 b: Beispiel einer Balanced Scorecard zur Umsetzung der Ziele eines Gesundheitscoachings

Teilziel:

höhere Befriedigung für beide in der Partnerschaft

Kennzahlen:

Verbesserung um 3 Punkte auf der Zufriedenheitsskala (0–10)

regelmäßige wöchentliche Abendveranstaltung klappt mind. 3 Monate

Maßnahmen:

Koordination der beruflichen und privaten Terminplanungen

Reaktivierung der gemeinsamen Interessenfelder

Abb. 13 c: Beispiel einer Balanced Scorecard zur Umsetzung der Ziele eines Gesundheitscoachings

Teilziel:

höhere Sicherheit für die Stimmigkeit des nächsten Karriereschritts

Kennzahlen:

Tage von Lustlosigkeit sind auf 1 pro Woche abgesunken (gemessen an einer abendlichen Skala (0–10)

Feedback von einem Freund und ausgewählten Kollegen

Maßnahmen:

Kriterienkatalog für „stimmige" Arbeitssituationen (mindestens 10 Positionen) erstellen bis ...

Symbol für „stimmige" Entwicklung finden und sichtbar aufstellen

Abb. 13 d: Beispiel einer Balanced Scorecard zur Umsetzung der Ziele eines Gesundheitscoachings

Teilziel:

bessere psychophysische Fitness

Kennzahlen:

Blutdruck auf Normwerte gesunken, ohne Medikation

Halbmarathon in 6 Monaten durchgelaufen

Reizbarkeit reduziert: Skalierung durch Sekretärin

Maßnahmen:

Zusammenarbeit mit Personal Trainer zum systematischen Aufbau von Ausdauersport

Vertrag mit Partner: 3 x wöchentlich Ausdauerbewegung von mindestens je 45 Minuten, mit „Sanktionsvereinbarung"

Abb. 13 e: Beispiel einer Balanced Scorecard zur Umsetzung der Ziele eines Gesundheitscoachings

5.2.9 Planung des ersten konkreten Schritts

Die Erzeugung von Zielen, Kriterien der Zielerreichung, der zu bearbeitenden Felder etc. muss zur Planung der Umsetzung in eine zeitliche Ordnung gebracht werden, wenn sie den Kunden nicht erschlagen soll. Das »Wissen um den ersten konkreten Schritt« ist Grundvoraussetzung für jeden Veränderungsprozess. Besonders wichtig ist, dass neben der fraglos notwendigen Disziplin bei der Umsetzung eine Eigendynamik in Gang gesetzt werden muss durch Erfolgserlebnisse, durch das Erleben von Genuss, von Erleichterung etc. Dabei gilt auch hier das Prinzip »quick and dirty«: Zunächst ist es wichtig, überhaupt in Gang zu kommen und erste gute Erfahrungen zu sammeln.

Zur Bestimmung des ersten Schritts eignet sich das bekannte Schema zur Erarbeitung von Prioritätenlisten, in dessen Felder die unterschiedlichen Aktivitäten eingefügt werden. Begonnen wird dann mit einer Aktivität aus dem Quadranten »sehr wichtig für meine Gesundheit/leicht in der Umsetzung«.

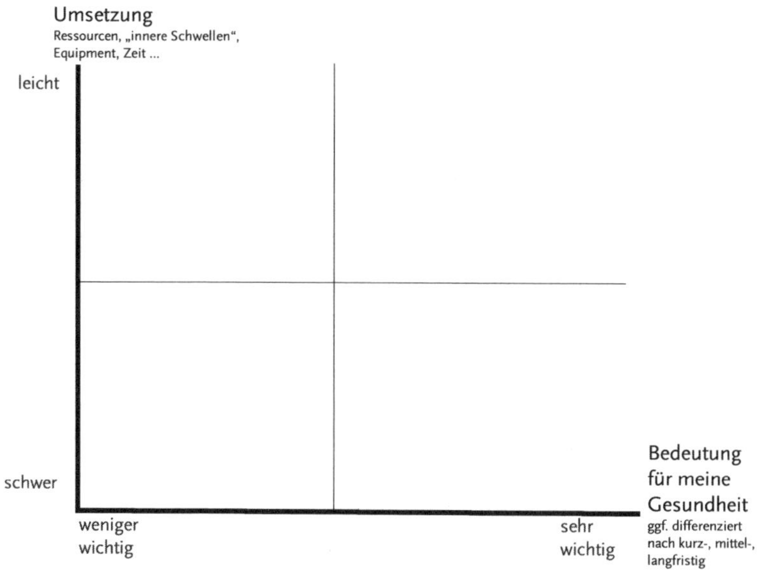

Abb. 14: Entscheidungsraster zur Bestimmung des ersten konkreten Schritts

5.2.10 Metareflexion des Prozesses, »problem shooting«

Die Metareflexion des Projekts wird durch die Außenperspektive des Gesundheitscoach gesichert und durch die verabredeten Termine, d. h. Terminabstände, in der Zeitstruktur verankert. Fragen sollen den Wechsel in die Metaperspektive stimulieren, wie z. B.:

- Was hat den Kunden wie seinem Ziel näher gebracht und was eher nicht?
- Welche Veränderungen hat er durch welche Schritte erreicht?
- Was war dabei nützlich, was nicht?
- Was hat den Prozess besonders effektiv aufrechterhalten, was hat ihn gestört?

Ziel ist es, das Lernen zu lernen, also die Kompetenzen zu erwerben, die gesundheitsorientierte Veränderungen ermöglichen. Dieser Lernprozess ist deshalb entscheidend, weil die Gesundheit des Kunden auch weiterhin bewusst gestaltet werden muss und dies zukünftig auf einem neuen Niveau der Bewusstheit erfolgen soll. Der Kunde soll nicht nur Informationen zu Ernährungsrichtlinien erhalten oder lernen, *wie* er seine Ausdauerbewegung betreibt, sondern er soll für sich persönlich einen Weg entwickeln,

- wie und wann er seine verschiedenen Kompetenzen in seine bewusst gestaltete Gesundheit einbringt,
- wie und wann er seine Kompetenzen wieder erweitern muss,
- wie und wann neue Reflexionsschleifen erforderlich sind,
- wie er sich mit Rückmeldungsschleifen ein Bewusstsein für seine Gesundheit fortlaufend erhält,
- wie er die unvermeidlichen Probleme, Blockaden etc. konkret meistert und zukünftig meistern kann.

Für diese Entwicklungen sind die Metareflexionen das entscheidende Instrument. Stockende Prozesse, Rückschritte, Schwierigkeiten, Konflikte und Probleme in dem Gesundheitsprojekt sind häufig entscheidende Anlässe für wirksame Metareflexionen. Sie stimulieren die Entwicklung der entscheidenden Lösungen, bringen die hier gemeinten Lernprozesse voran und werden deshalb dankbar und wertschätzend in den Prozess aufgenommen.

6. Methoden für die Themen »Sinnfragen« und »Lebensbalancen«

Die Thematik der Sinnfragen und Lebensbalancen ist in dem hier vertretenen Konzept das Kernstück der inhaltlichen Arbeit.

Der Gesundheitscoach klärt mit seinem Kunden, in welcher Breite und Tiefe das Anliegen bearbeitet werden soll. Die Breite der Bearbeitung meint das Einbeziehen unterschiedlicher Lebens- und Arbeitsbereiche in die Thematik:

= horizontale Erweiterung: Wo sonst noch spielt das Thema eine Rolle?
  Die Tiefe der Bearbeitung fokussiert auf die lebensgeschichtlichen Zusammenhänge:

= vertikale Erweiterung: Woher des Weges und wohin?

Verschiedene in dem Buch vorgestellte Methoden erleichtern den Einstieg insbesondere in die vertikale Erweiterung, z. B. das Check-up-Interview, der Fragebogen zur Lebensqualität, die Checkliste »Das Wissen über sich selbst«, das Kreisdiagramm zu den persönlichen Balancen, die aus den Konzepten von Salutogenese und Resilienz abgeleiteten Fragen, die biografische Arbeit (z. B. Ed Scheins Karriereanker 2004, s. auch Teil III des Buches »Standardsituationen«). Durch den Einsatz der Methoden können Sinnfragen und Fragen der Lebensbalancen auf das Thema Gesundheit bezogen und möglichst mit konkreten Aspekten der Gesundheitsorientierung im Arbeitsleben verknüpft werden.

6.1 Szenarien

Eine häufig eingesetzte Methode ist die Entwicklung von Zukunftsszenarien in unterschiedlichster Ausgestaltung. Ziel dieser Methoden ist es, möglichst konkrete Szenarien auf dem Detailniveau eines Drehbuchs zu eigenen zukünftigen Lebenssituationen zu entwerfen und daraus »retrospektiv« die notwendigen Entscheidungen und Entwicklungen sowie die ersten konkreten Schritte abzuleiten. Im Rahmen dieser Szenarienarbeit zeigen sich Sinnfragen mit aller Deutlichkeit daran, ob das entworfene Szenario eine Zugkraft entfaltet, so dass dem Kunden die Aktivitäten um seine Gesundheit auch als dafür lohnende Investition erscheinen.

(Bemerkung eines Kunden mit hohen Gesundheitsrisiken während der Arbeit mit einem Zukunftsszenario: »Ob ich da jemals ankomme oder nicht, ob ich auf dem Weg versacke oder einen netten kleinen Umweg laufe, das interessiert doch letztlich – Sie verzeihen – keine Sau, mich selbst zuletzt.«)

Besonders pointiert geschieht die Zuspitzung auf die Fragen nach dem Sinn mit der Beschreibung der erwünschten, befürchteten und erwarteten Sterbeszenarien (P. W. Gester, mündliche Mitteilung). Diese Szenarien lassen verschiedene Optionen für Lebensprozesse aufscheinen, die auf ihre Sinnhaftigkeit überprüft werden können. Die Frage, auf welches der Szenarien die bisherige Lebensgestaltung am ehesten zuläuft, ob dafür Veränderungen angestrebt werden, öffnet das gesamte Spektrum von Sinnhaftigkeit, Lebensbalancen und Gesundheit.

In dem Zusammenhang mit Sinnfragen und Lebensbalancen sind Szenarien dann nützlich, wenn sie für Lebenszeitpunkte mit einer besonders hohen emotionalen und existenziellen »Aufladung« eingesetzt werden: Höhepunkt der Karriere, letzte große Entscheidung in der Berufskarriere, 50./60. Geburtstag u. Ä.

So können z. B. Szenarien für den Zeitpunkt des Ausstiegs aus der Berufstätigkeit höchst wirksam werden. Sie lassen sich einleiten mit der Frage:

- »Wenn Sie sich in die Zeit unmittelbar nach Ihrem Ausstieg aus dem Berufsleben fantasieren, Sie sind zufrieden mit dem, wie es war, und Sie blicken auf die vergangenen Jahrzehnte zurück: Was ist in Ihren Berufsjahren passiert, was haben Sie gemacht, dass Sie heute sagen, es war ein erfülltes Berufsleben, es hat sich gelohnt, dass ich mich engagiert habe?«

Da die Themen Sinnhaftigkeit und Lebensbalance immer auch eine biografische, also zeitliche Perspektive haben, ist der Einsatz von Methoden, die dem Faktor »Zeit« eine Metaphorik geben, angemessen und hilfreich. Die Szenarienmethode kann deshalb gut mit der Methode der räumlichen Metaphorik einer Lebenslinie verbunden werden, vorzugsweise auch in einer räumlichen Darstellungsform. Der Kunde läuft dann im Raum seine Lebenslinie mit den entsprechenden Zwischenstationen ab und entwickelt auf dem Platz des ausgewählten Zeitpunkts sein Zukunftsszenario. Er kann dann in einem imaginierten Dialog im Rollenwechsel Fragen entwickeln zwischen dem Ich in der Gegenwart und dem Ich im Zukunftsszenario, Fragen, die er sich dann aus der Perspektive des Zukunftsszenarios beantworten kann:

- »Was muss von heute bis dahin noch geschehen, damit mein Berufsleben Sinn macht und in einer guten Balance verläuft, damit ich hier zum Zeitpunkt des Ausstiegs sagen kann, es war ein erfülltes Leben?«
- »Was war im ‚Rückblick' aus dem Zukunftsszenario damals der erste Schritt, der mir die weitere Entwicklung eines erfüllten Berufslebens ermöglicht hat?«
- »Was rät das Ich im Zukunftsszenario mir, dem Ich in der Gegenwart, was als Nächstes konkret zu tun sein wird?«

Wie die Lebenslinie als räumliche Darstellung inszeniert werden kann, ist dies auch bei den Lebensbalancen möglich. Dazu werden die wichtigen Teile einer zukünftigen Balance in dem Raum in Bezug auf den Kunden, der sich selbst in der Mitte platziert, verteilt und mit Bodenankern (z. B. Moderationskarten) markiert. Dabei können sowohl der Ist-Stand der Balance als auch das Soll visualisiert werden. Die Bestandteile der Balance werden dann durch das wechselseitige Einnehmen der markierten Plätze auf die Stimmigkeit ihrer Bedeutung in Bezug auf den Kunden erkundet. Veränderungen, die sich daraus ableiten lassen, können dann konkret in den Prozess einbezogen werden.

6.2 Lebenszyklen

Zyklische Modelle, die Leben eher als einen kreisförmig angelegten Prozess von Werden und Vergehen, Wachsen und Ernten, Tag und Nacht, von Jahreszeiten etc. konzipieren und entsprechende Bilder erzeugen lassen, sind für eine räumliche Metaphorik von Zeitprozessen ebenfalls nützlich und vertiefen den Prozess. Hier ist es eher die Frage, wovon die gegenwärtige Lebensphase besonders geprägt wird und was aus dem Verständnis eines lebendigen Zyklus die nächste Phase charakterisieren würde (nach dem Winter kommt der Frühling und selten der Herbst). Ausgangspunkt dieser Methoden sind natürliche Zyklen wie Jahreszeiten, Tageszeiten, Wachstumszyklen in der Natur. Daraus wird das Modell von menschlichen Lebenszyklen abgeleitet: Menschen durchlaufen in ihrem Leben immer wieder Phasen, die sie vor neue Herausforderungen stellen, die sie bewältigen, um dann weiterzuziehen, an denen Erfahrungen reifen und die den Erfahrungsschatz vergrößern, um ihn in den nächsten Zyklus einzubringen. Dies gilt für Tageszyklen als auch für Zyklen mit längeren Oszillationen. Da sich Menschen nicht nicht verändern können, sich verändern müssen, um sich gleich bleiben zu können, fokussiert die Arbeit stark auf die zentralen Fragen von Identität, Lebensbestimmung und Sinn. Frequenzen, Geschwindigkeiten, Beschleunigungen, Oszillationen charakterisieren die Bewegungen durch die Zyklen. Hale (1987, 1994) hat ein solches zyklisches Modell in Anlehnung an den »healing circle« von Mosher (1990, zit. bei Hale) abgeleitet (s. Abb. 15). Es wurde für die Arbeit mit Gruppenprozessen entwickelt (soziometrischer Zyklus) und dann auf die Einzelarbeit übertragen. Der Zyklus wird in dem Raum markiert (Radius ca. 1,80 m) und kann von dem Kunden durchlaufen werden. Durch die Bewegung in dem Zyklus verbunden mit den Benennungen der Felder und Übergänge gelingt besonders eindrücklich eine fundierte, emotionale Fokussierung auf die anstehenden Schritte in Bezug auf Sinnfragen und Balancen. Es wird auch rasch deutlich, in welchem Abschnitt des Zyklus die bewusste Sorge um die eigene Gesundheit eine Chance hat, nämlich oft erst wieder dort, wo es nach Durchlaufen eines Zyklus sowie der »incorporation«, des In-sich-Aufnehmens der Erfahrungen, wieder zu einer Konzentration »auf sich selbst« kommen kann.

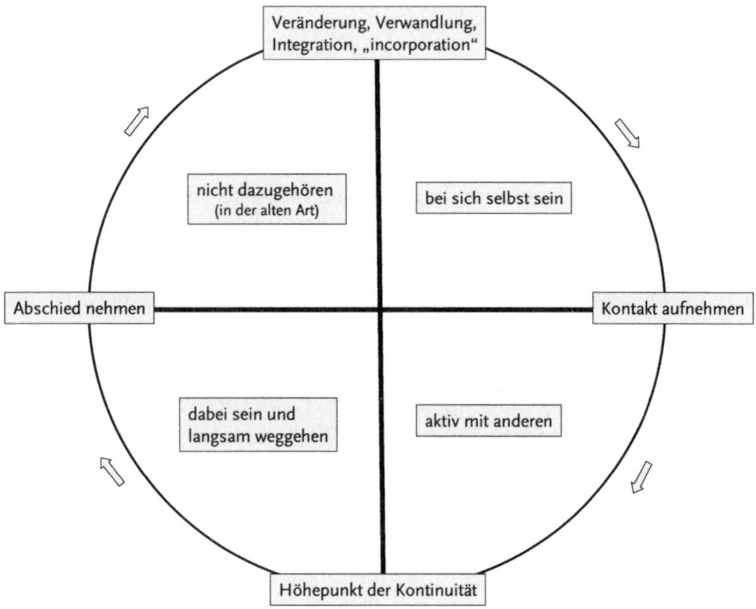

Abb. 15: Der Lebenszyklus von Ann E. Hale (Übersetzung M. L.)

Fallbeispiel

Ein 41-jähriger Kunde kam in meine Praxis wegen erheblicher Spannungen in seinem Leitungsteam. Er sah sich durch die andauernden Konflikte in seinem Engagement blockiert, fühlte sich energielos, lag nachts oft wach und hatte seit einigen Monaten massive Symptome seiner (bekannten) Neurodermitis. Er hatte vor 2 Jahren die Leitung der Abteilung übernommen, kam aus einer ähnlich belastenden Situation und fragte sich, wo sein sonst sicheres Gespür für »seinen Weg« geblieben war. Der ihm vorgesetzte Vorsitzende des Vorstands war für ihn letztlich nicht für einen Klärungsprozess »greifbar«.

Auf dem Lebenszyklus markierte er für sich einen Platz in der Aktivität mit anderen, allerdings blieb er dort der Einzige, alle anderen waren in seiner Wahrnehmung letztlich nicht dabei, der Vorsitzende nahm innerlich seinen Abschied. Neben diesem für ihn einleuchtenden Bild war sein Weg durch den Zyklus – bezogen auf die letzten Jahre – durch einen nicht stimmigen Abschied aus den letzten beiden Arbeitsverhältnissen gekennzeichnet, die emotional noch sehr präsent waren und zu einem fast »blinden« Engagement im neuen Feld führten (nach dem Motto: »Das Gleiche passiert dir nicht noch einmal!«). Er hatte dabei die eigene Orientierung und die Wahrnehmung der Gruppendynamik in dem Team aus dem Auge verloren.

Die Reflexion der vorherigen, schmerzhaften Erfahrungen wurde verbunden mit einer Neuausrichtung seiner beruflichen Orientierung. Dies gelang aus der Position des Feldes »bei sich selbst sein« heraus. Von dort aus wurde wegen der eingeschlafenen Gesundheitsaktivitäten und mit Blick auf die entstandenen Symptome eine von der Neuausrichtung deutlich beflügelte Reaktivierung seines früheren Engagements konzipiert. Auf dieser breiten Basis ließ sich dann eine angemessene und – wie sich zeigte – deutlich wirksamere Form seines Engagements in der Firma ableiten. Der Kunde kam so aus einem Zustand gesundheitlicher »Verwahrlosung« heraus, nahm dann seine vor Jahren eingestellten Gesundheitsaktivitäten wieder auf und sorgte auch für eine angemessene Behandlung seiner Neurodermitis.

6.3 Der Coach vor der Frage nach dem Sinn

Die Bearbeitung von Sinnfragen und Lebensbalancen ist besonders eng mit der vertrauensvollen Beziehung von Coach und Kunde verbunden. Das Ausmaß an persönlicher Erfahrung des Coach mit seinen eigenen Auseinandersetzungen mit diesen Themen, seine Kunst des Aufbaus einer für dieses Thema tragfähigen Beziehung und dann erst der stimmige Einsatz passender Methoden bilden den dafür notwendigen Dreiklang. Die Erfahrung zeigt zudem, dass nicht zuletzt das biologische Alter und die spirituelle Reife des Coach einen wesentlichen Einfluss auf die Bearbeitungstiefe dieser Thematik haben.

Neben diesen persönlichen Voraussetzungen eignet sich als methodische Basis der hier beschriebenen Arbeit auch wieder der Einsatz systemischer Fragen, die mit entsprechenden Visualisierungen und den hier gezeigten Methoden unterstützt werden können.

Viele Beratungs- und Coachingprozesse behandeln natürlich zentral auch die Thematik der Sinnhaftigkeit und Balance von Lebensprozessen, auch ohne die Fokussierung auf Gesundheit. Die eingesetzte Methodik kann dabei außerordentlich vielfältig sein und folgt den Kompetenzen des Coach und den von ihm entwickelten Stimmigkeiten mit seiner Persönlichkeit. Im Gesundheitscoaching verstehen wir Sinnfragen und Lebensbalancen als wesentlichen Teil des Gesamtzusammenhangs einer ganzheitlich verstandenen Gesundheit, deren Bearbeitung die Grundlage für andere Aktivitäten (Ernährung, Bewegung, Entspannung ...) sein kann.

7. Die Arbeit mit Gesundheitsmetaphern

7.1 Metaphorik von Gesundheit

Schon im theoretischen Teil des Buches war auf die Beobachterabhängigkeit und den Kontextbezug der Definition von Gesundheit verwiesen worden. Die persönlichen Gesundheitskonzepte sind die Landkarte, mit der man sich durch das Gelände der Wahrnehmungen manövriert, der Wahrnehmung körperlicher, psychischer, sozialer und existenzieller Vorgänge in sich und um sich herum. Die Beschreibung der persönlichen Gesundheitskonzepte erfolgt metaphorisch mit weit reichenden Konsequenzen für das Gesundheitsverhalten. Der Einstieg in die komplexe Thematik der Gesundheit ist über die Reflexion der benutzten Metaphorik leicht möglich.

Lakoff und Johnson haben in ihrem Buch *Leben in Metaphern* beschrieben, wie unsere alltäglichen Konzepte, nach denen wir denken und handeln, im Kern metaphorisch sind: »Die primäre Funktion der Metapher ist die, uns zu ermöglichen, dass wir eine Art der Erfahrung von einer anderen Art der Erfahrung her partiell verstehen können« (1998, S. 177). »Metaphern können für uns Realitäten schaffen, vor allem soziale Realitäten. Auf diese Weise kann eine Metapher Orientierung geben für unser zukünftiges Handeln. Solchermaßen geleitetes Handeln passt natürlich zu der entsprechenden Metapher. Dadurch wird wiederum die Metapher in ihrer Fähigkeit gestärkt, unsere Erfahrungen kohärent zu machen. In dieser Hinsicht können Metaphern sich selbst erfüllende Prophezeiungen sein« (ebd., S. 179, vgl. auch Buchholz 1993).

Metaphern reduzieren also die Komplexität der Welt. Sie erzeugen Zusammenhänge, Stabilität des Erlebens und Sinn. Metaphern eröffnen Denk- und Handlungsoptionen, begrenzen diese jedoch gleichzeitig auch auf das, was mit den Metaphern zu beschreiben ist. Metaphern haben gleichzeitig deskriptive und präskriptive Funktionen.

Sprache muss neben den analytisch-deskriptiven Möglichkeiten synthetisch-holistische Potenziale haben, um gestalthaft strukturierte Erfahrungen, ganzheitliche Bilder und Sinneseindrücke kommunizierbar zu machen. Metaphern helfen, den Blick vom Detail auf das Ganze zu richten, sie ermöglichen die notwendigen Perspektivwechsel und tragen so zum dreidimensionalen Sehen, zum »stereoskopen Sehen« bei.

Metaphern tragen das Prinzip der Reflexion in sich. Die Anschaulichkeit der Metapher ist immer eine reflektierte Form der Anschauung: Sie beinhaltet das »sehen als« und das Kant'sche »Als-ob«-Prinzip. Metaphern heben ihre unmittelbare Beschreibung dadurch gleichzeitig auf. »Ich verhalte mich so, als ob mein Körper eine Maschine wäre und ein Motorcheck notwendig wird.« Die Metaphernreflexion ist so ein nahe liegender und gleichzeitig wesentlicher Prozess zur Überprüfung der Viabilität (Gangbarkeit) unserer »inneren Landkarten«.

Die metaphorische Koppelung ist ein wesentlicher Teil der Beziehungsgestaltung zwischen Coach und Kunde. Sie meint das gegenseitige Einschwingen auf die Metaphorik des anderen, für den Coach also die Aufgabe, den Metaphern des Kunden und den sich damit öffnenden Welten nachzuspüren, sich in diesen Welten umzusehen, sich umzuhören, sich dort zu tummeln, nach Optionen Ausschau zu halten. In diesem Tanz testet er, welche noch nicht wahrgenommenen und nicht genutzten Spielräume sich zeigen und in welche metaphorischen Welten sich der Kunde möglicherweise zusätzlich entführen lässt, um ihm dort andere Gesundheitsmodelle schmackhaft zu machen. Die Arbeit mit Metaphern zu Gesundheit beschreitet also einerseits den Weg, die benutzten Metaphern des Kunden explizit und damit der Reflexion zugänglich zu machen. Andererseits koppelt der Coach mit seiner (unvermeidlichen) eigenen Metaphorik an die Welt des Kunden an, exportiert seine Modelle, regt den Kunden damit zur Weiterentwicklung seiner Modelle an und erfindet im Dialog mit dem Kunden neue, einmalige Metaphern.

7.2 Metaphernanalyse

Ziel dieses Schritts im Gesundheitscoaching ist es, die benutzten Metaphern darauf zu überprüfen, ob sie sich für die gewünschte Öffnung der Räume einer Gesundheitsorientierung als nützlich erweisen, und ggf. Erweiterungen der Metaphern anzuregen, Metaphern zum Ritt durch die Lösungsräume (Lauterbach 2004).

Das Werkstatt-Modell des Ölens und Schmierens als Gesundheitspflege dürfte sich für bestimmte gesundheitsorientierte Verhaltensweisen eignen (regelmäßige Gesundheitschecks, verschleißvermeidendes »Fahren« etc.), es erschwert aber den Zugang zu den tieferen Aspekten der Gesundheitsorientierung wie Sinnstiftung, Kontemplation u. Ä.

Methodisch lässt sich die Arbeit mit den Metaphern auf verschiedene Weise beginnen.

Der Kunde wird gebeten, seine Bilder, die er mit Gesundheit in Verbindung bringt, auszusprechen oder aufzuschreiben. Er sammelt sie z. B. zur Vorbereitung auf eine Sitzung, bereitet sie mit anderen zusammen vor (mit dem Partner, Freunden, Kollegen ...), bringt Bilder, Symbole, Texte etc. mit, die sein Gesundheitsverständnis illustrieren (s. dazu auch Kapitel 11 »Fotoexploration«). Eine andere Möglichkeit ist es, aus einem Fundus von Bildpostkarten oder Symbolen passende Visualisierungen auswählen zu lassen.

Der Coach wird auch die vom Kunden gewohnheitsmäßig benutzte Gesundheitsmetaphorik im Gespräch aufgreifen, sie explizit formulieren und in den Reflexionsprozess einspielen:

- »Sie beschreiben Gesundheit als eine Art Batterie und Ihre Familiensituation als Ladestation. Wenn wir diesem Bild einmal folgen, wie genau funktioniert das bislang?«

Die mit den unterschiedlichen Methoden herausgearbeiteten Metaphern werden in ihren konkreten Konsequenzen für Verhalten und Erleben in Bezug auf die angestrebten Veränderungen durchgespielt.

- Welche Konzepte für das eigene Gesundheitsverhalten ergeben sich konkret aus den benutzten Metaphern?
- Welche Optionen für eine Verbesserung, Veränderung des Gesundheitsverhaltens sind enthalten und wie sind sie in der Logik der gewählten Metapher konkret zu erschließen?
- Welche Ergänzungen, Veränderungen sind in Bezug auf die Landkarte sinnvoll, nützlich?
- Welchen Bezug haben die Gesundheitsmetaphern zu der übrigen Metaphernwelt des Kunden? Welche Spielräume ergeben sich in dieser Welt?

Die Vorstellung, dass Gesundheit wie eine Batterie sei, die gelegentlich aufgeladen werden muss, oder dass der Mensch wie eine Maschine sei, die man wegen Verschleiß und Alterung gelegentlich pflegen und ölen muss (»Boxenstop«), ist eine weit verbreitete Metapher. In der so konstruierten Gesundheitswelt kommt man zu einem anderen Verhalten als mit der hier häufig benutzten Metapher, dass Gesundheit ein Balancieren in einem vernetzten Prozess sei. Die Frage ist einerseits, aus welchem Metaphernfundus, aus welchen Lebenswelten sich Menschen bei der Beschreibung ihrer Gesundheit bedienen, und andererseits dann in der Konsequenz, ob die gewählten Metaphern eine ausreichende Orientierung in der komplexen Landschaft in Bezug auf das angestrebte Ziel ermöglichen.

Die Schlüsselkompetenz zur Herstellung und zum Erhalt von Handlungsfähigkeit in komplexen Situationen ist die Erzeugung von angemessenen Metaphern – angemessen in dem Sinne, dass sie die Komplexität ausreichend bebildern und widerspiegeln, sie aber gleichzeitig zur Sicherung der Handlungsfähigkeit reduzieren. Auch unter dem Gesichtspunkt dieser Balance zwischen Komplexitätserhalt und Komplexitätsreduktion ist der Zugang über die Analyse der Gesundheitsmetaphern des Kunden lohnend. Da die Erzeugung von Metaphern automatisch und vorbewusst geschieht, ist die gezielte Reflexion der für die eigenen Gesundheits- und Krankheitskonzepte benutzten Metaphern und der daraus folgenden Erklärungs- und Handlungsmodelle ein wichtiger Zwischenschritt:

- Er führt zu einem Verständnis darüber, wie sich aus der gewählten Metapher konkrete Verhaltensweisen »wie von selbst« ergeben.
- Er lädt den Kunden ein, die eigene Metaphernfähigkeit zur Erzeugung neuer Handlungsoptionen zu nutzen.

Methodisch profitiert dieser Prozess sehr von den genannten Visualisierungen. Auch die Zuordnung von Symbolen zu den einzelnen Aspekten von Gesundheit kann eine gute Verankerung des Veränderungsprozesses in der Metaphernwelt des Kunden bewirken – in der gewohnten Metaphernwelt oder in erweiterten Modellen.

Fallbeispiel

Ein Kunde stellte in einer kleinen privaten »Feierstunde« zur Symbolisierung seiner zukünftigen Gesundheitsorientierung einen Topf mit einer kleinen Pflanze in seinem Büro auf. Den Topf hatte er zur Hälfte mit dem roten Material der »Aschenbahn« vom Sportplatz seines Heimatortes gefüllt. Für ihn war das ein Weg, um über die Verbindung von Sport und Pflanzenwelt zu einer Metaphorisierung und Symbolisierung der »jungen Pflanze Gesundheit« in seiner Leistungswelt zu kommen und dies in seinem Berufsleben mithilfe eines kleinen Rituals zu verankern. Damit wurden mehrere Ressourcen seiner Geschichte (Leistungssport, Bewegungslust, Hobbygärtnerei) für den Prozess Gesundheitsorientierung verbunden, den er nach Jahren der Immobilität und der drastischen Gewichtszunahme anstrebte.

7.3 Erzeugung von Metaphern

Landkarten

Bei Erweiterungen der Metaphorik des Kunden wird vorzugsweise zunächst auf die Metapher der Landschaft/Landkarte oder der Reise in der Landschaft zurückgegriffen: Es werden Gesundheits-»Landschaften« erzeugt und visualisiert, Landkarten gezeichnet und durch Berge und Täler, Höhen und Tiefen, Fauna und Flora, Wege und Weggabelungen, Wetterbedingungen u. v. a. m. reich bebildert; Reisen werden mit und ohne Wegbegleiter und Reiseführer unternommen. Dies koppelt fast immer gut an die Erlebniswelten des Kunden an. In dieser Metaphorik werden dann die Ziele des Kunden, die Wege dorthin und die ersten Schritte beschrieben. Da Begriffe wie »Wege zum Ziel«, »die nächsten Schritte« oder »da haben wir uns verrannt« u. Ä. zudem übliche Bilder in Veränderungsprozessen sind, die implizit auf Landschaftsmetaphern basieren, ist diese Metaphorik für den Kunden leicht zu erschließen.

Balancen

Häufig sehr ergiebig sind die aus der Balance-Metapher ableitbaren Bilderwelten. Hierbei muss schon genauer auf die dem Kunden nachvollziehbaren Begriffe und Bilder geachtet werden. Die Metapher des Balancierens ist in den letzten Jahren allerdings sehr populär und damit häufig trivial geworden. Trotzdem ist das »Bespielen« der komplexen Welt der Optionen, die eigene Positionierung und Selbstdefinition, am besten mit der zeitbezogenen Metapher des Balancierens zu konzipieren: mal mehr hiervon, mal mehr davon. In den Konzepten der Lebensbalancen, der work-life-balance tauchen die Ideen der Balance explizit auf. Wir haben diese Metaphorik in unserem

Methodenset mehr oder weniger deutlich an verschiedenen Stellen ebenfalls verankert, weil sie sich für viele Fragen bewährt hat (vgl. z. B. die Kreisdiagramme zur persönlichen Balance, s. o.).

Rhythmus

Das Rhythmusgefüge von Lebensprozessen, das in dem Balancemodell aufscheint, prägt auch die Gestaltung von Gesundheit. Es ist kein starrer, kein linearer Prozess, sondern kann als ein Prozess der Bewegung metaphorisch ausgekleidet werden, mit Schwingungen nach links, rechts, oben und unten, mit Beschleunigungen und Verlangsamungen. Das bewusste oder versehentliche Aufsuchen der unterschiedlichen Lebensbereiche und Lebensthemen, das Durchleben von Lebensphasen lässt sich als »Rhythmusfähigkeit«, als Kompetenz der Herstellung von Balancen in einem zeitlich zu beschreibenden Schwingungsprozess beschreiben. Mit dieser Metaphorik ist die Gesundheitswelt lebendig zu bebildern: mit Melodie und Rhythmus, Tanz und Choreografie, Schwingen und Pulsieren, Partituren und Improvisation etc. (vgl. Huber 2001, S. 121 ff.).

Dem Kunden wird die Ankoppelung an solche Metaphern durch Angebote des Coach (z. B. via zirkulärer Fragen) erleichtert, oder er wird durch das Nutzen von Bildern, von Musik, von Symbolen unterstützt. Der Ausflug in die jeweilige Metaphorik kann ausgiebig für die Erzeugung von Ideen, zur Erweiterung der Perspektiven genutzt werden, um dann allerdings rechtzeitig »die Kurve zu kriegen« und zu möglichst konkreten und umsetzbaren Ergebnissen zu kommen.

Der Kreativität des Coach und seiner Kunst, metaphorische Welten zu erschließen, in die er die Kunden einladen kann, sind kaum Grenzen gesetzt.

Fallbeispiel

Dem Kunden war übel, elend und schwindelig. Er war Kapitän geworden, hielt sich aber aus alter Gewohnheit lange unter Deck auf, in den »operativen Ebenen«. Die See war sehr stürmisch, das Schiff bewegt, und er war auf seinem neuen Platz noch nicht angekommen. Das schlägt auf den Magen (was der Kunde als konkretes Symptom erlebte). Er war seekrank.

Dem Kunden gelang es durch Umorganisation von Arbeitsprozessen seinen Platz auf der Brücke einzunehmen. Was er da sah, verschlug ihm den Atem: gigantische Ressourcenverschwendungen, festgefahrene Konflikte und Cliquenwirtschaft, fehlende Ausrichtung auf das Reiseziel. Seine Reederei zögerte mit notwendigen Entscheidungen, so dass sich alle Schiffe auf recht ungeordneten Kreuzfahrten befanden.

Die nächste Ebene der Herausforderungen hatte für den Kunden begonnen. Die Metaphorik half ihm, seinen Platz im Alltag zu überprüfen und ggf. zu korrigieren.

8. Die Checkliste »Das Wissen über sich selbst«

Die Checkliste »Das Wissen über sich selbst« ist eine Exploration und damit auch eine Intervention. Ziel ist es, für den Kunden eine Suchbewegung anzuregen und seine wichtigen Lebensthemen »aufzurufen«, die dann das Panorama für die Gesundheitsorientierung bilden sollen. Damit soll eine thematisch breite Arbeitsgrundlage für das Gesundheitscoaching erreicht werden. Die Zielrichtung ähnelt dem Check-up-Interview, die Methode ist jedoch deutlich weniger vom Coach vorstrukturiert. Sie erzeugt ein eher breites Verständnis von Gesundheit und regt einen Reflexionsprozess an über die eigenen Wurzeln, Ziele, die Sinnfrage und über den Bezug zur Welt, die Wirkung auf die Welt und die eigene Beeinflussbarkeit durch die Welt, über die Dynamiken von Lebenszyklen, den Umgang mit Lebensenergie, mit Emotionen und Intuition, den Erhalt von Gesundheit im engeren Sinne.

Die Reflexion über das Wissen über sich selbst erweitert das Wissen über sich selbst.

Die Bewertung, die der Kunde zu seiner Auskunftsfähigkeit zu den einzelnen Themen abgeben soll, und die Außenperspektive zu dieser Einschätzung dienen der Vertiefung und der Konkretisierung des anschließenden Gesprächs. Wissen über sich selbst wird erzeugt und findet statt in Bezug auf den individuellen Lebenskontext, es benötigt zwingend die anderen. Wissen, auch über sich selbst, entsteht über Kommunikation, über Handeln, (Mit)Teilung vermehrt das Wissen.

Die Grundidee der Checkliste ist also, dass Coaches als Spezialisten verstanden werden, die Kommunikationsprozesse zur Erweiterung von Wissensfeldern des »Wissens über sich selbst« strukturieren, anstoßen, moderieren, begleiten. Diese Prozesse sind zu verstehen als Entdeckungsreise und als ein aktives Erzeugen von Verknüpfungen und Verbindungen. Auf diesem Weg kann an Modelle angekoppelt werden, die viele Leistungs- und Verantwortungsträger als »Wissensmanagement« aus ihren Organisationen kennen. Wissen wird hier verstanden als aktiv aus Daten erzeugte Informationen, die in einen Kontext gestellt werden und so Bedeutung erlangen. Im Gesundheitscoaching, so lautet die Botschaft aus dem »Import« dieser Ideen des Wissensmanagements, wird »Wissen über mich selbst« erzeugt.

Die Checkliste wird insbesondere eingesetzt zur Vorbereitung und Einleitung der Arbeit zur Lebensbalance und zu den Sinnfragen im Rahmen des Gesundheitscoachings. Sie ist gut geeignet, um die Breite und Tiefe von Themen zu öffnen, die bei einer Fokussierung auf Gesundheit im ganzheitlich verstandenen Sinne berührt werden können und müssen.

8.1 Die Arbeit mit der Checkliste

Arbeitsanweisung:
Die Checkliste dient der ersten Orientierung in Ihrer inneren Landkarte »Das Wissen über mich selbst«.

Bitte gehen Sie die einzelnen »Wissensfelder« durch.

Bewerten Sie Ihr Wissen über jedes Wissensfeld auf einer Skala von 0–10 und notieren Sie den Wert in der Checkliste.

0 heißt: Ich weiß in diesem Feld nichts über mich.
10 heißt: Ich weiß in diesem Feld ungewöhnlich viel über mich.

In dem Bewertungsschritt der 2. Spalte gehen Sie bitte wie folgt vor: Notieren Sie dort den Wert, den derjenige Ihnen über Ihr Wissen in diesem Feld geben würde, der Sie diesbezüglich besonders gut kennt. Es handelt sich also um den Wert, von dem Sie vermuten, dass der andere ihn in diesem Feld markieren würde auf der Basis seiner Vermutung über Ihr »Wissen über mich selbst«.

Markieren Sie abschließend zwei Wissensfelder, die Sie in naher Zukunft für sich weiter erschließen wollen und die in dem Prozess des Gesundheitscoachings eine wichtige Rolle spielen sollen.

Checkliste „Das Wissen über mich selbst“

Wissensfelder	Ich selbst weiß	Andere vermuten, dass ich weiß
	0 nichts 10 viel	0 nichts 10 viel
meine Wurzeln, meine Traditionen, meine Werte, mein Lebensziel		
meine übergeordneten Sinnbeschreibungen		
meine typischen Handlungsmuster und -strategien		
meine Wirkung auf andere, mein Charisma		
meine Kompetenzen und Ressourcen		
meine Defizite und Grenzen		
meine Führungskompetenzen		
meine typischen Umgangsmuster mit Konflikten		
mein Umgang mit Geld		
mein Umgang mit Kognition und Emotion		
Möglichkeiten und Grenzen meiner Intuition		
mein Energieniveau und mein Energieeinsatz		
mein Umgang mit Macht		
meine Verlässlichkeit, Verbindlichkeit in Beziehungen		
mein Umgang mit Übergängen und Krisen		
mein Körper, meine Gesundheit		
mein Körper, meine „Sollbruchstellen“, meine Krankheiten		
meine Lebenszyklen		
meine Biorhythmen		
meine Erotik, meine Sexualität, meine Liebe		
meine Aggressivität, meine Ungeduld		
mein Älterwerden		
meine Szenarien über mein Lebensende		

Abb. 16: Checkliste »Das Wissen über mich selbst«

Die Auswertung der Antworten erfolgt direkt in dem Coachinggespräch. Wichtig ist dabei auch, die Reaktion des Kunden auf die Arbeit mit der Liste zu erfahren, also z. B. welche Themenfelder ihn überrascht haben, welche ihm vertraut, welche ihm fremd vorkamen. Anschließend knüpft das Gespräch an den Themen an, die dem Kunden und dem Coach für eine Vertiefung in Bezug auf die Zielsetzung des Gesundheitscoachings lohnend erscheinen.

9. Die Energiebilanz

Das Konstrukt der Energie ist eine Metaphorik, die die Wahrnehmung und Beobachtung wechselnder eigener und fremder Befindlichkeiten außerhalb von Krankheitsmodellen beschreiben kann. Sie erzeugt die Annahme einer energetischen Ausstattung und wird zudem oft mit zusätzlichen markanten Metaphern verbunden (vom »Bäume ausreißen« bis zum »nassen Sack«). Es ist ein für Kunden plausibles Konstrukt, das den Umgang mit den persönlichen Ressourcen abbildet und zusammen mit den dadurch angeregten Bildern in enger Verbindung mit Parametern von Gesundheit steht.

Die Erhebung der Energiebilanz in der hier vorgestellten Form wird als Methode zur Reflexion des Umgangs mit den eigenen Ressourcen und dem Gelingen wichtiger Lebensbalancen (z. B. Aktion vs. Erholung/Kontemplation), des eigenen Einsatzes, des Engagements, des Aktivitätspegels etc. eingesetzt. Sie fokussiert unterschiedliche Wahrnehmungen in einer Metapher, dient der Konkretisierung und Visualisierung und wird dann sowohl zur Beschreibung des Ist-Standes als auch zur Planung von Entwicklungsschritten und zur Evaluation eingesetzt.

Der Prozess der Analyse des Energieniveaus umfasst mehrere Schritte.

Zunächst wird eine Skala konstruiert. Auf der zu konstruierenden Skala erhält die Position »Leistung und Erholung sind in einer guten Balance« den Wert 100. Dazu werden konkrete Anhaltspunkte für ein gutes ausgeglichenes Energieniveau erarbeitet und mit einer Metapher angereichert (»Bäume ausreißen«).

- »Bei welchen konkreten Wahrnehmungen, Beobachtungen sagen Sie, heute ist ein besonders guter, energievoller Tag?«
  Ähnlich wird der untere Wert bestimmt und bebildert.
- »Erinnern Sie sich an den letzten Tag, an dem Sie keine Energie mehr zur Verfügung hatten!«
  Es wird anschließend der Skalenwert bestimmt, der dem Energieniveau entspricht, auf dem in den letzten Jahren durch-

schnittlich gelebt und auch gearbeitet wurde, also das »Normalniveau«. Es kann dann ein Wert markiert werden, der dem Niveau entspricht, für das man glaubt, »geboren« zu sein.
- »Was ist von meiner Ausstattung vermutlich die Ebene, auf der ich im Alltagsbetrieb dauerhaft gut laufen könnte? Wie schätzen das andere ein, die mich gut kennen?«

Diese Skala ist die Hochachse eines Koordinatensystems, dessen Rechtsachse ein Zeitstrahl ist. Das Visualisierungsschema dient dann der Dokumentation des Energieniveaus über eine längere Zeit.

Das Spiel mit der Metapher der Energie regt die Reflexionsprozesse an und führt in dem nächsten Schritt zu den Überlegungen, ob das gelebte Niveau über oder unter der vermuteten Grundausstattung liegt, ob der Energieeinsatz sich lohnt, ob die im Arbeitskontext eingesetzte Energie in guter Balance mit anderen Lebensbereichen steht. Es stimuliert die Sichtung der energetischen Hipps und der energetischen Flops sowie der bevorzugten Strategien, die Energie rasch und sicher auf 0 zu fahren etc.

Mit der Energiemetapher lassen sich auch Zielbestimmungen konkretisieren. Dem Ziel wird ein Wert auf der Hochachse der Skala des Energieniveaus zugeordnet, und dieser Wert wird mit den Selbstwahrnehmungen verknüpft:

- »Wie zeigt es sich konkret und untrüglich, z. B. in Ihrer körperlichen Befindlichkeit, Ihren Bewegungen, Ihrer Sprache, wenn Sie auf dem Wert 77 Ihrer Skala laufen? Wie kann das von wem von außen beobachtet werden?«

Auf dem Weg über die Energiemetapher können zudem die individuellen Biorhythmen, wie Tages-, Wochen-, Jahresrhythmen, als unterschiedlich energetisch aufgeladene Phasen eingearbeitet werden. Es kann eine Kurve der Lebensenergie für die nahe Zukunft erstellt werden: Die bewusste Sorge für ein gutes energetisches Niveau, das z. B. über Bewegung, Ernährung, Entspannung, Schlaf und die gesundheitsorientierte Planung von Arbeitsprozessen erreicht werden kann, wird in den jeweiligen Auswirkungen der entstehenden Kurve zugeordnet.

Das Erleben von Energie ist also eng mit vielen der hier behandelten Aspekte verknüpft. Dem Kunden kann zur Anregung und zum weiteren Experimentieren mit dieser Thematik der Ratgeber von Schonert-Hirz (2002) empfohlen werden, in dem Coach und Kunde Übersichten und Checklisten für die Arbeit mit dem Energiemodell finden.

10. Systemische Strukturaufstellungen mit dem Thema Gesundheit

Systemische Strukturaufstellungen basieren auf der räumlichen Metaphorik, mit der Menschen ihre Lebens- und Arbeitssituation beschreiben und erleben. Die Wahrnehmung räumlich dargestellter systemischer Konstellationen erweitert die Hypothesenbildung und öffnet den Weg zu Lösungen. Die räumlichen Abbildungen der Beziehungskonstellationen von Personen, Organisationseinheiten und Themen (Aufgaben, Projekte, Märkte etc.) eines Systems erlauben die Entwicklung von Lösungsperspektiven durch Veränderungsoptionen der »inneren Landkarten« (vgl. zu dieser Methodik Bösterling u. Fritz 2004, S. 96 ff.). Wichtige Impulse zur Entwicklung der Methode für Fragen der Organisationsentwicklung und des Coachings gingen insbesondere von Weber (2000) und von Sparrer und Varga von Kibéd aus (z. B. 2003 zusammen mit Daimler). In der klassischen Form der Aufstellungsmethode werden mithilfe Dritter (Repräsentanten) die systemischen Konstellationen einer Fragestellung in den Raum »gestellt«. Im Einzelcoaching kann die räumliche Metaphorik durch die Platzierung von Gegenständen im Raum oder auf dem Tisch in Szene gesetzt werden. Vorzugsweise werden dazu sog. Bodenanker z. B. in Form von Moderationskarten eingesetzt.

Die Arbeit mit dem Thema Gesundheit kann mit dieser Methodik insbesondere auf zwei Wegen bereichert werden:

a) Eine systemische Konstellation wird um das Thema Gesundheit ergänzt:

Hierbei bearbeiten Kunde und Coach zunächst das Coachinganliegen mit einer der Formen der systemischen Strukturaufstellung, z. B. die anstehende berufliche Entscheidung und deren Randbedingungen, Wechselwirkungen, Chancen, Risiken etc. In diese Konstellationsarbeit wird dann das Thema Gesundheit zusätzlich eingeführt. Das Thema erhält dazu von dem Kunden einen Platz in der Konstellation.

Es kann nun verschiedenen Fragen nachgegangen werden, z. B.

- ob die Gesundheit einen guten und energievollen Platz hat,
- wie die Beziehung der Gesundheit zu dem Kunden erlebt wird,
- welche Dynamik in dem System entsteht, wenn Gesundheit als Thema hinzukommt,
- welche Konflikte sich abzeichnen,
- welche Veränderungen die Konstellation ggf. benötigt, damit der Platz der Gesundheit stabil bleibt/wird,
- zu welchem Teil der Konstellation die Gesundheit besondere Anziehungen oder Aversionen erlebt.

Coach und Kunde können Lösungen erarbeiten, die durch das räumliche Verändern der Konstellation »probeweise« durchgespielt und auf Effekte, Wechselwirkungen etc. hin überprüft werden können. Mögliche Interventionen in das komplexe System des Kunden können so durch hypothetische Veränderungen erarbeitet werden. Anschließend oder in Folgesitzungen können die entstandenen Impulse für die Umsetzung ggf. weiter konkretisiert werden.

b) Das Thema »Gesundheit« wird aufgestellt:

Dazu werden neben dem Repräsentanten (oder Bodenanker) für den Kunden die Personen, Themen und Teilthemen, Ziele, Ressourcen, Hindernisse oder der Körper, die Seele etc. im Raum aufgestellt und zueinander in Beziehung gesetzt, die für seine gesundheitsorientierte Entwicklung von Bedeutung sind. Aus der sich entwickelnden Dynamik lassen sich wie oben gezeigt dann Hypothesen gewinnen und für das Erarbeiten von Lösungskonstellationen nutzen.

Der Prozess der systemischen Strukturaufstellung zu dem Thema Gesundheit hat oft eine besonders einprägsame Wirkung auf den Kunden, da die konkreten Wahrnehmungen, die er z. B. auf den verschiedenen Plätzen selbst erleben kann, eine gute und oft energetisierende, körperlich-emotionale Verankerung seiner Gesundheitsthemen und -ziele erzeugen und die entstehenden Bilder dadurch eine anhaltende Wirkung entfalten.

Ein anderer wichtiger Effekt von Aufstellungen zu der Thematik ist, dass sich Aspekte zeigen, die zunächst nicht mit aufgestellt worden waren, die aber auf das Gesamtsystem deutliche Auswirkungen im Sinne einer Stärkung oder Schwächung haben. Dies sind einerseits Ressourcen des Kunden (z. B. seine grundlegend hoffnungsvolle Lebenseinstellung), andererseits Grundeinstellungen, die ihn in seiner Gesundheitsentwicklung bremsen, wie z. B. familiäre Botschaften (»bei uns wird keiner älter als 50«) oder Fragen des Selbstwerts (»ich habe kaum verdient, dass ich das auch noch genießen darf«). Diese zusätzlichen, vorher übersehenen Themen vervollständigen dann das Bild und geben Hinweise auf notwendige Reflexionsprozesse.

11. Fotoexplorationen, Fotoinszenierungen zum Thema Gesundheit

Ziel des Einsatzes von Fotografie ist eine kontinuierliche und möglichst konkrete Auseinandersetzung mit der Thematik im Alltag/Berufsalltag, die mithilfe eines visuellen Mediums, eines »bildgebenden Verfahrens« angereichert und erleichtert werden soll. Die Fotografie dient auch als Materialsammlung für die Beschreibung von Ist und Soll.

Es kann zwischen mehreren methodischen Zugängen gewählt werden:

Fotoexploration

Der Kunde wird gebeten, für die Zeit bis zur nächsten Sitzung eine Digitalkamera mitzuführen und täglich mindestens ein Foto, wenn möglich mehrere Fotos in seiner Arbeitsumgebung und in seiner Privatumgebung zu machen (oder von sich machen zu lassen) zu dem Thema »Meine Gesundheit«. Sowohl Ressourcen als auch Grenzen und Risiken sollen dargestellt sein. Die Bilder sollen sich auf verschiedene Aspekte von Gesundheit beziehen, sie können auch das gesundheitsorientierte Führen einbeziehen.

Wichtig kann es manchmal sein, das Thema der Fotoexploration mit dem Kunden weiter zu konkretisieren, insbesondere wenn der Fokus schon auf ein Anliegen gerichtet ist (z. B. Stressreduktion) oder wenn der Kunde zu dem allgemeinen Thema »Gesundheit« keinen Zugang findet.

Die Arbeit mit den Fotografien ermöglicht es, aus dem Wechsel von Innenperspektive (unmittelbares Erleben der Situation) und Außenperspektive zu kreativen Lösungsbeschreibungen zu kommen.

Es kommt dabei gelegentlich zu sehr spontanen Veränderungsideen: »Das kann ja nix werden, wenn ich mich da so in die Ecke gequetscht sehe, da bin ja überhaupt nicht mehr beweglich. Das muss ich sofort ändern.«

Eine andere Variante der Fotoexploration ist, den Kunden für eine bestimmte Zeit (bis zum nächsten gemeinsamen Termin) Fotografien vom Arbeitsalltag erstellen zu lassen, ohne eine thematische Bindung vorzugeben. Die so entstandene Fotoserie kann dann in der Coachingsitzung unter der Perspektive von Gesundheit, Gesunderhaltung, Lebensbalancen etc. betrachtet werden, um daraus Lösungsbilder zu entwickeln.

Die Fotografie kann auch zur Begleitung des weiteren Prozesses des Gesundheitscoachings eingesetzt werden. Die einzelnen Schritte werden dann abgelichtet, so dass sich eine Dokumentation der Ereignisse ergibt. Dieses »Bilderbuch« kann auch als eine Ergebnissicherung verstanden werden: Wenn einmal die Gesundheitsorientierung verloren gehen sollte, kann der stattgefundene Prozess über die Bilder wieder aktiviert und die Gesundheitsorientierung reanimiert werden.

Fotoinszenierung

Hier geht es um Fotografien, die speziell zu einem Thema von dem Kunden »gestellt« werden. Solche Fotografien kann der Kunde zwischen den Sitzungen produzieren, oder sie werden gemeinsam in der Coachingsitzung inszeniert. Die Inszenierung in der Sitzung hat den Vorteil, dass der Kunde in seiner Inszenierung selbst agieren kann (symbolisierte Innenperspektive) und die dabei entstandenen Fotografien gemeinsam mit dem Coach betrachten und auswerten kann (Außenperspektive). Anschließend werden dann Lösungsbilder inszeniert: Dazu geht der Kunde zurück in seine ursprüngliche Inszenierung – er re-inszeniert das vorher dargestellte Sujet, geht also zurück in die Innenperspektive. Aus der »innen« erlebten Dynamik setzt er die Inszenierung in Richtung einer Optimierung seiner Gesundheitsorientierung fort. Dies wird erneut fotografiert und dann in der Vergleichsbetrachtung mit den vorherigen Fotos ausgewertet. Die Methode erfordert einen ständigen Wechsel von Innen- und Außenperspektive, so dass in diesem Wechselspiel Entwicklungsideen erzeugt, weiterentwickelt und ggf. korrigiert werden können (vgl. Lauterbach 2003d).

Eine weitere Variante ist die Re-Inszenierung von Fotos, die der Kunde aus seinem Alltag zu diesem Thema mitgebracht hat. Auch auf diesem Weg werden dann Entwicklungen der Gesundheitsorientierung aus der Innenperspektive des re-inszenierten Bildes heraus entwickelt, fotografiert und im Vergleich mit den vorherigen Bildern ausgewertet.

Inszenierte Lösungsbilder, die eine gute emotionale Resonanz beim Kunden erzeugen, werden ausgedruckt und vergrößert. Das Bild wird dann für einige Zeit an einem gut sichtbaren Ort im privaten oder beruflichen Umfeld des Kunden platziert und dient als Anker für den Zielzustand.

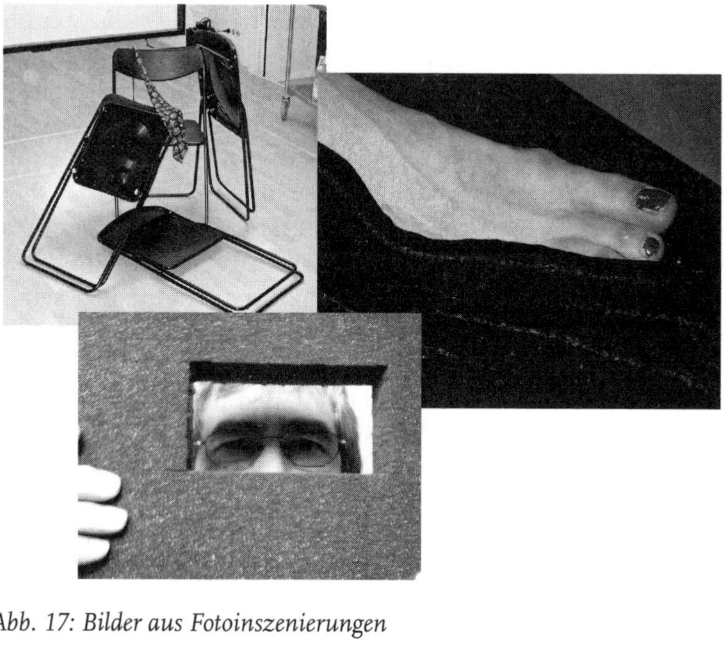

Abb. 17: Bilder aus Fotoinszenierungen

12. Fragebogen zur Lebensqualität

Zu dem Thema Lebensqualität sind standardisierte Fragebögen auf dem Markt. Der hier vorgestellte Bogen dient einer Verlaufsbetrachtung und wurde für den Prozess des Gesundheitscoachings, speziell für die Check-up-Interviews erstellt. Er ist kurz und verzichtet auf die sonst in diesen Bögen oft üblichen ausdrücklichen Fragen nach Defiziten.

Ziele des Bogens sind,

- dem Kunden einen kurzen Überblick über die von ihm aktuell erlebte Lebensqualität zu ermöglichen und damit sein Anliegen zu konkretisieren,
- eine Verlaufsbeobachtung der Lebensqualität anzuregen, die auch Ergebnisse seiner gesundheitsorientierten Aktivitäten widerspiegeln und evaluieren kann.

Der Bogen wird dem Kunden in mehrfacher Ausfertigung zur Verfügung gestellt. Bearbeitungsvorschlag ist, zu einem festgelegten Zeitpunkt (z. B. Freitagnachmittag) jeweils einen Bogen möglichst spontan auszufüllen. Die ausgefüllten Bögen sollen in einem Umschlag verwahrt und zunächst nicht wieder angeschaut werden. Die Auswertung erfolgt nach einigen Wochen in dem Gespräch mit dem Coach. Die Verläufe der einzelnen Parameter der Lebensqualität können grafisch dargestellt und so beobachtet werden. Die Idee dabei ist, dass zeitlich eingegrenzte Einschränkungen der Lebensqualität eher häufig sind. Eine dauerhaft bestehende Reduzierung von Lebensqualität sollte Anlass sein, die salutogenen Faktoren und die Lebensbalancen zu überprüfen. Oft ist das Einpendeln der Qualität auf niedrigem Niveau unbemerkt geschehen, weil langsame Verschlechterungen keinen spürbaren Unterschied machten. Der Fragebogen zur Lebensqualität ist dann ein Hinweis auf diese Situation.

Die Intervention, die mit der ritualisierten Benutzung dieses Bogens verbunden ist, hat zum Ziel, die Idee der Lebensqualität (wieder) einzuführen und sie als einen Kristallisationspunkt für die weitere Entwicklung zu etablieren. Es wird die Idee erzeugt, dass Lebensqualität ein Indikator für eine gesundheitsorientierte Entwicklung sein kann.

Es ist also nicht eine wissenschaftliche Genauigkeit bei diesem Setting gefragt (die ohnehin so nicht erreichbar wäre), sondern der Effekt der Fokussierung der Aufmerksamkeit durch das wiederholte Durchlaufen eines kleinen Rituals.

Die Erfahrungen mit dem Bogen zeigen, dass er von den Kunden gern als Feedback-Schleife für die Evaluation der eigenen Entwicklung auch teilweise über den Coachingprozess hinaus eingesetzt wird, meist um die wahrgenommenen Verbesserungen zu dokumentieren.

Fragebogen zur Lebensqualität

Einsatz und Durchführung:

1. Kurzfristige Beobachtung
Sie können den aktuellen Stand Ihrer Lebensqualität dokumentieren, wenn Sie den Fragebogen für einige Wochen regelmäßig am Ende jeder Woche ausfüllen (ohne dass Sie sich vorher die Bögen der vergangenen Woche(n) anschauen). Legen Sie bei der Einschätzung jeweils den Zeitraum von einer Woche zugrunde.
Werten Sie den Verlauf Ihrer Einschätzungen bei den unterschiedlichen Parametern aus, wenn Sie ca. 6 Bögen ausgefüllt haben.

2. Langfristige Beobachtung
Sie können den Bogen auch für eine längere Verlaufsbeobachtung nutzen, wenn Sie ihn in monatlichem Abstand mit entsprechendem Ablauf ausfüllen.

Bitte schätzen Sie folgende Aussagen danach ein, ob sie für Sie zutreffen, auf der Skala von 6: trifft für den Beobachtungszeitraum voll zu bis 0: trifft für den Beobachtungszeitraum überhaupt nicht zu

Ich habe mein Leben aus vollem Herzen genossen.

0 1 2 3 4 5 6

Ich habe allen mir wichtigen Personen und Themen einen guten Platz gegeben.

0 1 2 3 4 5 6

Ich war mit meinen beruflichen Leistungen sehr zufrieden.

0 1 2 3 4 5 6

Ich habe mich erfüllt gefühlt.

0 1 2 3 4 5 6

Ich war mit meinem körperlichen Zustand völlig zufrieden.

0 1 2 3 4 5 6

Ich bin mit meinen beruflichen Plänen gut vorangekommen.

0 1 2 3 4 5 6

Abb. 18: Fragebogen zur Lebensqualität

13. Methoden und Instrumente zum Thema Bewegung

13.1 Informationen für den Kunden

Im Gesundheitscoaching sind für viele Teilbereiche Informationen notwendig, die dem Kunden zugänglich gemacht werden müssen. Bewegung ist eines der typischen Felder dafür. Der optimale Nutzen von Ausdauerbewegung für zahlreiche Funktionen von Körper und Seele (Herz-Kreislauf-System, Bewegungsapparat, Immunsystem, Stoffwechsel, Gewichtsregulation, Stressabbau, Stimmung und Selbstwertgefühl etc.) hängt von der Einhaltung basaler Regeln ab.

Die meisten Kunden kommen aus stark leistungsorientierten Kontexten und betreiben auch die Ausdauerbewegung unter Leistungsdruck. Sie überbeanspruchen ihren Körper und verschlechtern damit häufig dramatisch all die Funktionen, die sie verbessern wollten. Sie benötigen deshalb eindeutige Informationen über die Bedeutung von Ausdauertraining für die Gesunderhaltung, über den Unterschied zum Leistungssport und über die konkrete, ihnen angemessene Umsetzung (vgl. auch Wessinghage 2002, S. 135 f.). Dabei sind am Beginn entsprechende Feedback-Schleifen wichtig, die über Messwerte (zumindest über die Pulskontrolle, besser mit Blutdruckkontrolle und Laktatmessung) dem Kunden die Entwicklung einer angemessenen Bewegungsform- und -intensität ermöglichen. Optimierungsmöglichkeiten der Effekte von Ausdauerbewegung sind durch einen genaueren individuellen Zuschnitt eines entsprechenden Programms möglich (s. oben Kapitel 4 »Der Einstieg in das Gesundheitscoaching über Informationsvermittlung und Gesundheitschecks«). Die Anleitung durch entsprechendes Fachpersonal (Personal Trainer) ist zumindest am Beginn von Ausdauerbewegung nach langen Zeiten von Bewegungspausen dem Kunden dringend zu empfehlen, um Überlastungen oder Fehlbelastungen zu vermeiden.

Der Gesundheitscoach entscheidet, welche der für den Kunden notwendigen Methoden und Instrumente er ihm selbst anbietet und für welche er Fachkräfte empfiehlt und ggf. vermittelt. Dies hängt von seinem Qualifizierungsprofil ab und davon, was in seiner Gestaltung der Beziehung zu dem einzelnen Kunden jeweils einen Platz haben kann und was eher nicht.

13.2 Gemeinsames Bewegen mit Anleitungen

Gute Erfahrungen bestehen hier mit Ausdauerbewegung, die der Coach gemeinsam mit dem Kunden durchführt. Dies erweist sich als besonders ergiebig, weil die meist notwendige Anleitung zur Verminderung von Leistungsdruck, d. h. zur Entschleunigung, direkt gegeben und anschließend reflektiert werden kann. Es können zudem während der Ausdauerbewegung wichtige Impulse für andere Themen (Stressreaktion, Lebensbalance etc.) aktiviert werden. Dies geschieht z. B. durch Anleitungen zum Body Scan (s. u.) in der Bewegung und zur Beobachtung der Atmung, durch Aufmerksamkeitsfokussierungen auf den Körper-Umwelt-Bezug, auf die Sinneswahrnehmungen etc. Die gemeinsam erlebten Situationen können im Coachingprozess aufgenommen werden und erhalten dadurch eine höhere emotionale »Aufladung«. Auch der Aufbau regelmäßiger Bewegung bei dem Kunden erhält durch dieses Vorgehen wichtige Impulse.

13.3 Pedometer

Das Pedometer ist ein einfaches Gerät zur Messung der Schrittzahl, das an der Kleidung befestigt wird. Es dient der Erzeugung von Informationen über den täglichen Bewegungsumfang des Kunden. Der Wert kann dann mit der von Bewegungswissenschaftlern für notwendig erachteten Zahl von 10.000 Schritten pro Tag verglichen werden. Es wird sowohl am Beginn zur Basisinformation als auch später zur einfachen Erzeugung einer wichtigen Kennzahl für die Erfolgskontrolle eingesetzt.

Das Pedometer ist eine sehr effektive Intervention, weil sie wiederum an die Denkwelt der meisten Führungskräfte anschließt (es wird etwas gemessen) und dadurch eine Fokussierung auf einen leicht nachvollziehbaren Aspekt von Gesundheitsverhalten ermöglicht, zumal sich fast alle mit ihrem täglichen Bewegungspensum zunächst völlig überschätzen.

13.4 Planung

Die Planung des Auf- oder Ausbaus regelmäßiger Bewegung mit entsprechender Verbindlichkeit und angemessenen Feedback-Schleifen (auch für die biologischen Parameter) erfolgt mithilfe der in Kapitel 5 »Projektmanagement« vorgestellten Methoden.

Eine fundierte Basis für die Planung von Ausdauerbewegungen sind die schon beschriebenen bewegungsmedizinischen Erkenntnisse und deren maßgeschneiderte Umsetzung in die Praxis des einzelnen Kunden.

Als Ratgeber kann für Kunden das Buch von Pape, Schwarz u. Gillessen (2001) empfohlen werden. Der Gesundheitscoach kann ihm zahlreiche Visualisierungen, Übersichten und Trainingspläne zu dem Thema Bewegung entnehmen. Gleiches gilt für das Buch von Wessinghage (2002) und das Themenheft Körper – Bewegung – Gesundheit (1997) von GeoWissen.

In diesem Buch finden sich in dem Beitrag von Braumann weitere Hinweise zu dem Thema aus bewegungsmedizinischer Sicht.

14. Methoden und Instrumente zum Thema Ernährung

Ernährung ist im Gesundheitscoaching einerseits oft ein zentrales Thema, andererseits gibt es kaum ein Feld, auf dem der Kunde und die Mitglieder seines privaten Umfeldes nicht schon so viel geackert haben, mit vielen Versuchen, Experimenten, Empfehlungen etc. und oft mit besonders viel Frustration. Gesundheitscoaching muss für dieses Feld einen seriösen Weg wählen, der jenseits der unterschiedlichen Modeerscheinungen bei Diäten und Ernährungsempfehlungen liegt. Der Gesundheitscoach leistet i. d. R. auch keine Ernährungsberatung, sondern setzt seine Prozesskompetenz ein, um mit dem Kunden einen Weg zu einer gesundheitsorientierten Ernährung zu gestalten. In bestimmten Situationen (z. B. deutliches Übergewicht, Stoffwechselerkrankungen) ist der gezielte Verweis an eine professionelle Ernährungsberatung wichtig, auch um dem Thema Ernährung dadurch eine angemessene Bedeutung zu geben. Weiter sollten spezielle Informationen ausdrücklich der ökotrophologischen Fachexpertise vorbehalten bleiben, um sich von modischen Ratgebern abzugrenzen.

Die Platzierung der ggf. notwendigen Umstellung von Ernährungsgewohnheiten in die Struktur des Gesamtprozesses der persönlichen Gesundheitsorientierung des Kunden gehört zum Aufgabenspektrum des Gesundheitscoach. Die Ergebnisse von Ernährungsberatungen können in diesem Rahmen wieder in den Coachingprozess integriert werden.

Einige Prinzipien haben sich für die Gestaltung des Weges zu einer gesundheitsorientierten Ernährung bewährt:

- Höchstleistung braucht exzellente Energieträger:

Zunächst ist der Hinweis für die Kunden wichtig und plausibel, dass Höchstleistungen eine besondere Aufmerksamkeit für die Ernährung brauchen, um dem Gesamtsystem ausreichend gesunde Energien verfügbar zu machen. Hochleistungssportler nutzen ausgeklügelte Ernährungssysteme, um ihre Leistung zu halten.

• Ernährungspyramide als Basis für die Zusammenstellung der Nahrungsmittel (z. B. Ernährungspyramide der Schweizerischen Vereinigung für Ernährung):

Ernährungspyramiden ordnen die Nahrungsmittel so an, dass die bevorzugt zu nutzenden Grundnahrungsmittel die breite Basis bilden und Nahrungsmittel, die begrenzt bis selten zum Einsatz kommen sollen, in der Spitze platziert werden.

Dem Kunden kann eine solche Pyramide ausgehändigt und kurz erläutert werden, sie spricht ansonsten für sich selbst. Der Vorschlag an den Kunden ist, sein gegenwärtiges Ernährungsverhalten auf die Zusammenstellung seiner Nahrungsmittel zu überprüfen und mit der Pyramide zu vergleichen. Daraus ergeben sich ggf. deutliche Hinweise auf notwendige Umstellungen. Der Vorteil der Pyramide ist, dass sie eine dauerhafte Orientierungsmöglichkeit anbietet, unabhängig von den jeweiligen Diät-Moden und Diät-Vorschriften.

• Die Erzeugung einer attraktiven Zielvorstellung:

Eines der Grundprinzipien zur Beschreibung von Zielen ist, dass diese positiv formuliert werden, also ausdrücken, wohin man will, und nicht dabei stehen bleiben, was man nicht mehr will. Dies erreicht man durch die kleine Regel der Umformulierung: »Sie wollen nicht mehr ..., sondern ...?« (Prior 2002, S. 24). Positiv formulierte Ziele geben konkret an, wohin man will, und können so leichter erreicht werden. Es wird so eine Fokussierung auf einen Lösungszustand erreicht, statt einer Visualisierung der zu verlassenden Problemzone. Blaue Elefanten mit rosa Punkten lassen sich nur dadurch nicht vorstellen, dass man sie visualisiert und anschließend durchstreicht. Das hat bei dem Thema Ernährung aber fatale Folgen. »Ich will nicht mehr täglich die krosse Kalbshaxe mit der sämigen, braunen Soße essen« führt zu einer Visualisierung des Gerichts mit allen physiologischen und psychologischen Automatismen, die den Körper auf die Nahrungsaufnahme vorbereiten. Die Wahrscheinlichkeit der nächsten Kalbshaxe steigt. Besser ist eine Zielformulierung, die beschreibt, wie stattdessen die Ernährungsgewohnheiten aussehen sollen. Hier braucht es attraktive Beschreibungen, weil die Visualisierung verschrumpelter Mohrrüben keinen Haxenliebhaber hinter dem Ofen hervorholen. Das heißt, es braucht oft eine Phase des Experimentierens mit unterschiedlichen Ernährungsstilen, bis etwas gefunden ist, das eine solche Zielkonkretisierung trägt, das attraktiv ist und zu einem genussvollen Essen führt.

Die Aufgabe des Coach ist es, diesen Prozess der Zielfindung und Zielkonkretisierung zu moderieren, den Kunden durch die Phase des Suchens von der Beschreibung des »nicht mehr (so fett essen ...)« zu dem »sondern, wie wird es stattdessen später konkret sein, wenn Sie sich anders und dabei lustvoll ernähren?« zu führen.

• Türhüterfunktion wiederherstellen:

Geruch und Geschmack (neben dem Tastsinn von Lippen und Zunge sowie den Kälte-/Wärmesensoren) haben evolutionsbiologisch u. a. die Funktion, zu überprüfen und zu überwachen, was Menschen in sich hineintun. Sie haben also die Funktion eines Türhüters. Die Nahrungsaufnahme ist letztlich ein höchst intimer und persönlicher Vorgang: etwas in sich hineinzulassen, die eigene Körpergrenze überschreiten zu lassen, etwas in die direkten körperlichen Abläufe eingreifen zu lassen. Deshalb ist dieser Vorgang durch ein eigenes komplexes Sensorium geschützt. Es ist ein merkwürdiges Phänomen, dass Menschen heute die Entscheidung, was ihre Körpergrenze überschreiten darf, weitgehend anderen überlassen: Von kompletten Convenience-Produkten bis zum schlichten Fruchtjoghurt werden Stoffe an den »Türhütern« vorbei geschleust, die von anderen Menschen mit unterschiedlichsten Motiven zusammengestellt wurden. Teilweise werden die Türhüter durch Nahrungszusätze auch noch gezielt getäuscht.

Die Wiederherstellung der Türhüterfunktion ist deshalb die Basis für gesundheitsorientierte Ernährungsgewohnheiten. Sie kann z. B. durch gezieltes, achtsames Schmecken von einzelnen Nahrungsmitteln (Brot, einzelnen Gemüsesorten, frischem Orangensaft ...) wieder gezielt aktiviert werden, mit dem erwünschten Nebeneffekt einer verbesserten Genussfähigkeit. Der Türhüter bekommt gezielt den Auftrag, wieder seine Funktion zu übernehmen, indem er bewusst für einige Wochen nach seiner Meinung beim Essen befragt wird.

• Lust am Essen:

Anregungen für die lustvolle Gestaltung von Mahlzeiten lassen sich aus verschiedenen Kochbüchern holen, wobei die Regel gilt, das zu nutzen, was Spaß macht. Zu bevorzugen sind dabei solche Bücher oder Zeitschriften, die das Verhältnis der Nahrungsmittel entsprechend der Verteilung in der Nahrungspyramide einsetzen und die nicht einer (meist kurzlebigen) Diätschule folgen.

- Ernährung im Arbeitsalltag:

Die tägliche gesundheitsorientierte Ernährung ist für Menschen, die unter starken Herausforderungen, unter Zeitdruck, über lange Zeitspannen hinweg arbeiten, z. T. auch mit intensiver Reisetätigkeit, eine besondere Kunst. Diese Kunst braucht einige möglichst einfache Regeln und eingeübte Gewohnheiten, um langfristig erfolgreich sein zu können. Was dazu im Rahmen eines Gesundheitscoachings direkt vom Coach zu leisten ist, ist die gemeinsame Erkundung der Ernährungsgewohnheiten des Kunden und der von ihm erlebten Auswirkungen seiner Ernährung. Wichtig ist dabei auch die Exploration der erfolgreichen Zeiten gesunder Ernährung. Daraus lassen sich Ideen zu der Frage entwickeln, was die Genussfähigkeit und die genießerische Freude am Essen erhöhen würde, was dem Energiehaushalt über den Tag besonders gut täte usw. Oft sind es ganz pragmatische Lösungen, wie leicht angepasste Arbeitsabläufe mit angemessenen Unterbrechungen für die Ernährung oder die Veränderung von Pausenernährungen in einer Abteilung als Teil eines gemeinsam durchgeführten Veränderungsprozesses. Allein die Verfügbarkeit von Obst am Arbeitsplatz, insbesondere in einer ohne Aufwand verzehrbaren Form (Apfelspalten etc.), verändert die Ernährungsgewohnheiten einschneidender als komplizierte Ernährungsprogramme.

Als Ratgeber kann Kunden auch für dieses Thema das Buch von Pape, Schwarz u. Gillessen (2001) empfohlen werden. Der Gesundheitscoach kann ihm Visualisierungen und Tabellen zum Thema entnehmen.

15. Methoden und Instrumente zum Thema Entspannung, Meditation, Selbstwahrnehmung

15.1 Entspannungsmethoden und Meditation

Gesundheitscoaching beschäftigt sich mit Herausforderungen, Belastungen, Stress, Stressfolgen etc., also mit Situationen, in denen der Kunde über die Kompetenz zur gezielten Einleitung einer für ihn spannungsärmeren Situation verfügen sollte. Dazu bewähren sich Methoden zur Entspannung, die ohne großen Aufwand eingeübt werden können und deren Umsetzungen im Arbeitsalltag eine Chance haben, wie die verschiedenen Methoden der Kurzentspannung (Progressive Muskelentspannung nach Jacobsen, Autogenes Training, Fantasiereisen, Mini-Entspannungen durch »bewusstes« Atmen, vgl. Sonntag 1998). Oft kann allerdings eine dem Kunden schon vertraute Entspannungsmethode reaktiviert werden. Je nach Kompetenz kann der Coach im Bedarfsfall die Vermittlung einer ihm gut bekannten Methode übernehmen, ansonsten wird der Kunde an Fachkräfte verwiesen. Auch dabei bleiben aber die Umsetzung und Nachhaltigkeit Thema im Gesundheitscoaching (Lotsenfunktion des Coach).

Vielen Führungskräften ist zu empfehlen, sich eine Meditationsmethode anzueignen. Insbesondere zur Entwicklung einer anhaltend wirksamen Balance von Aktion und Kontemplation gibt es kaum Alternativen. Besonders für lang bestehende Stresssituationen, insbesondere wenn ein Ende schwer abzusehen ist, ist eine gut eingeübte Meditation das Mittel der Wahl.

Das Erleben, dass die gezielte Nutzung von Entspannungsübungen und das Beherrschen einer Meditationsmethode die investierte Zeit »lohnen«, weil Energie, Konzentration und Leistungsfähigkeit so auf einem guten Niveau erhalten bleiben, ist oft die Grundlage für ein langfristiges Engagement in diesem Bereich. Allerdings gönnen sich viele Kunden diese Erfahrung nicht, weil sie dafür »einen langen Atem« brauchen. Der Gesundheitscoach kann hier zunächst Informationen für die Kosten-Nutzen-Abwägungen des Kunden geben, z. B. dass – ähnlich wie bei regelmäßiger Ausdauerbewegung – viele Effekte gleichzeitig zu erzielen sind: Neben der Kontemplation und der spirituellen Erfahrung werden die geistige Leistungskraft und körperliche Funktionen (z. B. Immunsystem, Abbau von Stressreaktionen) gefördert. Und der Coach kann – möglicherweise auf der Basis eigener Erfahrungen – konkrete Empfehlungen geben. Die zu ihm passende Meditationsform muss der Kunde dann für sich selbst entdecken. Neben den klassischen Formen des Yoga, Zen, Tai Chi, Qigong u. Ä. sind atemgeleitete Meditationen oder das Achtsamkeitstraining z. B. in Form des »Body Scan« (Kabat-Zinn 2001) oft für den Kunden plausible und umsetzbare Methoden, und er kann diese Methoden unmittelbar in Pausen im Arbeitsalltag zum Einsatz bringen.

15.2 »Body Scan«

Viele Kunden sind in der Wahrnehmung des eigenen Körpers ungeübt geworden: durch langjährige Konzentration auf herausfordernde Aufgaben, durch die oft langen Zeiten der Reduktion von Körperbewegung, durch die Wirkung der Stresshormone im Sinne der Reduktion der Wahrnehmung von körperlichen und seelischen (Miss)Empfindungen etc. Im Gesundheitscoaching wird diese Wahrnehmung wieder aufgebaut, um Wohlbefinden und Missempfinden deutlicher die Bewusstseinsschwelle überschreiten zu lassen. Damit sollen einerseits Antrieb und Druck, sich um das eigene Wohlbefinden zu kümmern, intensiviert werden, andererseits soll das grundlegende und natürliche Instrumentarium zur Steuerung der gesundheitsorientierten Entwicklung aktiviert werden: die Selbstwahrnehmung.

Ziel ist also die Erhöhung der Wahrnehmungsfähigkeit des Kunden in Bezug auf seine Körperprozesse, seine Befindlichkeiten und Bedürfnisse, auf Anzeichen von Wohlbefinden, Merkmale von Stressreaktionen etc.

Sehr gut geeignet dafür und leicht lernbar ist die aus meditationsgestützten Heilungsansätzen stammende Methode, den Körper systematisch mit der eigenen Aufmerksamkeit zu »scannen«. Mit relativ geringem Zeitaufwand kann hier ein intensiver Effekt der Verbesserung der Wahrnehmungsmöglichkeiten erzielt werden, was zudem verbunden ist mit der Erzeugung einer inneren Ruhe.

Der Kunde erhält in einer Coachingsitzung eine Einführung, indem ihm zunächst eine entspannte Sitzhaltung gezeigt (wobei das Body Scan dann im privaten Umfeld vom Kunden im Liegen eingeübt werden soll) und dann eine Anleitung gegeben wird, wie er mit geschlossenen Augen von den Zehenspitzen bis zu dem Scheitel seine Aufmerksamkeit auf die einzelnen Körperteile richtet, seine Atmung gezielt »in« die einzelnen Körperteile lenkt und verschiedenen Qualitäten wie Spannung/Entspannung, Wärme/Kälte, Druck/Kribbeln und anderen Empfindungen nachspürt (Kabat-Zinn 2001, S. 96 f.).

Als Vorbereitung zum »Body Scan« werden Übungen zur Atembeobachtung empfohlen, die durch das bewusste Atmen »in« die auf der Bauchdecke liegende Hand durchgeführt werden können (ebd., S. 65 ff.). Es hat sich bewährt, Sitzungen im Gesundheitscoaching mit einem »Body Scan« abzuschließen, um über einen längeren Zeitraum die Entwicklung der Wahrnehmungsoptimierung zu begleiten.

Die Methoden und Instrumente zum Thema Entspannung und Meditation sind ein wichtiger Teil der Arbeit zur Stressprotektion. Gesundheitscoaching mit dem Thema Stress hat einen eigenen Platz in diesem Buch, und zwar im Teil III über »Standardsituationen«.

16. Methoden und Instrumente zum Thema Schlaf

Im Rahmen von Gesundheitscoaching spielt das Thema Schlaf schon deshalb eine große Rolle, weil Störungen des Schlafes häufig Frühzeichen von nicht mehr ausreichend gelingender Stressbewältigung, von Störungen in der Lebensbalance, von dauerhaft bestehenden Konflikten, einer sich öffnenden Schere von Herausforderungen und den erlebten Bewältigungsmöglichkeiten u. Ä. sind. Schlafstörungen werden zudem als sehr quälend wahrgenommen, weswegen sich Kunden gerade hier Verbesserungen erhoffen. Ein erholsamer Schlaf kann deshalb oft auch ein gutes Evaluationskriterium für einen gesundheitsorientierten Prozess sein.

Die Schlafforschung zeigt, dass Schlaf für das Überleben und für die Leistungsfähigkeit zentrale Funktionen hat. Dies ist nicht zu verstehen als die notwendige Erholung durch eine nächtliche, partielle Bewusstlosigkeit, sondern als ein außerordentlich buntes und vielschichtiges Geschehen. Evolutionsbiologisch betrachtet ist die stundenlange Wehrlosigkeit im Schlaf sicher ein extrem hohes Risiko. Der Nutzen von Schlaf im Unterschied zu sonstigen Erholungspausen muss also sehr hoch sein, um das Risiko aufzuwiegen. Viele vitale Regenerationsprozesse scheinen tatsächlich besonders effektiv im Schlaf erfolgen zu können, wie die Regeneration des Immunsystems, der Abbau von Stresszuständen, die Regeneration des neuronal-hormonellen Transmittersystems etc.

Offenbar findet im Schlaf auch eine aktive Konsolidierung des tagsüber Erlebten und der dabei erworbenen Fähigkeiten und Fertigkeiten statt. Nicht nur das deklarative Gedächtnis (Vokabeln, Daten, Fakten ...) scheint vom Schlaf zu profitieren. Besonders das prozedurale Gedächtnis, das die geistigen und körperlichen, sensorischen und motorischen Fertigkeiten (skills) der Prozessgestaltung speichert, erfährt im Schlaf einen zusätzlichen latenten Lernprozess. Der Zusammenhang zwischen Schlaf und deutlich verbesserten Fähigkeiten zur Lösung komplexer Probleme scheint inzwischen gut belegt (Born u. Kraft 2004; Gorman 2005). Die gern erzählten Geschichten, dass die Idee für das Periodensystem der Elemente (Mendelejew) und die Struktur des Bezolringes (Kekulé) den beiden Herren jeweils nach einem »Nickerchen« zuflogen, verweisen auf diesen Zusammenhang.

Leistungs- und Verantwortungsträger haben oft die Tendenz, das Fixum der verfügbaren 24 Stunden durch Rückgriff auf das Reservoir der Schlafzeiten zu flexibilisieren. Der Sieger des Wettstreits, wer mit möglichst wenig Schlaf auskommt, könnte anschließend im wörtlichen Sinn dumm dastehen, weil zumindest sein prozedurales Gedächtnis leidet. Sein Lernen 2. Ordnung, also das Lernen zu lernen, und damit verbunden seine Kreativität und sein Humor wären in der Folge dann nicht im besten Zustand. Kunden, die über Schlafstörungen klagen, könnten also in einen Kreislauf geraten sein, der über eine Schwächung wichtiger prozeduraler Funktionen zu mehr Stress, zu mehr Schlafstörungen etc. führt.

Wie in vielen Feldern des Gesundheitscoachings benötigen Kunden oft zunächst Basisinformationen, z. B. über

- die verschiedenen Funktionen von Schlaf
- die hormonellen Regulationen und deren Wirkungen z. B. auf das Immunsystem
- die Schlafbiologie, das Schlafbedürfnis, über Biorhythmen
- die Charakteristik von Schlaf (z. B. das nächtliche Aufwachen) und die Veränderung der Charakteristik von Schlaf im Alter
- die Risiken von zu wenig Schlaf
- die Kennzeichen von Schlafstörungen (z. B. Müdigkeit und Erschöpfung am Tag)
- die Verbesserung von Schlaf als ein Prozess, der nicht in der Nacht, sondern am vorangegangenen Tag und am Abend durchzuführen ist, dass also ein guter Schlaf am Tag und spätestens am Abend zuvor vorbereitet werden muss (s. als Literaturempfehlung für Kunden: Zulley u. Knab 2000).

Die Informationen sind notwendig, um den Rahmen von Entwicklungsprozessen und Interventionen abzustecken, also die Schritte zu bestimmen, mit denen der Kunde zu einem erholsameren Schlaf kommen könnte. Oft sind auch selbstorganisierte Kreisläufe zu stören, die sich um die einmal erzeugte Idee einer Schlafstörung aufgebaut haben: Zum Beispiel wird das natürliche, nächtliche Wachwerden für eine Schlafstörung gehalten, mit entsprechenden emotionalen Auswirkungen, die ihrerseits zu Schlafstörungen mit sich automatisierenden Gedankenkaskaden führen.

Auf die Wirkung der im Gesundheitscoaching angestoßenen Prozesse auf den Schlaf ist wegen der beschriebenen Zusammenhänge besonders zu achten. In den meisten Prozessen des Gesundheitscoachings hat die Verbesserung der Gesamtsituation als »Nebenwirkung« erfahrungsgemäß ohnehin eine deutliche Verbesserung von Schlaf zur Folge, was allein schon durch die Informationen über Schlaf unterstützt werden kann. Nur selten ist darüber hinaus eine direkt auf den Schlaf bezogene Intervention erforderlich. Dann wird versucht, über die Analyse der individuellen Ein- und Durchschlafmuster, der Schlafsituationen, der gewohnheitsmäßigen Vorbereitung auf den Schlaf etc. ein Bewusstsein für die Notwendigkeit der gezielten Sorge für einen guten Schlaf anzustoßen. Gegebenenfalls können darauf aufbauend Veränderungsideen zu den Alltagsritualen und die Erarbeitung eines Tagesprogramms mit gezieltem »Auspendeln« zur Nacht entwickelt werden. Veränderungsideen betreffen dann vorwiegend den Tagesablauf und weniger die Schlafphase selbst – bis auf einige Entspannungsrituale. Zudem können oft interessante, zusätzliche Ressourcen aus dem Familienschatz (Rituale, »Hausmittel«) gehoben oder aus dem bewährten Strategienkatalog des Kunden erschlossen und aktiviert werden. Einige Hinweise auf »Tricks« können hilfreich sein, um die besonders quälenden Erscheinungen, wie das nächtliche »wilde Denken«, abzustellen (s. dazu Zulley u. Knab 2002). Das Einüben kleiner, entspannender Trance-Induktionen, die dann nachts zum Einsatz kommen können, oder das Aufschreiben und damit das Externalisieren störender Gedanken (Exorzismus) sind bewährte Techniken.

Hier entscheidet der Gesundheitscoach, was in sein Kompetenzspektrum fällt und wofür er entsprechende Fachexpertise hinzuzieht.

Zunächst ist es also nützlich, davon auszugehen, dass die Annäherung an das mit dem Kunden definierte Ziel des Gesundheitscoachings insgesamt auch positive Auswirkungen auf den Schlaf haben wird, ohne dass speziell auf den Schlaf fokussiert wird. Dies umgeht auch das Risiko, dass durch die Fokussierung auf den Schlaf – wie jeder schon erfahren hat – leicht Störungen des Schlafes angestoßen werden können (»ich muss jetzt endlich besser einschlafen!«).

17. Ressourcenorientierte Partnergespräche zur Optimierung von Lebensbalancen im Gesundheitscoaching

Gesundheitsorientierte Veränderungen von Lebensstilen finden im Berufs- und Privatleben gleichermaßen statt. Die Veränderung von Arbeitsprozessen, Stressreduktion und Stressprotektion, der bessere Schutz der Privatsphäre vor dem »Überschwappen« beruflicher Belastungen, der Stil von Ernährung, die Bewegungs- und Sportaktivitäten, Entspannung, Erholung, die Vertiefung gemeinsam erlebter Erfüllung in dem privaten Feld u. v. a. m. beziehen die Menschen des privaten Umfeldes unmittelbar mit ein. Prozesse des Gesundheitscoachings erhalten durch die gezielte Hinzuziehung des Lebenspartners oft eine stark unterstützende Dynamik. Einerseits ist die Einschätzung der Gesundheitsaktivitäten des Kunden aus der Beobachterperspektive des Partners eine wichtige Feedback-Schleife, auch um die Entwicklungen später evaluieren zu können. Andererseits sind Partner vor allem wertvolle Ressourcen zur Ideenerzeugung und zur aktiven Begleitung konkreter Umsetzungen (Bewegung, Ernährung, Entspannung ...). Sie sind meist die entscheidenden Menschen für einen vertiefenden Dialog über die Lebensbalancen und Sinnfragen. In der Umsetzung einer Gesundheitsorientierung entsprechend dem Modell des Projektmanagements spielen sie deshalb eine wichtige Rolle.

Hintergrund der Einbeziehung von Partnern ist aber überdies folgende Überlegung:

Die jeweiligen Krankheits- und Gesundheitstheorien, die Gesundheitsmetaphern der Partner haben Auswirkungen auf deren Kommunikations- und Interaktionsmuster im Umfeld des Themas Gesundheit und damit direkt auf das Gesundheitsverhalten (vgl. Retzer 2002a, S. 124; Kröger, Hendrischke u. McDaniel 2000, dort insbes. Wälte, Hendrischke u. Kröger 2000, Welter-Enderlin 2000, S. 108 f.) und sollten deshalb reflektiert werden. Retzer verdeutlicht dies, indem er vier Überzeugungsmuster unterscheidet, die aus den individuellen Gesundheitstheorien, den Kausalattributionen und der Bestimmung des »locus of control« abgeleitet sind:

»Mein Gesundheitszustand ist kein Problem.

Mein Gesundheitszustand ist ein Problem, aber ich habe Einfluss darauf.

Mein Gesundheitszustand ist ein Problem, aber ich habe keinen Einfluss darauf.

Mein Gesundheitszustand ist (k)ein Problem, aber ich weiß nicht, ob zu Recht.

... Sie bilden die argumentative Struktur für Interaktionen in verschiedensten Kontexten. Als Überzeugungen können sie einerseits Teil einer subjektiven Krankheitstheorie und andererseits auch Teil einer Lebenstheorie sein« (2002a, S. 117).

Familiäre und partnerschaftliche Interaktionen im Umfeld von Gesundheit sind von solchen Überzeugungsmustern geprägt. Unterschiedliche Überzeugungsmuster führen nicht selten zu Konflikten, die dann einer Veränderung des Gesundheitsverhaltens im Wege stehen könnten. Oft sind Eskalationsschleifen in der Partnerbeziehung zu beobachten, die aus unterschiedlichen Theorien und Metatheorien über die eigene Gesundheit und deren Gefährdungen resultieren, wodurch auch eine gemeinsame Strategie der Gesundheitsorientierung erschwert oder verhindert werden kann. Auseinandersetzungen über das Ausmaß der angenommenen eigenen Unverletzlichkeit (zwischen heroischem Selbstbewusstsein und Kontrollverlust) und über die Möglichkeiten der Einflussnahme auf die eigene Gesundheit (zwischen »No sports!« und K(r)ampf) können die Partnerdynamik stark prägen.

Die Einbeziehung von Partnern in einen Coachingprozess kann gerade unter diesem Aspekt sehr ergiebig sein. Sie erfolgt

- nach genauer Indikation und Absprache mit dem Kunden
- in einem zeitlich begrenzten 6-Augen-Gespräch mit dem Coach (i. d. R. eine gemeinsame Sitzung)
- durch Gesundheitsseminare, die von den Partnern gemeinsam besucht werden
- durch gemeinsame Teilnahme an Beratungen und Trainings (z. B. Bewegung, Ernährung)
- durch Teilnahme der Partner an der Evaluation der Entwicklung.

Die Indikation für ein 6-Augen-Gespräch kann gestellt werden, wenn blockierende Interaktionen beobachtet werden und/oder die Erschließung von Ressourcen zur Gesundheitsentwicklung und zur Absicherung von Nachhaltigkeit im Fokus steht. Allerdings bestehen klare

Grenzen zu einer Paartherapie. Wenn deutlich wird, dass die Konflikte um das Thema Gesundheit schon starr fixiert erscheinen, also z. B. schon über Monate und Jahre bestehen und zum Inventar der kommunikativen Möblierung der Partnerschaft gehören, ist die Grenze von Coaching erreicht. Dann ist eine lösungsorientierte, systemische Paartherapie zu empfehlen (vgl. Retzer 2002b).

Ziel des ressourcenorientierten Partnergesprächs ist die Optimierung der Gesundheitsorientierung des Kunden im Kontext seines privaten Hintergrundes. Die Zielkonkretisierung ist gemeinsam mit dem Kunden vor dem Partnergespräch zu erarbeiten und am Beginn des Partnergesprächs gemeinsam mit dem Partner abzustimmen. Ziel kann die Entwicklung eines gemeinsamen Konzepts sein, aber auch die unterstützende Einbeziehung des Partners in Teile des Prozesses des Kunden (z. B. Umstellung von Ernährung, gemeinsame Bewegungsaktivitäten).

Die Themen der ressourcenorientierten Partnergespräche im Gesundheitscoaching sind vorzugsweise

- die gegenseitigen Einschätzungen des Lebensstils, des Verhaltens, der Aktivitäten in Bezug auf die Gesunderhaltung
- die Reflexion der Gesundheits- und Krankheitskonzepte, der Gesundheitsüberzeugungen und der daraus resultierenden Interaktionen
- die gemeinsame Taktung des Veränderungsprozesses: Für wen sind welche Schritte wann und wie angezeigt und welche Auswirkungen hat das im privaten Umfeld?
- die gegenseitige Unterstützung, die sich die Partner bei der Weiterentwicklung ihres Lebensstils geben, z. B. im Rahmen eines »Gesundheitsprojekts«
- die Entwicklung von weiteren, gemeinsamen Projekten der Gesunderhaltung
- die Erzeugung von Verbindlichkeit durch konkrete Verabredungen und Feedback-Schleifen.

Die Methodiken der ressourcenorientierten Partnergespräche im Gesundheitscoaching basieren auf einer systemischen Gesprächsführung (systemisches Fragen, Orientierung an Ressourcen, Neutralität etc.) und können andere hier vorgestellte Methoden einbeziehen, wie

z. B. das Kreisdiagramm der Lebensbalancen, Teile des Check-up-Interviews, den Fragebogen zur Lebensqualität.

Besonders ergiebig ist es, den Partnern Zeit zu geben, auf einer Pinnwand ihre Landkarte des Themas »Gesundheit« zu visualisieren:

- »Erstellen Sie als Paar gemeinsam eine Landkarte Ihrer gesundheitlichen Chancen/Ressourcen und Risiken/Gefährdungen. Nutzen Sie Stifte, Karten oder andere Materialien. Sie können Schrift, Bilder, Symbole ... einsetzen. Nehmen Sie sich zunächst Zeit für sich allein und erstellen Sie eine erste Skizze Ihrer persönlichen Landkarte. Vergleichen Sie die Ideen mit denen der Partnerin/des Partners und erstellen Sie Ihre gemeinsame Landkarte. Markieren Sie auch Unterschiede Ihrer persönlichen Landkarten.«
  Die Landkarte wird im Gespräch weiter ergänzt und konkretisiert. Dann wird die Verortung der einzelnen Aktivitäten bezüglich der angestrebten Gesundheitsorientierung in der Landkarte erarbeitet.
- »An welche Ressourcen knüpfen Sie an, was müssen Sie ergänzen, was aushandeln?«
  Daraus lassen sich dann die konkreten Schritte für den weiteren Prozess ableiten und auf der Karte markieren. Die Karte dient somit als Protokoll der Vereinbarung über den angestrebten Weg.
  Der Prozess der Landkartenerstellung kann durch mitgebrachte Fotografien (zum Thema Gesundheit) bereichert werden. Mit diesem Medium kann dann auch weitergearbeitet werden:
- »Welche Fotografien müssen Sie jetzt machen, um die beginnende Entwicklung zu symbolisieren/zu dokumentieren?«

Unabhängig von der gewählten Methodik sollen i. d. R. am Ende des Gesprächs von den Partnern klare Vereinbarungen über die nächsten konkreten Schritte getroffen werden.

18. Methoden zum gesundheitsorientierten Führungsverhalten

Es war bei der Darstellung des hier verfolgten Ansatzes klar geworden, dass die persönlichen Gesundheitsaktivitäten und die Aktivitäten in der Organisation/im Unternehmen als in Wechselwirkung miteinander stehend begriffen werden. Insbesondere der Einstellung und dem Verhalten von Führungskräften wurde ein besonderer Stellenwert bei der Umsetzung einer Gesundheitsorientierung im Unternehmen zugesprochen. Auf die besonders hohe humane und ökonomische Bedeutung von Führungsverhalten für die Gesundheit von Mitarbeitern wurde in Teil I des Buches (Kapitel 5 »Gesundheitscoaching im Kontext von betrieblichem Gesundheitsmanagement, Organisations- und Personalentwicklung«) eingegangen. Dies wird später in dem Beitrag von Wienemann in der Verbindung mit dem betrieblichen Gesundheitsmanagement und den dabei anfallenden Aufgaben von Führung weiter thematisiert.

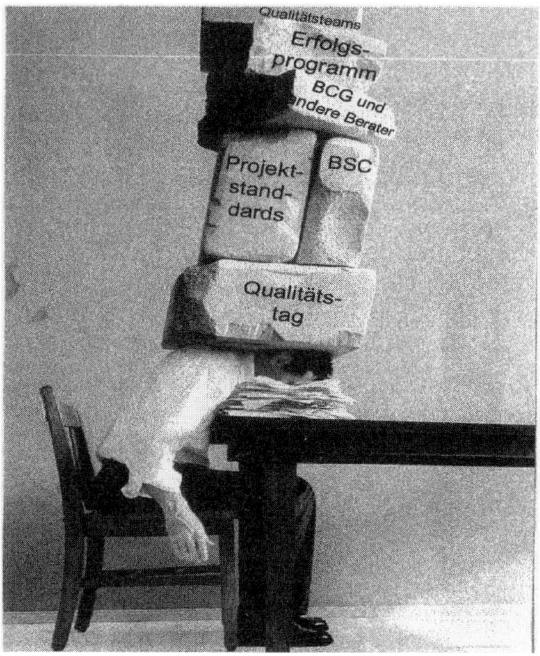

Viele Maßnahmen meines Arbeitgebers helfen mir wirksam, dass ich meine *wichtigen* Aufgaben nicht aus dem Auge verliere.

Abb. 19: »Steine« – Illustration zu seiner Situation, dargestellt von einem Kunden zum Beginn eines Coachingprozesses

Im Folgenden geht es um Möglichkeiten, mit welchen Methoden dieses Thema in den Prozess des Gesundheitscoachings zu integrieren ist. Voraussetzung dafür ist, das es für den Kunden ein Anliegen ist/wird, auch seine Mitarbeiter von der Orientierung auf Gesundheit durch gezieltes Vorgehen mit profitieren zu lassen. Der Einstieg erfolgt dann über einen Reflexionsprozess, der auf vielfältige Weise methodisch angereichert werden kann:

»Diagnostik«

In dem Check-up-Interview ist der gesundheitsorientierte Führungsstil bereits Bestandteil, so dass damit schon zu Beginn eines Prozesses, der das Führungsverhalten umfasst, die Information über ein Gesamtkonzept zur Gesundheit erzeugt werden kann. Wir nutzen dabei gezielt dasselbe Grundinstrumentarium (Check-up-Interview) sowohl für die Entwicklung der persönlichen als auch der betrieblichen Gesundheitsorientierung und unterstützen so die enge Verkoppelung. Dies findet eine Fortsetzung z. B. auch in der analogen Visualisierung mithilfe der oben gezeigten Kreisdiagramme. Die Ableitung der Gesprächsinhalte und Interventionen zum Führungsverhalten folgt denselben Modellen wie die Gespräche über die persönliche Gesundheitsorientierung, speziell den Modellen der Balance und der Salutogenese/Resilienz. Das Kreisdiagramm zum Führungsverhalten basiert ohnehin auf dem Balancemodell, in den sprachlichen Formulierungen der einzelnen Pole wird zudem auf das Modell der Salutogenese zurückgegriffen.

Andere methodische Zugänge aus der allgemein üblichen Methodik zur Führungskräfteentwicklung können hier in das Gesundheitscoaching einfließen. Dabei spielen insbesondere die verschiedenen Feedback-Verfahren eine wichtige Rolle, die in vielen Organisationen/Unternehmen als Grundlage für Lernprozesse etabliert sind: Lernen wird dabei verstanden als ein Prozess, der wesentlich davon abhängig ist, dass der Lernende über die Effekte seiner Handlungen Informationen erhält. Eine Möglichkeit dafür ist, dass die Kunden ihr Verhalten aus der Außenperspektive bewerten lassen. Dafür sind verschiedene Wege möglich:

- Feedback von Mitarbeitern und Vorgesetzten über standardisierte (in der Organisation eingeführte) Feedback-Systeme/Be-

fragungssysteme (vgl. z. B. Bundesanstalt für Arbeitsschutz und Arbeitsmedizin 2004, S. 17 ff.)
- Mitarbeitergespräche/Vorgesetztengespräche, für die z. B. genaue Fragen zur Gesundheitsorientierung im Führungsstil passgenau für den Kunden im Gesundheitscoaching erarbeitet werden können
- 360-Grad-Befragungen, die entsprechend mit dieser Thematik aufgebaut sind
- persönliches Feedback im Rahmen von Veranstaltungen zur Führungskräfteentwicklung (Potenzialförderungen, Praxisreflexionen etc.)

Weitere Informationen über gesundheitliche Effekte von Führungsverhalten können über die Analyse von »hard facts« generiert werden, wie Krankenstände und Personalfluktuationen im eigenen Verantwortungsbereich. Bei der Auswertung und Hypothesenbildung müssen natürlich die Rahmenbedingungen (demografische Situation, chronisch Kranke etc.), die Entwicklungen und Aufgaben in dem Verantwortungsbereich und ihre Wechselwirkungen berücksichtigt werden. Lineare Verursachungshypothesen (»Kollege Z. macht die Mitarbeiter krank«) sind meist wenig zielführend. Interessant sind vor allem möglichst konkrete Hypothesen zu Veränderungen von »hard facts«, zu deren Dynamik und zu den sich daraus für den Kunden ergebenden Handlungsoptionen.

Diese »diagnostischen« Prozesse der Beobachtung und Informationserzeugung werden in den folgenden Arbeitsschritten gemeinsam mit dem Kunden in eine Präzisierung seines gesundheitsorientierten Führungsstils einfließen.

Für die Überleitung in diesen nächsten Schritt eignen sich Fragen, die aus den salutogenetischen Grundideen für die ausführlichere Reflexion des Führungsverhaltens in einem Fragenset zusammengestellt wurden. Dieses Fragenset ist hilfreich, um dem Kunden transparent zu machen, dass viele Ansätze und Methoden einer professionellen Führungskompetenz, so wie er sie aus den einschlägigen Weiterbildungen zum Führungsverhalten kennt, eine salutogene Kraft haben. Dafür ist es nützlich, wenn er zuvor seine eigenen Lebens- und Arbeitsprozesse auf das Gefühl von Stimmigkeit überprüft hat. Damit wird in der konkreten Arbeit im Gesundheitscoaching ein Bogen geschlagen werden zwischen der eigenen Gesundheit, dem individuellen

Gefühl von Stimmigkeit auf der einen Seite und der Gesundheit der Mitarbeiter und den Führungskompetenzen und Führungstools auf der anderen Seite.

Fragenset zum salutogenen Führungsverhalten

- Wie habe ich dafür gesorgt, dass meine Mitarbeiter durchschauen und sich erklären können, was hier passiert, was ihre Aufgabe ist und welche Entwicklungen anstehen?
- Wie habe ich dafür gesorgt, dass sie über die notwendigen Ressourcen an Zeit, Energie, Know-how, Budget etc. verfügen oder sich diese verschaffen können, um die Aufgaben zu bewältigen?
- Wie habe ich dafür gesorgt, dass sie wissen und überzeugt sein können, dass sich das Engagement lohnt, was der Sinn der Herausforderung ist?
- Wie gestalte ich eine persönlich wertschätzende Beziehung mit meinen Mitarbeitern? Wie halte ich die Balance von Forderung und Förderung?
- Wie sorge ich dafür, dass mein Verhalten für meine Mitarbeiter berechenbar bleibt?
- Wie sorge ich für eine ausreichende Klarheit der geltenden Regeln?
- Wie erfolgt die Abstimmung zwischen dem Kompetenzprofil, den Ressourcen meiner Mitarbeiter und ihrem Einsatz?
- Wie sorge ich für die größtmögliche Klarheit über die aktuelle Ausrichtung der Arbeit (Mission, Vision, Ziel)?

Abb. 20: Fragenset zum Führungsverhalten

Fallbeispiel

Herr Z. hatte eine Abteilung mit 120 Mitarbeitern übernommen mit einem für die Branche und das Unternehmen sehr hohen Krankenstand (9,8 %). Die Abteilung war für diese Situation schon seit Jahren bekannt und verrufen. Der Wechsel von Führungskräften hatte jeweils nach ca. 2 Jahren stattgefunden und jeweils zu einem kurzfristigen Absinken des Krankenstandes geführt. Der Kunde arbeitete – bedingt durch eine eigene gesundheitliche Einschränkung – im Rahmen eines Gesundheitscoachings an seiner persönlichen Gesundheitsorientierung. Es entstand die Idee,

- seine persönlichen Gesundheits- und Stimmigkeitserfahrungen,

- sein ihm bewusstes Charisma als Führungskraft,
- die in der Vergangenheit bei Führungswechseln beobachteten Veränderungen des Krankenstandes,
- den Einschnitt, der für ihn entstanden war durch eine veränderte, höchst anspruchvolle Aufgabe in dieser Abteilung, und
- den Druck durch die Perspektive, bei Nichtgelingen der Aufgabe die Abteilung zu schließen.

in Beziehung zueinander zu setzen und daraus Hypothesen über sinnvolle Strategien zu generieren.

Es wurde von folgender Annahme ausgegangen: Die deutlich veränderten Rahmenbedingungen der Abteilung mit dem für alle spürbaren Erfolgsdruck könnten in Verbindung damit, dass es dem Kunden gelang, die oben gezeigten salutogenen Fragen mit den Mitarbeitern positiv zu beantworten, eine deutliche Veränderungsdynamik anstoßen. Die emotional tragfähige Vermittlung der zukünftigen Ausrichtung der Abteilung, die gemeinsame Entwicklung von Umsetzungsstrategien waren Bausteine dieses Prozesses. Hier waren deutliche Versäumnisse in der Vergangenheit von den Mitarbeitern benannt worden.

Was den angestoßenen Prozess in Bezug auf das Thema Gesundheit interessant machte, war, dass folgende Fragen zu einem Teil des Prozesses gemacht wurden und als eigene Arbeitseinheiten in die durchgeführten Workshops eingebracht wurden:

- Wie bleiben wir bei den anstehenden Prozessen gesund?
- Was müssen wir wann und wie konkret dafür tun?
- Wofür lohnt sich unser gemeinsames Engagement?

Getragen wurde dieser Prozess durch die Authentizität des Kunden bei dieser Thematik und durch den deutlich kommunizierten Wert, den er dieser Entwicklung beimaß. Trotz schwerer Rückschläge gelang es, in der Abteilung mittelfristig ein völlig verändertes Klima und deutlich verbesserte Leistungsparameter zu erreichen.

Handlungsregulation

Das Modell der Handlungsregulation ist ein nützliches Konstrukt zur weiteren Konkretisierung gesundheitsorientierter Führungsarbeit. Die salutogenen Führungskompetenzen beeinflussen über die Führungsinstrumente nach diesem Modell insbesondere die Faktoren der

Handlungsregulation der Beteiligten. Wenn man menschliches Handeln als einen Prozess von Zielbildung, Zielkonkretisierung, Planung, Ausführung und Kontrolle beschreibt, beeinträchtigen Störungen die Regulationsmöglichkeiten der Beteiligten und erzeugen so Stressoren (vgl. Bamberg, Ducki u. Metz 2003, S. 47 ff.). Ohne Zielbildung und Zielkonkretisierung ist die Handlungsregulation der Beteiligten von vornherein gestört. Nicht umsonst spielen deshalb Zielvereinbarungssysteme eine so große Rolle bei der Mitarbeiterführung wie bei der Produktionssteuerung. Auch die Tendenz, Organisationsentwicklungsprozesse durch Großgruppenveranstaltungen zu steuern, dient der Erzeugung von Transparenz, Stimmigkeit und der Sicherung der Handlungsregulation. Unklare, widersprüchliche, wechselnde Ziele wirken als Stressoren. Ziele, die transparent, plausibel und sinnstiftend beschrieben und in respektvoller Kommunikation vereinbart werden und für deren Erreichung gangbare Wege möglich erscheinen, haben salutogene Effekte, die sich auch in dem Engagement und der Leistungsfähigkeit, letztlich der Gesundheit der Mitarbeiter zeigen dürften.

Führungskräfte haben also vielerlei Möglichkeiten und Chancen, die Handlungsregulationen ihrer Mitarbeiter zu stören, zu unterbrechen und damit Stressoren zu erzeugen. Dieser Situation entgegenzutreten braucht es nicht einmal viel mehr, als solche Seiten des eigenen Führungsverhaltens einzustellen, die zu unnötigen psychosozialen und emotionalen Belastungen führen – oft genügt sogar schlicht ein anständiges Benehmen der Führungskräfte.

Im Rahmen von Gesundheitscoaching öffnen sich durch die hier angenommenen Zusammenhänge Wege, um die Führungstätigkeit des Kunden vor dem Hintergrund seiner eigenen Gesundheit und der seiner Mitarbeiter zu reflektieren. Wegen der oft als anstrengend und belastend erlebten Führungsarbeit sind genau diese Zusammenhänge ohnehin ein emotional gut verankerter Teil des Anliegens. Der Reflexionsprozess führt dann zu sehr konkreten Optionen zur Veränderung des Führungsverhaltens, die mittelfristig eine Schonung der eigenen Ressourcen und eine Veränderung der Situation für die Mitarbeiter zum Ziel haben:

- »Wie mache ich mir die Führungsarbeit leichter und lustvoller und was kann ich für die Gesundheit, das Engagement und die Leistungsfähigkeit meiner Mitarbeiter tun?«

Dabei bewegen sich die Optionen zur Verbesserung von Gesundheit und von Leistung durch das eigene Führungshandeln in einem durchaus bekannten Gelände, nämlich dem der gängigen Kompetenzbeschreibungen und der gebräuchlichen Führungstools. Offenbar gelingt es aber mit dem Blick durch die Brille »Gesundheit«, hier schärfere Konturen und für die Handlungsebene so auch den notwendigen emotionalen Schwung zu erzeugen.

Aus den hier erläuterten Zusammenhängen macht es Sinn, den methodisch professionellen Umgang mit der eigenen Gesundheit und mit der Gesundheit der Mitarbeiter als eine wesentliche, fast übergeordnete Dimension von Führungskompetenz zu beschreiben und der Entwicklung dieser – vernetzt zu denkenden – Kompetenz in den Qualifizierungsprogrammen für Führungskräfte entsprechend Raum zu geben.

19. Über das Einzelcoaching hinaus: Seminare zur Entwicklung von Gesundheitsorientierung

Der Besuch eines Seminars kann ein individuelles Gesundheitscoaching initiieren und/oder ihm wichtige Impulse geben. Für die Auswahl aus den Angeboten gilt die Empfehlung an Kunden, dass sie eher Angebote wählen, die auf die Teilnahme von Partnern Wert legen und die einen zusätzlichen Modus zur Sicherung der Nachhaltigkeit in ihrem Konzept haben (Follow-up/Refresher-Seminare, persönliche, telefonische oder Internet-Kontakte mit einem Mentor über einige Monate hinweg o. Ä.). Hintergrund hierfür ist die Erfahrung, dass Seminare nur für eine kurze Zeit einen Effekt haben, wenn nicht gezielt für die Nachhaltigkeit gesorgt wird. Dies zeigt sich bei dem Thema Gesundheit auch an den vielfältigen Erfahrungen mit abgebrochenen Diät-Programmen und eingeschlafenen Sportaktivitäten.

Die Auswahl des inhaltlichen Zuschnitts eines Seminars hängt von dem Ziel des Kunden und dem Stand der Arbeit im Einzelcoaching ab. Möglich ist die Konzentration auf Themen wie Bewegung, Ernährung, Entspannung und Stressbewältigung. Für das Thema der Lebensbalancen ist es oft nützlich, Seminare auch mit spirituellen Schwerpunkten, zu Sinnfragen etc. zu wählen. Themen wie der gesundheitsorientierte Führungsstil und Führungsaufgaben in der betrieblichen Gesundheitsförderung sind dann nützlich, wenn konkrete Informationen über den Stand der Kunst oder Orientierungen im Sinne einer Benchmark angezeigt sind. Das Ziel der Bearbeitung der beiden letztgenannten Themen ist es zudem, aus dem Erleben der persönlichen Beschäftigung mit Gesundheit eine Sensibilität für betriebliche Gesundheitsfragen zu entwickeln.

Das Seminarformat ist auch aus einer anderen Perspektive wichtig:

Wenn Maßnahmen des individuellen Gesundheitscoachings auf der einen Seite stehen und auf der anderen Seite die Maßnahmen des betrieblichen Gesundheitsmanagements, der Organisationsentwicklung etc., fehlt in diesem Bild das Spektrum für den »Bereich dazwischen«. Für diesen Zweck, nämlich für die Verknüpfung der individuellen Gestaltung von Gesundheit mit den entsprechenden Prozessen einer Organisation, sind eigene Seminarformate entwickelt worden. Sie sind als Interventionen in ein komplexes System konzipiert und können auf mehreren Wegen eingesetzt werden:

- als ein Angebot in einem Seminarkatalog, wie es in größeren Organisationen üblich ist
- als Teil eines Qualifizierungsprozesses, z. B. als Baustein eines Trainingsprogramms für Management, Nachwuchs-Führungskräfte o. Ä.
- als Teil eines Gesamtkonzepts der betrieblichen Gesundheitsförderung
- als Teil eines Prozesses der Organisationsentwicklung, der mit den gesundheitlichen Auswirkungen verbunden werden soll.

Je besser das Thema Gesundheit in die organisatorischen Abläufe verwoben ist, umso höher dürften Effekt und Nachhaltigkeit sein, z. B.

- durch die breitere Basis auf der Ebene von Schlüsselpersonen, die sich anschließend gegenseitige Unterstützung und Stimulation bei der Umsetzung von Gesundheitsorientierung geben können,
- durch die damit angeregte Veränderung der Führungskultur und
- durch eine Veränderung von Führungsverhalten, das die Optimierung der sozialen Kompetenzen auch unter dem Gesichtspunkt des Erhalts von Gesundheit und Leistungsfähigkeit aller Beteiligten vorantreibt.

Solche Seminare oder Programme sind auf die jeweilige Situation der Organisation zugeschnitten. Optimalerweise basieren sie auf den Grundwerten und Leitlinien des Unternehmens und sind in die entsprechenden Strukturen von Personalentwicklung, Organisationsentwicklung und betriebsärztlichem Dienst eingewoben (vgl. dazu den Beitrag von Ch. Kaul in diesem Buch).

Gesundheitscoaching in einer Gruppe durchzuführen ist eine ökonomisch gut vertretbare Form zur Implementierung der Thematik, und sie hat die genannten Vernetzungseffekte. Sie ist bei betriebsintern durchgeführten Veranstaltungen in der Auslotung der individuellen Themen allerdings begrenzt, was durch entsprechende Settings, die Vertrauen schaffen und Raum für Einzelreflexionen geben, ausgeglichen werden kann. Die Verbindung von gezielten Seminaren zum Thema Gesundheit mit einem individuellen Gesundheitscoaching wäre sicher ein idealer Prozess mit den entsprechenden Wirkungen in die Organisation hinein.

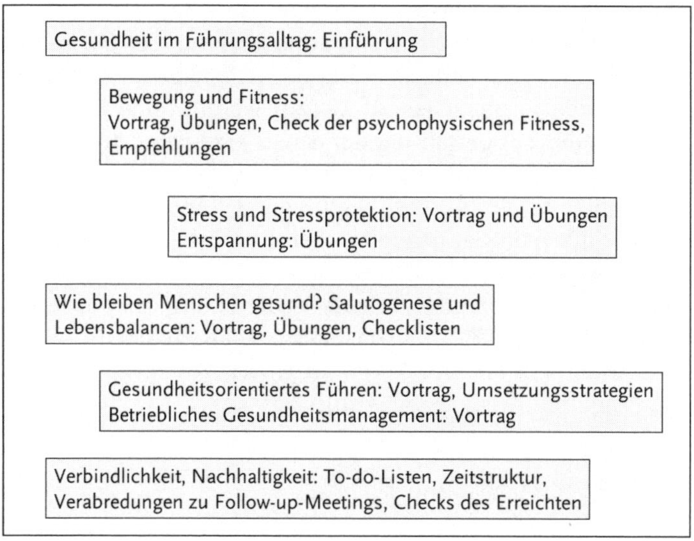

Abb. 21: Thematische Skizze eines innerbetrieblichen Seminars ($2\,{}^1/_2$ Tage) zu dem Thema »Gesundheit im Führungsalltag«

Fallbeispiel

Ein großer Konzern hatte den Plan, das Thema Gesundheit als Teil seines Trainingsprogramms für die Führungskräfte der 1. und der 2. Ebene zu installieren. Die Initiative ging von dem betriebsärztlichen

Dienst aus und fand eine rasche Resonanz in der Abteilung für Personalentwicklung des Unternehmens. Da das Unternehmen über viele Aktivitäten im betrieblichen Gesundheitsmanagement verfügte, war es ein Ziel, bei den Führungskräften eine Sensibilisierung für das Thema Gesundheit über ihre individuellen Gesundheitsaktivitäten hinaus zu erzielen und sie gleichzeitig mit Führungsaufgaben im betrieblichen Gesundheitsmanagement vertraut zu machen. Damit war ein hoher Stellenwert des Themas in dem gesamten Unternehmen angestrebt. Abbildung 21 zeigt die Themenskizze des dafür konzipierten Seminars.

Fallbeispiel
Ein Geschäftsführer beobachtete zunehmende Gesundheitsrisiken bei seinen Mitarbeitern. Dies zeigte sich einerseits in einigen manifesten Erkrankungen, andererseits in einer Gewichtszunahme bei vielen Mitabeitern. Dabei wurden Fehlernährung und Bewegungsmangel auch in Zusammenhang gebracht mit den sehr herausfordernden Aufgaben, die zu bewältigen waren. Allerdings war die Situation an den einzelnen Standorten des Unternehmens sehr unterschiedlich.

Die Implementierung einer Gesundheitsorientierung sollte mit der Analyse und ggf. Umgestaltung der Arbeitsprozesse beginnen, um die Mitarbeiter zunächst auf diesem Weg für eine Mitarbeit bei der Planung der Umgestaltung der Stress erzeugenden Situationen und ihrer eigenen Stressbewältigung zu gewinnen. Sie sollten so für die Thematik erwärmt werden. Gleichzeitig sollte die Aufmerksamkeit für das Thema »Gesundheit« über mindestens ein Jahr in dem Unternehmen aufrechterhalten werden.

Der Ablauf (s. Abb. 22) sah eine Vorbereitung des Prozesses im Kreise der Führungskräfte vor (s. Abb. 23), anschließend wurde an einem Standort ein Pilotprojekt gestartet, das dann evaluiert und auf das Unternehmen ausgedehnt wurde.

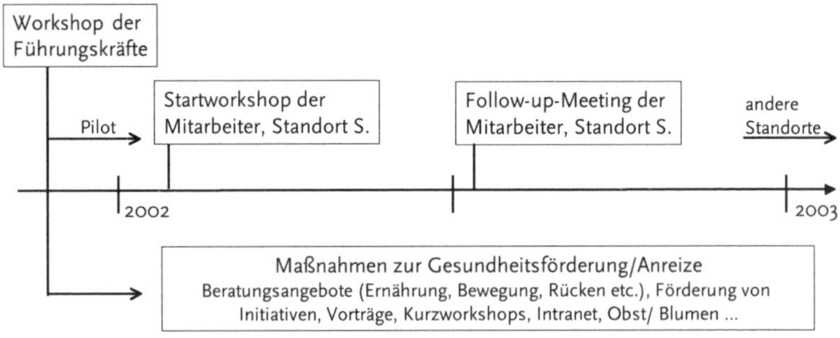

Abb. 22: Struktur eines gesundheitsorientierten Prozesses

Ziele

Reduzierung gesundheitlicher Risiken
- durch die Umgestaltung von Arbeitsprozessen
- durch den verbesserten Umgang mit Herausforderungen, Belastungen, Stressoren

Anreize schaffen für ein gesundheitsorientiertes Verhalten
Bewegung, Ernährung, Entspannung, Stressprotektion

Nachhaltigkeit einer Gesundheitsorientierung

Workshop der Führungskräfte

Gemeinsame Analyse
- Welche Herausforderungen und Stressoren werden in den Arbeitsprozessen beobachtet?
- Welche Zusammenhänge bestehen mit Gesundheitsrisiken?

Entwicklung von Anreizen für ein gesundheitsorientiertes Verhalten
- Ideensammlung für eine gesundheitsorientierte Gestaltung von Arbeitsprozessen
- Ideensammlung für Anreize zu gesundheitsorientiertem Verhalten im Arbeitsalltag

Führungsaufgaben im Zusammenhang mit der Gesundheitsorientierung
- Welche Rolle können die Führungskräfte bei einer Gesundheitsorientierung im Unternehmen spielen?
- Welche Aufgaben werden konkret übernommen?

Motivation der Mitarbeiter für den Prozess
- Wie wird das Thema kommuniziert und aufrechterhalten?
- Welche Vorbereitungen sind erforderlich?
- Der Start in das „Gesunde Jahr 2002“

Abb. 23: Ziele des Prozesses und Themen des Workshops der Führungskräfte

Bei der inhaltlichen Gestaltung, d. h. dem Design, solcher Seminare wird zu den unterschiedlichen Aspekten des Gesundheitsthemas auf die oben vorgestellten Methoden zurückgegriffen.

Seminarformen, Workshops sind ein geeignetes Instrument, um die Verbindung zwischen den individuellen Gesundheitsprozessen, dem gesundheitsorientierten Führungsverhalten und dem betrieblichen Gesundheitsmanagement darzustellen und in einer Organisation zu verankern.

III. »Standardsituationen« von Gesundheitscoaching

Die Umsetzung von Gesundheitscoaching soll im Folgenden anhand von sog. Standardsituationen dargestellt werden, um die oben vorgestellten methodischen Ansätze im Zusammenhang mit der Bearbeitung der Coachinganliegen zu zeigen. Dabei werden noch Methoden ergänzt, die sich für die spezifischen Fragestellungen bewährt haben.

Standardsituationen im Fußball sind typische Situationen, die häufig vorkommen und für die eine gut eingespielte, strategische und methodische Perfektion angestrebt und eingeübt wird. Ein Coachingprozess mit dem im Vordergrund stehenden Thema »Gesundheit« wird dann am ehesten angefragt, wenn für den Kunden oder seine Umgebung Risiken oder Gefährdungen offensichtlich werden. Das soll hier als Standardsituation verstanden werden.

1. Stressbezogenes Coaching

1.1 Der Kontext von Stress

Die große Mehrzahl der Anliegen, die Kunden in einen Coachingprozess führen, hat zumindest zum Teil mit dem Umgang mit Herausforderungen, Drucksituationen, mit Situationen, die sie als belastend erleben oder antizipieren, mit Konflikten etc. zu tun. Hintergrund solcher Anliegen sind auch die veränderten Rahmenbedingungen von Arbeit und Führung, die oben bereits geschildert wurden.

Stress kann heute nicht mehr als linearer Vorgang verstanden werden in dem Sinne, dass ein guter oder böser Stressor automatisch einen gesunden oder krankmachenden Stress erzeugt. Stress ist als komplexer Prozess zu verstehen, bei dem die Herausforderungen an einen Menschen in Wechselwirkung stehen mit dessen Vorannahmen, Beschreibungen, Erklärungen und Bewertungen der Situation, mit den ihm verfügbaren und wahrgenommenen Ressourcen der Bewältigung, den Bewältigungsstrategien, den Erfahrungen mit der Bewältigung und den Wechselwirkungen mit dem Kontext der Herausforderung.

Es gibt also immer situative und persönliche Anteile, die jeweils aufeinander Einfluss haben und miteinander verwoben sind. Für die Qualität der Stressreaktion muss der Stressor – abgesehen von starken physikalischen und chemischen Stressoren – durch das individuelle Nadelöhr der Bedeutungsgebung und Bewertung gehen. Einer Situation muss zunächst die Qualität »Herausforderung«, »Belastung«, »Stress« zugeordnet werden, damit die automatisierten, komplexen hormonellen, immunologischen etc. Reaktionen ablaufen. Stress entsteht letztlich im Kopf (s. dazu auch Schedlowski in diesem Buch; Bamberg, Busch u. Ducki 2003, S. 41 ff.). Beim Stau auf der Autobahn beißt daher der eine ins Lenkrad, und der andere nutzt die Zeit, um Mozarts Requiem oder ein Hörbuch aus der Autobahnuniversität des Carl-Auer Verlags zu genießen.

Stress als Prozess hat eine zeitliche Dimension: Qualität und Auswirkungen eines Stressors verändern sich durch die ausgelösten Auseinandersetzungen, durch die Interaktionen mit den beteiligten Menschen wie auch mit den Randbedingungen verändern sich die Bedeutungsgebungen, die Bewältigungsmöglichkeiten, die Ressourcen etc. Offenbar wird die Bewältigung von Stress durch Erfahrung oft verbessert. Erklärbar ist dies durch verschiedene in dem Zeitverlauf wirksame Aspekte, z. B.

- durch physiologische Adaptationen an die Situation,
- durch psychische Gewöhnungseffekte und Selbstregulationen,
- durch kognitive Neudefinitionen, die in dem Prozess entstehen (»So schlimm war es ja nicht«, »Was mich nicht umbringt, macht mich hart«, »Dies kommt in die Erfahrungstruhe«),
- durch das Entwickeln effektiverer Bewältigungsstrategien (trial and error),
- durch das Erleben von Selbstwirksamkeitserwartung bei der Bewältigung der Situation (»Ist eine ihm bevorstehende Anforderung z. B. wirklich unerträglich und nicht zu bewältigen, oder ist es eine Situation, die Unannehmlichkeiten mit sich bringt, wie er sie früher auch schon bewältigt hat und wie er sie wieder bewältigen kann, erst recht, wenn er sich vernünftig darauf vorbereitet« Grawe 2000, S. 111).

Genauso zahlreich sind natürlich auch die Ebenen der Scheitermöglichkeiten in dem Prozess der Stressbewältigung, die dann zu gesundheitlichen Beeinträchtigungen (körperliche, seelische Stressfolgen) und zu schlecht angepassten Bewältigungen (Schlafentzug, Alkoholmissbrauch etc.) führen können. Es kann sich ein Scheiterszenario festsetzen, das auch im Sinne sich selbst erfüllender Prophezeiungen immer wieder im gleichen Desaster mündet.

In der Dimension »Zeit« werden auch andere Aspekte von Stress beschreibbar, wie die notwendige Balance von Stressexposition und Erholung und die Dauer der Exposition als entscheidende Größen für das Ausmaß der Gesundheitsrisiken.

Als besonderes Gesundheitsrisiko gilt deshalb vor allem der Stress,

- der lange andauert, besonders dann, wenn er zusätzlich negativ bewertet wird,
- der die Anpassungsfähigkeit des Einzelnen überfordert,
- dessen Folgen sich auf andere Lebensbereiche übertragen und dort zusätzlichen Stress auslösen (Reizbarkeit, Zeitdruck etc.) und
- der zu Situationen führt, in denen bei Nichtbestehen der Herausforderungen gravierende Konsequenzen drohen (Holz, Zapf u. Dormann 2004, S. 36).

Wegen der vielfältigen Faktoren, die an dem Prozess »Stress« beteiligt sind, stehen auch für Veränderungsprozesse prinzipiell viele Wege offen. Gesundheitscoaching hat die besondere Aufgabe, die von Stress berührten Ebenen von individueller Gesundheit zu thematisieren: Gerade hier spannt sich der Bogen wieder von Bewegung, Ernährung, Entspannung bis hin zu den Sinnfragen und Lebensbalancen und von dort zur Struktur der Arbeitsprozesse. In allen Bereichen können Ressourcen zur Stressbewältigung mobilisiert werden, alle Bereiche können in Stresssituationen aber auch leiden und verkümmern.

In Coachingprozessen sollte es gelingen, Veränderungen für solche durchaus risikoreichen Konstellationen zu erreichen. An diesem Anspruch wird sich nicht nur das Gesundheitscoaching messen lassen müssen, sondern er dürfte generell für die notwendigen präventiven Effekte von Coaching gelten.

1.2 Die Grundstruktur des stressbezogenen Coachings

Optimalerweise verfügt der Coach über Wissen zu Stress, Stressreaktionen und Stressfolgen, das er dem Kunden zur Verfügung stellen kann. Bei der Bearbeitung der Stressthematik ist teilweise mit einer Zurückhaltung des Kunden zu rechnen, und zwar deshalb, weil ein Teil der hormonellen Stressreaktion (Adrenalin) zu einer als angenehm erlebten Wachheit führt und gleichzeitig Warnsignale bis hin zu Schmerzen ausgeblendet werden. Der Coach sollte das wissen und seinen Kunden darüber informieren, dass die »normale« Stressreaktion stimulierend erlebt und mit einer Reduktion von Missempfindung noch versüßt wird. Die dauerhaft erzeugten Stressreaktionen machen blind für die Folgen von chronischem Stress (Adrenalin-Junkies). Dies führt zu Fehleinschätzungen der Situation mit einem hohen Gefährdungspotenzial für die eigene Gesundheit. Allerdings wird der Kunde auf diesen Mechanismus zunächst nicht ohne weiteres verzichten wollen. Erst das Erleben von Spätfolgen, wie Zusammenbrüche der Energie (Depression, Burn-out-Syndorme ...), Daueranspannungen (Gereiztheit, Schlafstörungen. ...), körperliche Erkrankungen, bei denen Stress ein wichtiger Entstehungsfaktor sein kann (Herzinfarkt, Infektionen ...), machen dem bunten Treiben dann ein bedrohliches Ende. Auf diese Zusammenhänge sollte der Coach hinweisen, um vielleicht schon vor dem Crash Veränderungen anzuregen.

Stressbezogenes Coaching bezieht insbesondere folgende Kompetenzfelder des Coach ein:

- das Wissen über die veränderten und herausfordernden Arbeitsbedingungen, die zu hoher Arbeitsverdichtung und spezifischen Stressoren und Stressreaktionen führen
- das Wissen über Stress, Stressreaktionen und Stressfolgen sowie ein prozessuales Verständnis von Stress
- ein Gesundheitsverständnis, das Stress als Stimulations- und Risikofaktor einbinden kann in ein Modell von Lebensbalancen und salutogenen Kompetenzen für eine bewusste Gesamtgestaltung von Gesundheit.

Der Kunde entwickelt im stressbezogenen Gesundheitscoaching eine zusätzliche Kompetenz, die man »Risikokompetenz« nennen könnte, und zwar

- mit der angestrebten Veränderung von Stresssituationen (situative Faktoren),
- mit der Optimierung der eigenen Reaktion auf Stress (persönliche Faktoren) und
- mit seiner Sensibilisierung für eine grundlegende Gesundheitsorientierung.

Diese Kompetenz wird als eine Metakompetenz verstanden, die auf der Metareflexion der spezifischen, stressbezogenen Interaktionsmuster im Arbeitskontext beruht. Sie ermöglicht Lernprozesse über den eigenen Umgang mit Stressrisiken. Risikokompetenz meint auch, aus der Metaperspektive zu entscheiden, welchen Stresssituationen man sich wie, wie lange und im Hinblick auf welches Ziel stellen will oder stellen muss und welchen damit verbundenen Risiken man dabei wie begegnen will.

Diese Risikokompetenz verhindert durch ihre Ebene der Metareflexion das unbeabsichtigte Einschwenken auf die genannten sich selbst erhaltenden Scheiterstrategien.

Fallbeispiel

Der Kunde hatte sich entschieden, den Umbau der Abteilung zu übernehmen. Er wusste von dem enormen zeitlichen Einsatz, der damit zusammenhing, von dem Widerstand, den er zu erwarten hatte, von den hohen Chancen zu scheitern, von dem Druck, unter dem er dann für eine längere Zeit leben müsste. Er entschied sich für die Aufgabe, weil ihn die inhaltliche Herausforderung reizte, der anstehende Prozess seiner Art zu arbeiten entgegenkam und seine Karrierewünsche sich damit verbessern ließen. Er erarbeitete sich präventiv eine sehr klare Struktur zur Sicherung seiner gesundheitsbezogenen Aktivitäten, seiner Lebensbalancen und verabredete ein Feedback-System, um seinen Prozess regelmäßig zu überprüfen. Aus dieser zunächst sehr formalisierten Struktur entwickelte sich eine von ihm regelmäßig sehr humorvoll und metaphernreich betriebene »Nabelschau« mit einer hohen Aufmerksamkeit für »verrutschende Ladung«, Überdrüssigkeiten in »Schlammschlachten« und Bedürfnisse, »die eigenen Tassen im Schrank« wieder zu sortieren.

Grundschema von stressbezogenem Coaching

Stressbezogenes Coaching folgt dem gleichen Grundschema wie andere Coaching- und Beratungsprozesse:

1. Erarbeitung eines Zieles in Bezug auf Stress, Stressverarbeitung und Stressprotektion im Rahmen des Gesamtanliegens, z. B. mit der Einstiegsfrage:

- »Wenn ich mir Ihre Gesamtsituation vor Augen führe, sehe ich einen hohen Anteil an Herausforderungen und Belastungen. Wie zufrieden sind Sie mit der Art, wie Sie damit fertig werden, und gibt es Hinweise, dass Sie damit an Grenzen stoßen?«

Mit den oben dargestellten Methoden wird hier eine entsprechende Konkretisierung erarbeitet.

2. Erarbeitung des Ist-Standes der situativen und der persönlichen Aspekte der Stresssituationen, der Stressreaktionen und Stressfolgen.

- »Was charakterisiert die Rahmenbedingungen der Herausforderungen in Ihrem Arbeitsbereich? Was charakterisiert Ihre Reaktionen auf die Herausforderungen? Was sind die Folgen Ihrer ganz persönlichen Auseinandersetzung mit den typischen Herausforderungen?«

3. Erarbeitung eines Programms zur Optimierung der Stressbewältigung – von der veränderten Gestaltung der Arbeitsprozesse (situative Faktoren) bis zum verbesserten Umgang mit Stress (persönliche Faktoren) entsprechend den Ergebnissen von Schritt 2.

- »Angenommen, Sie haben eine optimale Balance zwischen den geschilderten Herausforderungen und Ihren Reaktionsmöglichkeiten gefunden: Was haben Sie an den Arbeitsprozessen und was haben Sie an Ihren Reaktionsmöglichkeiten verändert?«

Die Zielbeschreibung sollte auch im stressbezogenen Coaching so konkret wie möglich sein. Da Stress oft mit sehr deutlich wahrnehmbaren Verhaltensweisen, Körperreaktionen, psychischen Reaktionen und entsprechenden sozialen Interaktionen einhergeht und auch biologische Parameter zur Verfügung stehen, lassen sich Ziele und die Kriterien der Zielerreichung (bis hin zu Kennzahlen) sehr genau bestimmen und später evaluieren. Mögliche Kriterien der Verbesserung finden sich

- in der Veränderung des subjektiven Erlebens von Stress, überprüfbar an den direkten, individuellen, körperlichen, psychischen Stressreaktionen
- in der Veränderung von Stressfolgen, z. B. durch Abnahme stressinduzierter Symptome
- in den Veränderungen der Abläufe stresserzeugender Situationen
- in der konkreten Erweiterung von Verhaltensoptionen in Stresssituationen
- durch medizinische Messdaten, z. B. Herz-Kreislauf-Parameter, Spiegel von Stresshormonen o. Ä.

1.3 Situative Faktoren im stressbezogenen Coaching

Für die Beschreibung des Ist-Standes im stressbezogenen Coaching ist die Unterscheidung zwischen situativen und persönlichen Aspekten von Stresssituationen nützlich:

Als situative Faktoren sind die Randbedingungen, die Strukturen, die Arbeitsumgebung, die Abläufe, die Aufgaben, die verfügbaren von außen gestellten Ressourcen etc. zu bezeichnen. Sie sind teilweise vom Kunden zu beeinflussen, teilweise nicht.

Fallbeispiel

Durch die ungenaue Abgrenzung der Verantwortungsverteilung zwischen zwei Abteilungsleitern entstand ein hoher Abstimmungsbedarf, wurde die doppelte Teilnahme an Sitzungen an zwei weit auseinander liegenden Orten nötig etc. Der ohnehin erhebliche Zeitdruck führte u. a. zu hoch mit Stress aufgeladenen Autofahrten. Hier wurden – allerdings erst nach einem schweren Verkehrsunfall – zunächst die Arbeitsprozesse und Ressourcenverteilungen neu geregelt.

Als persönliche Faktoren werden der Umgang des Kunden mit den Herausforderungen beschrieben, die Art, wie er sich mit Herausforderungen in Beziehung setzt, wie er seine inneren kognitiven und emotionalen Prozesse gestaltet, wie seine biologischen Reaktionen »programmiert« sind und wie die biopsychosozialen Wechselwirkungen in ihrer individuellen Ausprägung konkret funktionieren.

Die Überprüfung der Möglichkeiten von Veränderungen der situativen Faktoren steht in vielen Coachingprozessen zunächst im Vordergrund. Ziel des Schrittes ist es, in dem organisatorischen und strukturellen

Kontext nach Veränderungsmöglichkeiten zu fahnden, Zeitdruck zu reduzieren, zusätzliche Ressourcen zu aktivieren o. Ä. Dafür ist zwischen beeinflussbaren (Autonomie) und nicht beeinflussbaren (Heteronomie) Faktoren zu unterscheiden. Allerdings werden Randbedingungen oft als unveränderbar erlebt, weil z. B. bestimmte Arbeitsabläufe gewohnt sind und wie vom Schicksal gesetzt erscheinen und die berühmte Betriebsblindheit wirkt. Erst beharrliches Nachfragen, Umfeldanalysen, Visualisierungen, Fragen nach Verschlimmerungen etc. führen zu Ideen, die den Rahmen der Handlungsmöglichkeiten des Kunden erweitern, zumindest Recherchen zu Veränderungsoptionen erleichtern. So öffnen sich z. B. häufig Spielräume, wenn Besprechungsszenarien überprüft werden, die Zeit und Energie blockieren (im Sinne eines Communication Re-Engineering, bei dem die »Knoten« der Kommunikation nach Zweck und Nützlichkeit überprüft und ggf. neu zugeschnitten werden).

Es ist wichtig, die hier oft vorhandenen Blockaden zu überwinden, um nicht den Kunden mit einem Programm zur Stressprotektion unhinterfragt fit zu machen für dysfunktionale, aber von ihm beeinflussbare Arbeitsprozesse. Ziel ist es also, in diesem Schritt intensiv nach Möglichkeiten der Stressvermeidung zu suchen (Primärprävention).

Natürlich bewegen wir uns in diesem Arbeitsschritt auch schon weit in dem Feld der persönlichen Faktoren, da verhältnisbezogene Veränderungsoptionen auch von individuellen Erklärungs- und Bewertungsprozessen, von Priorisierungen etc. abhängen. Hier findet sich aber auch gleichzeitig die Nahtstelle zu Maßnahmen der Organisations- und Personalentwicklung.

Aus der Erkundung und Beschreibung der besonders effektiven externen Stressoren und der Überprüfung der Veränderbarkeit situativer Faktoren und der Chancen verhältnisbezogener Interventionen können häufig schon erste Schritte für entsprechende Recherchen und für konkrete Schritte abgeleitet werden.

1.4 Persönliche Faktoren im stressbezogenen Coaching

Im nächsten Schritt sind die Beschreibungen der typischen Stressreaktionsmuster des Kunden, also die Erarbeitung der individuellen kognitiven, emotionalen, sozialen, körperlichen Stressreaktionsmuster, dann die Basis für weitere Schritte der Stressprotektion (vgl. dazu den Beitrag von Schedlowski in diesem Buch).

Fallbeispiel
Ein Mitglied des Topmanagements eines großen Unternehmens hatte einen desolaten Betriebsteil übernommen und mit viel Geschick und hohem Einsatz erste Erfolge erzielt, war allerdings noch weit von der Zielmarge entfernt. Die Entfernung zum Ziel erlebte er als ständigen, massiven Druck, auf den er mit heftigen Kopfschmerzattacken und – vor den regelmäßigen Vorstandspräsentationen – mit massiven Durchfällen reagierte. Eine Veränderung der Rahmenbedingungen schien nur sehr schwer möglich, die Stressreaktionen wirkten zudem in Bezug auf den Kontext völlig übersteigert. Eine persönliche Stressprotektion war hier zunächst zwingend.

Der Zugang zur Bearbeitung der persönlichen Faktoren von Stresssituationen kann von folgenden Fragen seinen Ausgang nehmen:

- »Welche Arbeitsabläufe, Rahmenbedingungen etc. sind auf welche Weise gerade für Sie als besonders effektive Stressoren zu identifizieren?«
- »Welche häufigen Stressreaktionsmuster lassen sich beschreiben? Welche persönlichen stressinduzierenden, stresssteigernden Methoden sind besonders wirksam?« (»Innere Antreiber«, innere Dialoge, Typ-A-Verhalten, langes Nachgrübeln, Selbstwertthemen etc.)
- »Wie könnten die Stressreaktionen für Sie ins Unerträgliche gesteigert werden? Angenommen, Sie wollten Ihren Stresspegel um mindestens das Doppelte steigern, wie könnten Sie das mit möglichst wenig Aufwand schaffen?« (Fragen nach Scheiterstrategien)
- »Welche (überraschenden) Erfahrungen gibt es, als Körper und Seele nicht auf einen Stressor wie gewohnt reagiert haben, sondern Sie ruhig, gelassen und doch konzentriert geblieben sind?« (Fragen nach Ausnahmen)
- »Welche Ressourcen für Erholung und Entspannung sind verfügbar und werden von Ihnen bislang wie genutzt?« (Entspannungsverfahren, Genuss, Hobbys etc.)

Die Sichtung der persönlichen Faktoren kann methodisch zudem noch auf verschiedenen Wegen unterstützt werden:

In einem Gespräch auf der Basis der Ergebnisse eines der standardisierten Stressverarbeitungsfragebögen (z. B. Janke, Erdmann u. Kallus 1985) können über die einzelnen Faktoren des im Test erzeugten Profils die wichtigsten individuellen Ressourcen im Umgang mit Stress und die Optimierungsmöglichkeiten untersucht werden.

Zur weiteren Erhellung der Stresszusammenhänge und zur Erarbeitung weiterer Strategien zur Stressbewältigung haben sich Vorgehensweisen nach der »Methode der kritischen Ereignisse« bewährt (»Critical Incident Technique«, Flanagan 1954). Ein konkretes Ereignis, das Herausforderungs- oder Stresscharakter hatte, wird mit den erfolgsrelevanten Verhaltensweisen des Kunden sowie den möglichen Stressreaktionen und Stressfolgen analysiert (Bamberg, Busch u. Ducki 2003, S. 98). Dem Kunden wird so ermöglicht, die Wechselwirkungen zwischen seinem Bewältigungsverhalten und den Stressreaktionen und -folgen zu beschreiben und ggf. Veränderungsoptionen abzuleiten.

Aber auch eine »freie« Analyse von Stressauslösern und die Beschreibung von typischen Reaktionsmustern z. B. mithilfe weiterer systemischer Fragen sind eine gute Grundlage, um zukünftige Veränderungen zu planen. Hilfreich sind auch hier Visualisierungen des Umfeldes der typischen Stressreaktionen. Der Kunde kann solche Beschreibungen auch vorbereiten (z. B. mithilfe der Anleitungen und Listen im Arbeitsheft Stressbewältigung, Meier 2003, S. 7 ff.). Er kann dazu Außenperspektiven von relevanten Dritten einholen. Diese Zugänge erzeugen reichhaltige Ideen, die anschließend in ein Veränderungsprogramm »umgeschrieben« werden können. Dabei ist die Erhellung der Reaktionsmuster selbst bereits eine veränderungswirksame Intervention. Man kommt den eigenen Automatismen auf die Schliche und stört sie dadurch. Neben dem spezifisch unspezifischen »Stören« kommen gezielte methodische Maßnahmen zum Aufbau einer optimierten Stressprotektion zum Einsatz.

1.5 Spezifische Methoden im stressbezogenen Coaching

Die gängigen spezifischen Methoden zur Stressprotektion werden abgeleitet aus

- kognitiven Verfahren zur Veränderung von Stresswahrnehmung, Stresserleben und Stressreaktion
- Entspannungsverfahren und damit verwandten Verfahren zur Verbesserung der Selbstwahrnehmung (Body Scan u. Ä.)

- der Optimierung von Schlaf
- dem Aufbau einer regelmäßigen Ausdauerbewegung.

Wegen der oft beeinträchtigten Selbstwahrnehmung bewährt es sich als Zwischenschritt, die Wahrnehmung von individuellen Stresszeichen wieder zu aktivieren. Das oben dargestellte Body Scan (s. Kabad-Zinn 2001) ist hierfür eine besonders gute Möglichkeit, zumal es gleichzeitig einen deutlichen Entspannungseffekt hat.

Die Sensibilisierung der Selbstwahrnehmung unterstützen auch die sog. Biodots (der Fa. Schröpfli), das sind kleine temperatursensible Farbaufkleber, die über die Hauttemperatur den Stress anzuzeigen vorgeben und die an einigen Tagen hintereinander am Handgelenk befestigt werden können. Die Farbentwicklung kann dann beobachtet, die Bedeutung der Farbe in einer Skala ermittelt und das eigene Erleben dazu in Beziehung gesetzt werden. Das Instrument ist allerdings wissenschaftlich nicht haltbar, weil signifikante Korrelationen zwischen Stressreaktion und Hauttemperatur nicht nachweisbar sind (was dem Kunden gegenüber auch offen gelegt werden muss). Mit dieser Einschränkung eingesetzt erzeugt das Vorgehen über mehrere Tage jedoch eine bemerkenswert hohe Aufmerksamkeit für die eigenen Körperreaktionen, für die Wahrnehmung von Wohlbefinden und Missempfindungen. Zudem koppelt es wieder an die Modelle der meisten Kunden an, sich komplexe Zusammenhänge durch Messwerte zu erschließen.

Die kognitiven Verfahren zur Erzielung guter Stressprotektionsmuster laufen besonders über die Veränderung der inneren Dialoge. Die Prinzipien leitet Schedlowski in seinem Beitrag in diesem Buch ab. Die Verfahren gelten heute als wissenschaftlich gut abgesicherter Standard für die Optimierung von Stressreaktionsmustern. Zwar können solche Verfahren z. T. auch in dem oben genannten Arbeitsheft zur Stressbewältigung (oder z. B. über eine »Stressimpfung«, Meichenbaum 2003) erarbeitet werden, sie sind aber häufig im Dialog mit dem Gesundheitscoach effektiver zu entwickeln und umzusetzen, insbesondere wegen der dann möglichen Feedback-Schleifen, den Hinweisen zur Umsetzung, der Möglichkeit des Problem Shooting, der Verknüpfung mit anderen Gesundheitsthemen und – nicht zuletzt – wegen der stimulierenden Wirkung der Beziehung zwischen Kunde und Coach. Da es sich um ein Verfahren handelt, das längere Zeit benötigt, damit sich die Veränderungen »einspielen« können, werden in der persönlichen Beziehung zum Coach auch die dafür notwendige Verbindlichkeit und Prozesssicherheit erzeugt. Das größte Hindernis für die angemessene Umsetzung eines Selbstlernverfahrens von Stressprotektion sind die erst auszubauenden oder zu reaktivierenden Fähigkeiten der Selbstwahrnehmung und der Metareflexion, was häufig deutlich besser zusammen mit einem professionellen Gesprächspartner gelingt.

Die Einübung von Entspannungsverfahren ist eine weitere Säule beim Aufbau einer wirksamen Stressprotektion. Die oben vorgestellten Entspannungsmethoden sind dafür eine geeignete Grundlage. Stress erzeugt muskuläre Spannung, Entspannungsmethoden haben muskuläre Entspannungen zur Folge. Dieses Wechselspiel von Spannung und Entspannung kann für die Kunden bewusst erlebbar gemacht werden. Die Spannung entsteht automatisch durch die Stresssituation, für die regelmäßige Entspannung muss bewusst gesorgt werden. Hier kann der Coach entweder selbst Anleitungen geben oder an die entsprechenden Experten verweisen. Zu achten ist darauf, dass Entspannungsverfahren leicht in den Arbeitsalltag integriert werden können. Es bieten sich deshalb Verfahren an, die in einer ausführlicheren Version erlernt und eingeübt werden und dann bei Anwendungssicherheit in einer Kurzform im Arbeitsalltag einsetzbar sind, wie z. B. die progressive Muskelrelaxation, atemgestützte Verfahren oder Yogaübungen.

Eine hohe Bedeutung bei der Stressprotektion und beim Stressabbau hat eine regelmäßige Ausdauerbewegung. Hier werden mehrere Effekte für den Umgang mit Stress erreicht. Da auf Stress menschheitsgeschichtlich gesehen mit einer körperlichen Belastung, Bewegung reagiert wird (Flucht, Kampf ...), läuft das System im Stress zwar »heiß«, wird aber frustriert, weil die Bewegung nicht ausgeführt wird. Ausdauerbewegung setzt diese Stressenergie also in Bewegungsenergie um. Stresshormone werden abgebaut, das Gehirn wird besser durchblutet. Psychisch werden das Selbstwerterleben gestärkt, das Wohlbefinden gefördert und die geistige Aktivität und Kreativität gesteigert (s. Pape, Schwarz u. Gillesen 2001, S. 180). Aufgabe des Gesundheitscoach ist es, diesen Weg dem Kunden plausibel zu öffnen und ggf. mit in das Stressprotektionsprogramm aufzunehmen.

Methoden des Zeitmanagements werden häufig im Zusammenhang mit der Stressprotektion und dem Abbau von Stresssituationen empfohlen. Hier ist genau zu prüfen, ob mit einem System zum Zeitmanagement das Ziel zu erreichen ist, ohne dass das System zusätzlichen Stress erzeugt. Die Erfahrung zeigt, dass die meisten

Kunden über gute Erfahrungen mit ihrem eigenen Zeitmanagement verfügen und dass der Zeitdruck und die scheinbare Desorganisation auf anderem Wege entstehen, z. B.:

- Es werden zu wenig Aufträge abgelehnt (Unentbehrlichkeit).
- Es wird zu viel selbst abgearbeitet (fehlende Delegation).
- Es wird mit einem extrem hohen Anspruch an die eigene Leistung gearbeitet (»innere Antreiber«).
- Es gibt dysfunktionale Arbeitsprozesse im Umfeld des eigenen Arbeitsbereichs.
- Man möchte die Arbeitsintensität des Kollegen/Konkurrenten toppen, sich durchsetzen (Typ-A-Verhalten).
- Es gibt Befürchtungen, dass fehlende Verausgabung als fehlende Motivation verstanden wird.
- Das eigene Selbstwerterleben ist an eine ständige Überbeanspruchung gekoppelt.

Alle solche Stress erzeugenden Zusammenhänge brauchen andere Lösungen als Zeitmanagement. Im Vordergrund steht bei der Stressprotektion dann die Frage, welche Modelle, Leitmotive, Befürchtungen, Ängste etc. jeweils hinter dem Zeitdruck stehen. Zum Teil ist dies Gegenstand der genannten kognitiven Verfahren.

Viele Führungskräfte berichten darüber, dass sie sich trotz aller Erfolge immer wieder Fragen nach ihrem Selbstwert stellen. Solche Selbstwertdynamiken werden oft durch ein überzogenes Engagement abgefedert und kompensiert, was zu einer dysfunktional scheinenden Zeitstruktur führt. Aus der individualpsychologischen Perspektive steht das Selbstwerterleben in Wechselbeziehung mit dem Vertrauen auf Selbstwirksamkeitserwartung. Dies stellt das Vertrauen auf die eigenen Fähigkeiten dar, sein Leben im weiteren Sinne und die Prozesse in der Organisation im engeren Sinne zu beeinflussen. Es steht auch in Zusammenhang mit der Reaktion auf die Balance von den in eine Situation investierten Energien und der damit erreichbaren Aufmerksamkeit und Wertschätzung. Diese Zusammenhänge werden im stressbezogenen Coaching zu thematisieren sein, weil sie nicht nur das Zeitmanagement, sondern alle Prozesse zur Erzeugung von Gelassenheit und Effektivität stören könnten.

Oft reichen die bisher genannten Ebenen jedoch nicht aus, um auf Dauer eine wirksame Stressprotektion zu erreichen. Die Frage der grundsätzlichen Stimmigkeit und Sinnhaftigkeit der Lebensprozesse hat für das Stresserleben entscheidende Bedeutung. Spätestens bei dem Schritt der »Priorisierung« in den Modellen des Zeitmanagements ergibt sich der Einstieg in die tiefere Dimension der Thematik:

- »Wozu setze ich mich welcher Situation aus?«
- »Wie viele und welche Herausforderungen brauche ich, möchte ich haben und wozu?«
- »Auf welchen Horizont hin beschreibe ich in dieser Lebensphase meine Ziele, was ist hinter diesem Horizont?« (»Hinter'm Horizont geht's weiter«, Udo Lindenberg, 1986)
- »Welche Prioritäten müssen in Bezug auf meine übergeordneten Lebensziele verändert werden? Was sind dazu erste Schritte?«

Hier sind Antworten zu geben, die wieder auf die Sinnfragen, auf die salutogenen Kompetenzen des Kunden verweisen. Zusätzlich zu den oben schon genannten Methoden zur Arbeit mit Sinnfragen und Lebensbalancen können dann Methoden zum Einsatz kommen, die die berufsbiografische Perspektive einbeziehen.

Ed Scheins Modell des »Karriereankers« (2004) gibt hier ein ausführliches, biografisch fundiertes Modell (Vergangenheit und Zukunft). Es geht davon aus, dass sich in früheren Lebens- und Karriereentscheidungen Schwerpunkte von Lebensentwürfen zeigen und in Bezug auf eine typische Ausrichtung der beruflichen Entwicklung auswerten lassen. Passt die aktuelle Lebens- und Arbeitssituation nicht zu den Entwürfen und Ausrichtungen – so kann man folgern –, ergibt sich daraus ein grundsätzlich höherer Stresstonus wegen des höheren Anteils von nicht erwünschten Herausforderungen, fehlender Stimmigkeit und Sinnhaftigkeit.

Auch andere biografische Methoden, wie die Arbeit mit Lebenslinien, mit Lebensphasen, Bilanzierungen, werden hier eingesetzt.

Gesters Matrix-Coaching (2004) verfolgt diesen biografischen, von der Vergangenheit in die Zukunft gespannten Prozess sehr detailliert in zusätzlichen Dimensionen und mit zusätzlichen Medien.

Neben diesen eher breiter angelegten Schritten zur Stressprotektion kann für gezielte Fragestellung eine besondere Fachexpertise sinnvoll sein und für eine hochwirksame Entlastung sorgen. Ein typisches Beispiel ist die Reduktion von Lampenfieber. Hier kann mit einer fokussierten Maßnahme oft für eine breit wirksame Entspannung gesorgt werden, weil die Anspannungen durch die Angst vor dem Lampenfieber und die entsprechenden Reaktionen und Vermeidungsstrategien entfallen (»Nach dem Auftritt war für mich immer vor dem Auftritt, und es ging nach 3 Minuten Entspannung wieder los.«). Hier kann der Coach eigene Kompetenzen nutzen oder an Fachkräfte verweisen und wiederum die Lotsenfunktion übernehmen.

Es wird deutlich, dass stressbezogenes Coaching durch seine Vielschichtigkeit sehr schnell an den zentralen Fragen des Kunden ankoppelt. Dazu ist ein Gesamtkonzept zur Gesundheitsorientierung hilfreich, das dem Coach als Referenzsystem dienen kann. Gerade im stressbezogenen Coaching ist die Frage genau zu prüfen, in welcher Breite und Tiefe gearbeitet wird. Unnötige Vertiefungen bei Anliegen, die auf der Ebene der Vermittlung von Übungsverfahren gelöst werden können, sind genauso zu vermeiden wie das – häufigere – zu kurze Schießen des Balls.

Optimalerweise ist das stressbezogene Coaching eingebettet in ein betriebliches Programm zum Stress- und Ressourcenmanagement. Für die aus suboptimalen Arbeitsabläufen, hohen Reibungsverlusten in der Kooperation etc. resultierenden Stressoren könnte dann auf

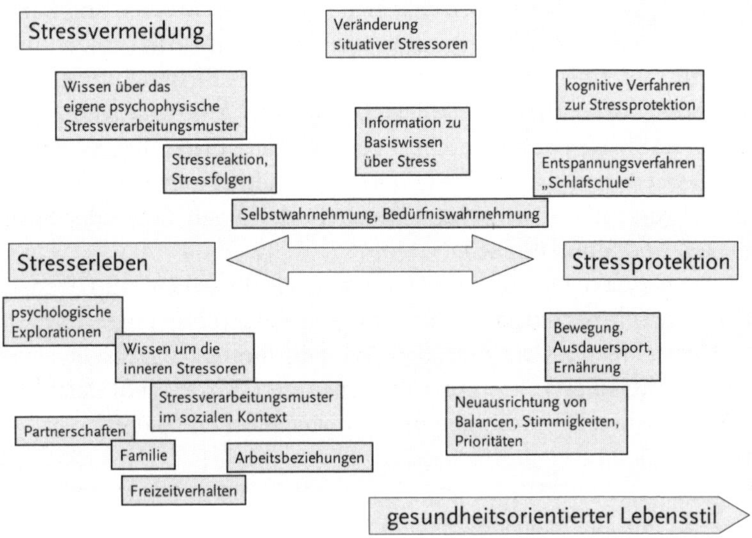

Abb. 24: Stress und Stressprotektion als multifaktorieller Prozess

dem Weg von gesundheitsorientierten Maßnahmen zur Organisations- und Personalentwicklung nach Lösungen gesucht werden. Den individuellen Wegen der Gesundheitsorientierung würde dann ein erweiterter Rahmen gegeben. Im Alltag von Gesundheitscoaching ist dies jedoch die Ausnahme.

Fallbeispiel

Frau P., 37 Jahre alt, hatte die Leitung eines wichtigen Teils des Vertriebs eines großen Unternehmens übernommen. Die bisherigen wirtschaftlichen Ergebnisse der Abteilung waren katastrophal, die von der Konzernleitung angestrebten Ergebnisse allerdings ehrgeizig. Für Frau P. war die Position ein Karrieresprung, die Aufgabe reizte sie. Sie fand eine Situation vor, in der sie 10 teilweise deutlich ältere, langjährige Mitarbeiter in Verantwortungspositionen zu führen hatte, von denen die Hälfte frustriert und demotiviert erschien. Der für sie zuständige Vorstand hatte ihr die seit 3 Jahren überfällige Besetzung vakanter Stellen im Einstellungsgespräch versprochen, war aber nach ihrem Amtsantritt für sie nur selten erreichbar, auch seine zugesagte Unterstützung in der Einarbeitungsphase blieb trotz ihrer Bemühungen völlig aus. Ihr Sekretariat funktionierte nicht, da die junge Mitarbeiterin von den Aufgaben völlig überfordert war. Sowohl eine geordnete Ablage als auch die Organisation von Terminen, Telefonaten etc. musste Frau P. selbst gestalten oder eng überwachen. Nach wenigen Monaten hatte sie sich in die desolate Situation völlig verstrickt, war teilweise 18 Stunden am Arbeitsplatz, völlig erschöpft und berichtete mit Tränen in den Augen von ihrer Situation.

Die Inhalte des Coachingprozesses umfassten mehrere Ebenen:

- Die ausführliche Analyse der Situation wurde zur Grundlage für die Erarbeitung von Strategien zur Veränderung der von ihr beeinflussbaren Rahmenbedingungen.
- Die Führungskompetenzen, insbesondere ihre Kompetenzen zur Durchsetzung ihrer Interessen, zu klaren – auch zeitlichen – Abgrenzungen, zur Delegation von Aufgaben etc., mussten auf der Basis ihrer berufsbiografischen Erfahrungen weiterentwickelt werden.
- Die Reaktionen auf Herausforderungen und die Bewältigung von Stresssituationen waren stark von einem extrem hohen Anspruch an ihre Leistungsfähigkeit gekennzeichnet, der ein

flexibles Reagieren deutlich erschwerte; hier wurden Schritte zur Optimierung der Stressprotektion notwendig. (Entspannungsverfahren, kognitive Umstellungen)
- Die bewusste Gestaltung ihrer Gesundheit – früher ein wichtiger Lebensaspekt – war völlig zum Erliegen gekommen und hatte Bewegungsmangel und Fehlernährung Platz gemacht; nach entsprechenden Checks wurden erste konkrete Umsetzungen unter Anleitung durchgeführt.

Auch in diesem Prozess erfolgte der Einstieg über die Bestimmung des Referenzsystems: Wozu ist/war es gut, sich einer solchen Situation auszusetzen, woraufhin zielte das, welche Lebenspläne, Aufträge etc. wurden damit abgearbeitet? Erst nach einer ausführlichen Positionsbestimmung und einer Klärung von Lebenszielen konnte der aktuellen Situation wieder eine angemessene Bedeutung zugeordnet und deren Überwertigkeit reduziert werden. Der vorher wie automatisch übernommene Druck wurde reduziert. Das führte zu einer deutlichen emotionalen Entspannung, die durch den Beginn von Gesundheitsaktivitäten (insbesondere regelmäßige Ausdauerbewegung) unterstützt wurde. Erst auf dieser Grundlage konnten dann die verhältnisbezogenen Interventionen und strategischen »Schachzüge« geplant werden. Dies zeitigte auch einige Wirkung, allerdings nicht in dem Umfang, den die Kundin für sich als notwendig definiert hatte. Sie hat sich deshalb nach einem Klärungsgespräch mit ihrem Vorstand entschieden, das Unternehmen nach dem Erreichen eines wirtschaftlichen Teilziels zu verlassen.

2. Gesundheitscoaching in Übergangs- und Umbruchsituationen

Umbruch- und Übergangssituationen interessieren hier noch einmal aus mehreren Gründen:

- Jeder Coachingprozess begleitet Veränderungsprozesse des Kunden, so auch das Gesundheitscoaching unter seiner speziellen Perspektive.
- Die Entwicklung oder der Ausbau einer Gesundheitsorientierung kann als eine eigenständige Übergangssituation verstanden werden.

- Übergänge werden als herausfordernd, auch als verunsichernd erlebt, sie lösen häufig Stressreaktionen aus.
- Gerade in Übergangssituationen werden auch die Weichen für die Gestaltung von Gesundheit (neu) gestellt.
- Übergangssituationen brauchen oft den gezielten Blick auf die Themen Gesundheit, Lebensausrichtung, Lebensbalancen etc., der in der operativen Hektik des Übergangs sonst verloren geht.

Einige Prinzipien der methodischen Gestaltung von Prozessen des Übergangs, deren wichtigstes Prinzip die Erzeugung von Sicherheit über die Struktur des Prozesses ist, sind in Teil II des Buches (Kapitel 5 »Projektmanagement«) aufgezeigt worden.

Übergangssituationen

Unter Übergangssituationen sollen solche Situationen verstanden werden, in denen sich wichtige Parameter der bisherigen Lebensgestaltung verändern, so dass die gewohnten Muster, die Denk- und Handlungsmodelle ergänzt und weiterentwickelt werden müssen. Charakteristisch sind das Empfinden des »nicht mehr das Alte und noch nicht das Neue« und die Notwendigkeit, Entscheidungen treffen zu müssen. Solche Situationen im Berufsleben (Karriereschritte, Auslandseinsätze etc.) sind oft Anliegen und Gegenstand von Coachingprozessen (vgl. zu Coaching in Übergangssituationen auch Lauterbach 2003c). »Das andere ist die Ungewissheit, jener Ursprung und Archetyp aller Furcht. Entsprechungen für das ‚Andere der Ordnung' sind: Undefinierbarkeit, Inkohärenz, Widersinnigkeit, Unvereinbarkeit, Unlogik, Irrationalität, Mehrdeutigkeit, Verwirrung, Unentscheidbarkeit, Ambivalenz« (Baumann 1995, S. 19).

Aus dem Blickwinkel der Gesundheit betrachtet ist die Wirkung der unvermeidlichen Stressoren in Übergangssituationen wieder abhängig davon, welche Bewertung und Bedeutung diese Situationen vor dem Hintergrund von Biografie, Sinnbeschreibung, Lebensplanung etc. des Kunden erhalten, z. B. ob es eine lang angestrebte Veränderungssituation ist, die stimmig in den Lebensprozess passt, oder eine von außen erzwungene Situation (Krankheit, Versetzung etc.). Zudem spielen die Grundmuster des Umgangs mit Veränderungen eine entscheidende Rolle: Mit dem Modell »Das Leben ist ein langer, ruhiger Fluss« reagieren Menschen anders auf Turbulenzen als mit

Modellen, die sie ein ständiges Feuerwerk von Veränderungen abbrennen lassen. »Unser Nervensystem berechnet Invarianten aus ständig wechselnden Stimuli, denn wir handeln so, als ob die Zukunft gleich der Vergangenheit sein würde, und wir sind in eine Kultur eingebettet, die Permanenz und Dauer über alles liebt. Vielleicht liegt es daran, dass es so wenige Stimmen gibt, die vom Werden, vom Beginnen, vom Wandel sprechen« (von Foerster 1993a, S. 370). Veränderung, Wandel, Übergänge könnten also zu den eher weniger gewohnten, vertrauten Mustern gehören.

Ambivalenzen

Veränderungsprozesse verlangen Entscheidungen, und Entscheidungen sind eng mit Ambivalenzen verbunden. (Gesundheits)-Coaching in Übergangssituationen ist also einerseits geprägt durch die Erzeugung einer Sicherheit des Übergangsprozesses über die Beziehung zum Coach und das Setting des Gesundheitscoachings, andererseits durch den Umgang mit der für solche Entscheidungsprozesse typischen emotionalen Dynamik von Ambivalenzen (in Musik und Kunst vielfach ausgearbeitet und im Coachingprozess als Anschauungsmaterial einsetzbar: *Soll ich's wirklich machen oder lass ich's lieber sein? – Jein!*, Fettes Brot, 1996 oder, auch *JA JA JA JA JA, NEE NEE NEE NEE NEE,* Joseph Beuys 1968).

Widerstände gegen anstehende Veränderungen, das intensive Erleben von Ambivalenzen, ein Scheitern in Veränderungssituationen etc. werden dann wahrscheinlicher, wenn die Dynamiken, die regelhaft in Veränderungsprozessen zu erwarten sind, nicht berücksichtigt werden: nämlich die der Situation eigenen Unsicherheiten (man weiß eben noch nicht, »wie's geht«) und die weiter bestehende Attraktivität der gewohnten Ordnung, die wie ein sicherer Hafen wirkt, in den man jederzeit zurückkehren kann – insbesondere wenn es heikel wird: »Was plage ich mich hier im Laufschritt eine Stunde durchs Gelände, vorher ging es doch auch gut, und außerdem wären jetzt schon 50 Mails beantwortet, wann soll ich die jetzt schaffen? Aber es tut ja so gut/soll ja so gut tun!«

Ambivalenzen binden u. U. einen erheblichen Teil von Energie und Aufmerksamkeit, wenn sie intensiv, d. h. auf hohem emotionalem Niveau, erlebt werden. Sie entfalten oft eine selbstorganisierende Dynamik, die durch Entscheidungsversuche eher noch angeheizt wird. Die methodischen Grundkonzepte von Neutralität und Allparteilichkeit, wie sie in der systemischen Therapie und Beratung entwickelt wurden, bedeuten eine Offenheit des Beraters gegenüber den möglichen, vom Kunden ambivalent erlebten Zielen und Wegen: er moderiert den Klärungsprozess und gibt nicht den Inhalt der Klärung vor. Das Modell des »Anwalts der Ambivalenz« (Simon u. Weber 2004, S. 38) geht darüber hinaus: Der Berater hält die ambivalenten Seiten und deren Reflexion aus der Metaperspektive in dem Beratungsprozess durch seine sprachlichen Interventionen aktiv aufrecht.

- »Was spricht dafür, das Bewegungsprogramm jetzt nicht anzugehen und die Zeit eher ganz für die neue Führungssaufgabe einzusetzen?«

Gesundheitscoaching in Übergangssituationen beinhaltet also auch den ausdrücklichen Erhalt der Option für den Kunden, nichts zu verändern (soweit ihm dies gelingt), die Reflexion der Vorteile und Nachteile von Nicht-Veränderung, der Kosten und Nutzen von Veränderung etc.

Lösungsmöglichkeiten für intensiv erlebte Ambivalenzen finden sich oft erst im Rückgriff auf die individuellen Referenzsysteme, die sich aus der Beschreibung konkreter Ziele, Sinnbeschreibungen, Lebensperspektiven, Balancen und Ressourcenchecks ergeben. Vor diesem Hintergrund sind die hier aufgezeigten Prozessschritte im Gesundheitscoaching zu verstehen.

Folgende Fragen, die sich aus einer salutogenen Perspektive formulieren lassen, sind in Bezug auf den Umgang des Kunden mit der Übergangssituation wichtig:

- Welche Bewertung erfährt die Übergangssituation: Wird sie als Herausforderung oder als Verunsicherung, Bedrohung erlebt? Welche Vorteile und welche Nachteile werden erwartet? Wird die Bewältigung, die Gestaltung des Übergangs als lohnenswert und sinnvoll erlebt? Lohnt es, Energie, Kraft und Mut für das Neue aufzubringen?
- Welche Ressourcen stehen für die Bewältigung zur Verfügung und wie werden sie eingesetzt? Welche Bewältigungsstrategien und Verhaltensweisen lassen sich beobachten?
- Welche Stressreaktionen und -folgen zeigen welche Rückwirkungen auf den Prozess?
- Welche Zeit steht zur Verfügung, wie verändert sich der Übergangsprozess in seinem zeitlichen Fortgang und welche Auswirkungen hat das auf Stressreaktionen und Stressfolgen?

Über die Reflexionen, die durch solche Fragen ausgelöst werden, lassen sich dann konkrete Arbeitsschritte ableiten, die entscheidend die Gestaltung des Übergangs prägen.

Stellen wir uns folgende Situationen als Ausgangspunkte von Coaching vor:

- Ein Kunde übernimmt eine Führungsposition, bei der klar ist, dass sie ihn mindestens 2 Jahre extrem binden und fordern wird.
- Ein Kunde übernimmt eine Position in Argentinien, seine Frau und die beiden schulpflichtigen Kinder können wegen familiärer und beruflicher Bindungen der Frau zumindest für 1 Jahr nicht mitgehen.
- Ein Kunde übernimmt trotz guter Arbeitsauslastung ein zusätzliches Projekt, das ihm im Falle eines erfolgreichen Abschlusses in 2 bis 3 Jahren den angestrebten Karrieresprung ermöglicht.
- Ein Kunde ist mit einem wichtigen Projekt gescheitert und soll nun ein neues Projekt übernehmen, das ihn inhaltlich sehr reizt, das hoch riskant ist, mit dem er sich im Unternehmen wieder ein guten Namen machen kann – oder mit dem er gänzlich untergeht.

Solche Situationen sind aus dem Alltag gegriffen, sie brauchen fundierte Entscheidungen, die nur mit einer guten Verankerung in dem biografischen Bogen (woher? ... wohin?) zu treffen sind:

- »Nehme ich die Herausforderung an oder nicht und unter welchen Rahmenbedingungen?«

Je einschneidender die Veränderung, umso wichtiger wird der Blick auf das Thema Gesundheit. Dabei hat sich bewährt, einen Gesundheitscheck durchzuführen und in den Entscheidungs- und Planungsprozess einzuführen. Der Gesundheitscheck umfasst die konkreten biologischen Parameter der Fitness, aber auch das Feld der »sozialen Gesundheit«, die Fragen der Lebensbalancen und des Sinns.

Die Abschätzung von Gesundheitsrisiken ist eine weitere, oft wesentliche Voraussetzung für viele Entscheidungsoptionen (z. B. Verselbstständigung), und der Check der psychophysischen Fitness wird so zu einem wichtigen Teil eines Ressourcenchecks:

- »Bin ich fit für den einen oder anderen Weg, und wie wird es mir gelingen, meine Gesundheit zu erhalten?«

Gleichzeitig ist das Abwägen der gesundheitlichen Ressourcen und der Risiken, die mit der Veränderung verbunden sind, der erste Schritt zur Erarbeitung eines Programms zur bewussten Gesunderhaltung. Das Motiv, bei der anstehenden Herausforderung gesund, fit und leistungsfähig zu bleiben, sie gut und energievoll zu bestehen, hat eine hohe emotionale Kraft, einen treibenden Schwung. Das kann genutzt werden, um trotz aller Anspannung und Aufregung in der neuen Situation sogleich konkrete Maßnahmen zur Sicherung der Gesundheit zu installieren und dabei auch die bislang noch nicht genutzten Ressourcen zu aktivieren (Freunde, Partner, Lust und Spaß ...) sowie ein Festmachen von Reflexionsschleifen, Feedbacks zu sichern.

Die beschriebene Einbindung gravierender Entscheidungen in den übergeordneten Sinnzusammenhang der Lebensentwürfe ist die Voraussetzung für eine stabile Gesundheitsorientierung, weil die Frage »Wozu gesund bleiben?« beantwortet wird und sich auf dieser Basis die Antwort auf die Frage »Wie gesund bleiben?« aufbauen lässt. Zudem ist das auf diesem Weg entwickelte Stimmigkeitsgefühl einer der salutogenen Faktoren, der die anstehenden Herausforderungen und Risiken tragen kann.

Mit einem bewusst gestalteten Prozess entwickelt der Kunde damit die Kompetenz, mit den in solchen Belastungssituationen enthaltenen Risiken umzugehen: durch Feedback, Reflexion und Metareflexion, durch die Sicherstellung von Ausgleich, durch gezielten Erhalt der psychophysischen Fitness, durch gezieltes Nutzen von (sozialen) Ressourcen und Support, durch bewusste zeitliche Begrenzungen von Belastung etc. Er entwickelt seine persönliche Risikokompetenz, dies alles, um nicht von Chris Rea Folgendes zu hören: »On your journey, cross the wilderness from the desert to the well you have strayed upon the motorway to hell ... You must learn the lesson fast and learn it well, this ain't no upwardly mobile freeway, oh no, this is the road to hell« (1989).

Gerade das Gesundheitscoaching kann hier wesentliche Lernerfahrungen vermitteln, da es sehr breit angelegt ist und viele Lebensbereiche umfasst. Der Kunde verbessert in diesem Rahmen seine Kompetenz im Umgang mit den Risiken von Veränderungs- und Belastungssituationen. Seine Risikokompetenz ermöglicht es ihm zukünftig, sich ein Survival Kit zusammenzustellen, um dann auch zukünftig in kritischen Übergangssituationen handlungsfähig zu bleiben (vgl. Lauterbach 2003b). Solche konventionellen Survival Kits können auch im Gesundheitscoaching eingesetzt werden, um den erarbeiteten Maßnahmen zur Gesunderhaltung eine symbolische Verankerung zu geben. Sie können in Outdoor-Läden erworben werden und dem Kunden überreicht werden. Es lassen sich aber auch Survival Kits eigens für den Kunden oder mit dem Kunden zusammenstellen.

Inhalt des Survival Kit

- Ein Symbol für den eigenen Willen zum Sinn als *survival value*
- Eine Konserve der Musik und/oder des Kunstwerks, das auf mich in den letzten Jahren den tiefsten Eindruck gemacht hat
- Ein Foto des- oder derjenigen in der Familie, die auf meinen Lebensplan den nachhaltigsten guten Einfluss hatte/n
- Das Buch von Viktor E. Frankl: Der Mensch vor der Frage nach dem Sinn
- Drei salutogenetische Fragen auf einem Notizzettel
- Wie beschreibe, erkläre ich mir und verstehe ich meine derzeitige Situation und ihre Zusammenhänge?
- Was sind meine Gestaltungsmöglichkeiten und welche Ressourcen stehen mir für Lösungen zur Verfügung?
- Welchen Sinn macht mein Leben jetzt in Bezug auf wen und auf was und in Bezug auf meine grundlegenden Lebensentwürfe?
- Die gut eingeübte Imagination des Platzes auf der Erde, an dem ich das intensivste Wohlbefinden und/oder die beste Energie verspüre
- Die gut eingeübte Imagination meines gewünschten Sterbeszenarios
- Ein Symbol für mein wirksamstes Übergangsritual
- Stifte mit 4 Farben und etwas Papier

Abb. 25: Survival Kit

Für die oben skizzierten Situationen von Kunden könnte das bedeuten:

- Bei der neuen Führungsaufgabe werden für die kritische Zeit von 2 Jahren verbindlich Gespräche mit der Partnerin und mit wichtigen Freunden und Wegbegleitern zur Reflexion der sozialen und existenziellen Gesundheit terminiert und vereinbart.
- Die Verhandlungsposition für den geplanten Wechsel nach Argentinien wird um Positionen erweitert, die der Sicherung der familiären Kontakte und damit der sozialen und existenziellen Gesundheit dienen können.

- In der langen Zeit des zusätzlichen Projekts werden konkrete Checks für alle vier Gesundheitsbereiche (körperlich, seelisch, sozial, spirituell) festgelegt. Die Arbeitsprozesse werden unter dem Blickwinkel der situativen Stressreduktion ausführlich analysiert und umgestaltet, und es werden Maßnahmen zur Stressprotektion etabliert.
- Nach dem Scheitern des Projekts wird zunächst ein Stopp eingelegt, und es werden Checks von psychophysischer Fitness, Lebensbalancen, salutogener Kompetenz etc. durchgeführt, um daraus Bewältigungsmodelle für die neue Arbeitsaufgabe abzuleiten. Aus diesem Prozess heraus kann sich auch eine biografische Neuausrichtung als notwendig erweisen (»Bin ich am richtigen Platz?« etc.).

Viele der oben schon dargestellten Methoden lassen sich zusätzlich unter dem speziellen Blickwinkel der Gestaltung von Übergängen für die unterschiedlichen Prozessschritte im Gesundheitscoaching gezielt einsetzen. Zum Beispiel klären Methoden wie der Lebenszyklus oder die systemische Strukturaufstellung die aktuelle Situation und lassen aus einer Dynamik von Lebenszyklen oder aus dem Erleben systemischer Dynamiken gesundheitsorientierte Entwicklungsschritte ableiten:

- »Welche Veränderungsschritte führen mich zu mehr Energie und psychophysischem Wohlbefinden?«

Die Gestaltung der Veränderungsprozesse selbst kann dann wieder nach den Prinzipien und Methoden des Projektmanagements im Rahmen der Grundstruktur des Gesundheitscoachings erfolgen.

3. Gesundheitscoaching bei Stressfolgen mit Symptomausbildung

Fallbeispiel

Der Kunde kommt mit dem Anliegen, seine Arbeitssituation zu reflektieren und Strategien für sein zukünftiges Verhalten zu entwickeln. Anlass sind zunehmende Erschöpfungszustände, die ihn schon seit 1 Jahr an den Abenden und Wochenenden lähmen, nun aber auch seine Leistungsfähigkeit am Tage beeinträchtigen. Seit 8 Monaten leidet er an einem ihn begrenzt störenden Tinnitus, der sich unter diversen, eher halbherzig durchgeführten Behandlungen nicht gebessert hat. Die Situation sei deshalb bedrohlich, weil sein Unternehmen mit einem bisherigen Mitbewerber fusionieren werde und dabei neu über die Besetzung der Führungspositionen entschieden werde. Er hat jetzt Führungsverantwortung für 200 Mitarbeiter und verantwortet ein Budget von 90 Millionen Euro. Er berichtet direkt dem Vorstand des Unternehmens. Seine bisherigen Lebensentwürfe sahen eine weitere Karriere in das Topmanagement des Unternehmens vor.

Die möglichst umgehende Wiederherstellung und Sicherung seiner Leistungsfähigkeit ist eines der Anliegen an das Coaching. Dieses Ziel musste allerdings vor einer anderen Dynamik verstanden werden: Es zeigte sich, dass der Kunde in seine Bewältigungsstrategien von Herausforderungen und Stress keine angemessene Gesundheitsorientierung integriert hatte. Deutliche Warnzeichen wurden (typischerweise) ignoriert, bis die Folgen sich direkt auf das Leistungsverhalten auswirkten und nach außen nicht mehr »vertuscht« werden konnten. Der Coachingprozess schien zunächst helfen zu sollen, die Probleme weiter »unter der Decke« zu halten.

Auch in diesem Coaching wurden am Beginn Ziele und Erfolgskriterien bestimmt. Hier waren es zunächst die höhere Arbeitszufriedenheit, der höhere Energielevel am Abend und ein geordneter Tagesablauf, gemessen an der Reduktion von Terminüberschneidungen und der Einrichtung von zwei terminfreien Blöcken à 3 Stunden in der Woche. Über das engere Anliegen des Kunden hinaus konnte eine Vereinbarung über die Verbesserung klarer Gesundheitsparameter festgelegt werden: Die bewegungsmedizinisch erhobene, recht schlechte physische Fitness sollte deutlich verbessert werden, der mittelgradig erhöhte Blutdruck sollte – zunächst ohne Medikation – in den Normbereich kommen, und die Messwerte für das Stresshormon Cortisol sollten absinken. Diese Gesundheitsparameter waren für die Denkwelt des Kunden (Ingenieur) sehr hilfreich, da es an die Gepflogenheiten der ihm vertrauten Mess- und Controllingsysteme ankoppelte. Die Aufrechterhaltung seiner Gesundheit, gemessen an diesen Parametern, wurde am Beginn ein wichtiger Motor des Veränderungsprozesses. Das schlechte Ergebnis der bewegungsmedizinischen Untersuchung hatte den Kunden sehr verunsichert, und die Optimierung seiner Leistungsfähigkeit über die Verbesserung seiner psychophysischen Fitness war für den Kunden plausibel und emotional tragfähig.

Es wurden verschiedene Maßnahmen, die der Stressreduktion dienten, vorbereitet, z. B. die Analyse der Arbeitsprozesse mit daraus abgeleiteten konkreten Umstellungen (u. a. Vermeidung von Unterbrechungen bei konzentrierter Arbeit, Einbau von Erholungszeiten, Delegationen, Veränderungen von Prioritäten), die Analyse des persönlichen Stressverhaltens und die Durchführung von kognitiven Umorientierungen und Entspannungsverfahren.

Wie oft reichten aber auch in diesem Fall diese Arbeitsschritte nicht aus, um auch nur mittelfristig einen Effekt zu erzeugen. Verschiedene situative und persönliche Stresserzeuger wurden zwar eliminiert und Entspannungsverfahren perfekt eingeübt – dies verlor sich aber jeweils nach wenigen Tagen im Alltag.

Zwei Themenbereiche wurden deshalb vorgeschlagen, um die eingeleiteten Veränderungen zu »unterfüttern«:

Erarbeitung eines Lebensstils mit umfassender Gesundheitsorientierung. Motto: Höchstleistung ist auf Dauer nur durch eine exzellente Pflege der dafür notwendigen Energien zu erreichen. Für diesen Schritt empfiehlt es sich – wie oben gezeigt –, die Lebenspartner z. B. durch eine gemeinsame Sitzung einzubeziehen, insbesondere um für die konkrete Umsetzung bei den Themen Bewegung, Ernährung, Entspannung, Genussorientierung gemeinsame Schritte der Partner verabreden zu können. Dies war auch in diesem Fall ein wichtiger Zwischenschritt. Dabei spielte u. a. die viel drastischere Beschreibung der Stressfolgen durch die Partnerin eine emotional wichtige Rolle.

Die Gesamtsituation des Kunden zeigte, dass auch eine Bilanz seines bisherigen Weges und eine aktualisierte Zielbestimmung erforderlich waren. Solange die Karriere in dem Unternehmen die einzige Option war, fehlte die Ankoppelung an die persönlichen Ziele, die den Herausforderungen und Stressoren in einem persönlichen Kontext einen Sinn geben könnten. Dies machte ihn unflexibel und damit stressanfällig (auch deshalb ist übrigens die oft geforderte Identifikation mit einem Unternehmen ein gefährliches Konstrukt, weil es die notwendige kritische Distanz nicht enthält).

In dem Coachingprozess wurden also Maßnahmen zur Stressprotektion und Schritte zur Aktivierung von Ressourcen (Arbeit: Delegation etc., Familie: gesundheitsorientierte Lebensumstellung) kombiniert. Gleichzeitig wurde der Prozess einer Neuausrichtung der beruflichen Optionen begonnen. Die Entwicklungen auf den verschiedenen Ebenen stimulierten sich gegenseitig. Der Kunde bekam den Zuschlag für die Führungsposition nach der Fusionierung nicht, sah aber die damit verbundenen Herausforderungen als Teil seines

Umorientierungsprozesses, in dessen Rahmen auch Alternativen mit ihm erarbeitet worden waren. Ihm wurde im Unternehmen dann eine Position angeboten, die deutlich weniger Verantwortung umfasste als vorher, was er zunächst als Rückschritt und Kränkung erlebte. Inhaltlich bekam er ein sehr reichhaltiges Feld zu bearbeiten, so dass er das Angebot annahm.

Aus salutogener Perspektive könnte man wie folgt formulieren:
Dem Kunden war ein Teil der Verstehbarkeit des Entwicklungsprozesses abhanden gekommen. Er hatte seine Entwicklung nicht mehr selbst im Griff, sondern ließ sich von den nur begrenzt durchschaubaren und beeinflussbaren Fusionsdynamiken bestimmen. Die Handhabbarkeit der Situation hatte massiv gelitten, da er – trotz seiner profilierten Position im Unternehmen – in die Prozesse wenig einbezogen war. Die Gestaltung seiner persönlichen Situation hatte eine Eigendynamik bekommen, in der er sich seinem Kräfteverfall ausgeliefert erlebte. Er hatte die ihm verfügbaren Ressourcen nicht aktiviert (Unterstützung durch Partnerin und Freunde, eigene Erfahrungen mit Sport und Meditation, aber auch Nutzung der betrieblichen Strukturen durch Delegation etc.). Die Sinnfrage hatte sich verkürzt auf das Erreichen des nächsten Karriereschritts innerhalb des Unternehmens und war von der umfassenden, persönlichen Sinnbeschreibung entkoppelt.

Aus dieser Beschreibung ließen sich die genannten Schritte im Coaching ableiten. Die Erläuterung des Modells der Salutogenese kann im Coaching direkt genutzt werden, um für den Kunden die Plausibilität der vorgeschlagenen Prozessschritte zu erhöhen.

Da Lebensstilveränderungen in Richtung Gesundheit rasch verflachen und sich erst nach mehrmonatiger Umsetzung eigendynamisch etablieren, sind für solche Prozesse regelhaft Follow-up-Situationen vorzusehen, so dass der Gesamtprozess über 1 bis 1 1/2 Jahre geführt wird.

Bei dem hier geschilderten Kunden waren nach anfänglich 6 Sitzungen im Abstand von ca. 3 Wochen insgesamt 3 Follow-up-Termine und 6 Telefon- bzw. Internetnachfragen in einem Zeitrahmen von 14 Monaten durchgeführt worden.

4. Gesundheitscoaching nach körperlichen Erkrankungen

Fallbeispiel

Ein Kunde, 62 Jahre alt, meldet sich zu einem Coachingprozess, um seinen in 2 Jahren geplanten beruflichen Ausstieg aus dem Berufsleben vorzubereiten. Anlass der Anfrage waren Schicksalsschläge in seiner sozialen Umgebung bei Menschen in ähnlichen Situationen sowie ein Impulsreferat, das er zu der Thematik gehört hatte. Die Berufs- und Lebenssituation des Kunden war durch seine Vorstandstätigkeit geprägt mit höchster Verantwortung und ständiger Reisetätigkeit. Trotzdem wirkten seine übrigen Lebensbalancen (Partnerschaft, Familie, Freunde, Genuss, Erholungsphasen etc.) sehr gut gepflegt, auch die »klassischen« Felder (Bewegung, Ernährung, Entspannung) waren vorbildlich gestaltet. Er blickte auf ein Berufsleben zurück, das er als erfüllt erlebte und das ihn sehr zufrieden stimmte. Gemeinsam mit seiner Frau hatte er sich Interessengebiete erschlossen, die ihn zukünftig stärker beschäftigen sollten. Gesundheitschecks zeigten ein mäßig erhöhtes Risiko für Herz-Kreislauf-Erkrankungen, auf das sich der Kunde mit entsprechender Lebensführung eingestellt hatte.

Der Coachingprozess wurde auf der Basis dieser Ressourcen geplant und sollte vor allem auf den Ausstieg aus der ständigen beruflichen Präsenz fokussieren und den Rückzug aus den sozialen Ereignissen begleiten, die um ihn herum aufgebaut waren und zelebriert wurden. In einer Urlaubssituation erlitt der Kunde dann einen Herzinfarkt. Nach Behandlung und Rehabilitation nahm er nach wenigen Monaten seine Berufstätigkeit wieder auf. In den folgenden Gesprächen »gestand« er, dass er nach unserem Gespräch über die Planung seines Ausstiegs die Situation erstmals »richtig bewusst« erlebt und »kalte Füße« bekommen habe. Er sei deshalb dankbar für die Anfrage seiner Vorstandskollegen gewesen, seine Tätigkeit um 2 Jahre zu verlängern, und habe ernsthaft darüber nachgedacht. Ihm war nach dem Infarkt jetzt »rational klar«, dass eine Fortführung seines Arbeitspensums lebensgefährlich war. Dies hatte aber emotional noch keine Resonanz gefunden. Er hatte während der Rehabilitationszeit »tiefe Löcher« erlebt und war froh, wieder von seinen gewohnten sozialen Bezügen und den Aufgaben umgeben zu sein.

In dieser Situation musste die Rahmung des Gesundheitscoachings jetzt anders konzipiert werden, als zunächst geplant. Es musste ein Übergang in der nahen Zukunft begonnen werden und nicht erst in einigen Monaten. Nach dem Basismodell der Gestaltung von Übergangssituationen über Methoden des Projektmanagements (s. Kapitel 5 in Teil II des Buches) wurde hier die Erzeugung einer tragfähigen Prozesssicherheit bedeutend, da der anstehende Prozess weit in die gewohnten Denk- und Handlungsmodelle reichte und mit entsprechenden Unsicherheiten und Ambivalenzen zu rechnen war. Die Prozesssicherheit wurde hier zunächst auf der Ebene der Beziehung von Kunde und Coach erzeugt sowie durch eine klare zeitliche Strukturierung des Prozesses. Die Treffen wurden deshalb zunächst höherfrequent durchgeführt, und die thematische Ausrichtung erhielt eine stärker biografische Tiefung. Die Fragen nach dem Woher und dem Wohin wurden mit verschiedenen Methoden aufgerollt (Visualisierungen, Berufs- und Karrierebiografie). Dies war deshalb sinnvoll, weil der zwingend notwendig gewordene Veränderungsprozess dann tatsächlich hoch ambivalent erlebt wurde und in der Zukunft »schwarze Löcher« drohten. Es musste deshalb das persönliche »Koordinatensystem« erzeugt werden, das eine emotional tragfähige Orientierung in dem Veränderungsprozess erlaubte und das den Prozess an Fahrt gewinnen lassen konnte. Das Motiv »Gesundheit« musste die Frage »Wozu gesund?« aus der persönlichen Gesamtschau des Lebensbogens beantworten und nicht – wie bisher – vorwiegend aus der Perspektive der Höchstleistung. Dies machte dem Kunden schmerzhaft deutlich, welche Optionen für die ja durchaus gelungene berufliche Erfüllung »geopfert« worden waren. Letztlich erfahren die unvermeidlichen Entscheidungsprozesse des Berufsweges im Rückblick oft eine Neubewertung, die dann auch die Grundlage für zukünftige Priorisierungen schaffen kann:

- »Was muss wie in meinem Leben noch vorkommen, um über die berufliche Erfüllung hinaus meinem Leben einen Sinn geben zu können?«

Der Erhalt von Gesundheit – durchaus wie in dem geschilderten Fall auch im engeren Sinne – bekommt so eine Ausrichtung und Orientierung.

Legen wir hier wieder die Folien der Salutogenese und der Lebensbalancen über diese Situation, so lassen sich daraus die Ressourcen des Kunden beschreiben und die weiteren Schritte ableiten:

Ob der Herzinfarkt nun mehr als unvermeidbarer Schicksalsschlag verstanden wird (»Wink des Schicksals«) oder als Ausdruck der Unterschätzung jahrzehntelanger Stressfolgen gewertet wird, ist in dieser Situation von begrenzter Bedeutung – es besteht Handlungsbedarf, der die vorhandenen Ressourcen nutzen muss. Diese waren dadurch augenfällig, dass der Kunde ein hohes Gespür für gute Lebensbalancen hatte, dass er sich körperlich fit gehalten hatte, dass er Interessengebiete, die ihn faszinierten, neben seiner Berufstätigkeit entwickelt hatte, dass er sich im Kontakt zu seiner Frau gut gestützt und begleitet fühlte etc. Diese Ressourcen wurden jetzt neu aktiviert in der veränderten Positionsbestimmung:

- »Was muss ich in meinem Leben tun, erleben, gestalten ..., dass ich es am Ende des Lebens als stimmig und erfüllt bewerten werde und dass es sich gelohnt hat, gesund zu bleiben?«

Dies war dann die neu definierte Aufgabe im Coachingprozess, der dann den zeitlich vorgezogenen Ausstieg nach einem Jahr begleitete. Dabei wertete der Kunde seine Biografie so, dass er die Sinnfrage vordem fast ausschließlich bezogen auf das Unternehmen und darüber hinaus – trotz aller Aktivitäten – nur halbherzig beantwortet hatte, weil dadurch die Kosten der beruflichen Erfüllung zu stark in den Vordergrund getreten wären.

4.1 Übergangssituationen bei psychophysischen Einschränkungen, chronischen Erkrankungen, beim Älterwerden

Es ist nützlich, Veränderungen der Leistungsfähigkeit mit der Idee von Übergängen in Verbindung zu bringen. Die häufigste Konstellation ist, dass durch natürliche Alterungsprozesse sich bestimmte Parameter der Leistungsfähigkeit verändern: Die Erholungszeiten nach hoher Beanspruchung, nach dem Kreuzen von Zeitzonen u. Ä. werden länger, der Spannungsbogen ist besser mit kleinen Pausen zu halten, die Geschwindigkeit der Umstellung zwischen verschiedenen Themen und Arbeitssituationen nimmt ab etc. Diese langsamen Veränderungen werden zunächst nicht wahrgenommen, da sie kleine Unterschiede erzeugen, die keinen wahrnehmbaren Unterschied machen. Erst im Rückblick, im Vergleich zu früheren Arbeitssituationen oder im erschrockenen Wahrnehmen einer Erschöpfungssituation, die erstaunlich lange anhält, wird dies deutlich. »Da saß ich schlaff vorm

Kamin, und da dachte ich plötzlich, auf was für einem lahmen Gaul bist du denn hier unterwegs«, beschrieb ein Kunde (53 Jahre alt) die Situation. Ein Drama kann dann beginnen, wenn über Jahre dieser Veränderungsprozess nicht berücksichtigt wird und das gewohnte Arbeitspensum aufrechterhalten wird. Da diese psychophysischen Veränderungsprozesse individuell sehr unterschiedlich sind, die anderen Kollegen vielleicht noch sehr fit erscheinen, die Norm ohnehin gern an den aufstrebenden, jungen Leistungsträgern orientiert wird und zudem noch ein bewusstes Beachten solcher Missempfindungen eine Auseinandersetzung mit dem eigenen Älterwerden auslösen könnte, gibt es genug Gründe, weiter auf einem viel zu hohen Energieniveau ohne ausreichende Ruhepausen »zu laufen«. Damit reduziert man fortlaufend, aber fast unmerklich die eigene Leistungsfähigkeit und setzt so einen Teufelskreis in Gang.

Im Gesundheitscoaching können die oben vorgestellten Methoden und Instrumente sehr gut für die Arbeit mit dieser Situation eingesetzt werden. Fragen des konkreten Erhalts der psychophysischen Fitness sind dabei ebenso wichtig wie das erneute Ausrichten auf die Lebensziele und das neue Einpendeln der Lebensbalancen. Die Schwelle für die vertiefende Klärung dieser Zusammenhänge ist für viele Kunden allerdings sehr hoch, da sie eher Tipps zum erneuten Hochziehen ihres Leistungspegels anfordern. Häufig ist die Beziehung zu dem Coach der Ort, an dem dieses Thema in einer ersten vorsichtigen Annäherung erstmals so klar betrachtet wird. Es löst dann allerdings eine große Erleichterung aus, sich auch seinen eigenen, unvermeidbaren Entwicklungen anvertrauen zu dürfen. Der Effekt ist dann häufig tatsächlich eine Verbesserung der vorher erlebten Leistungsfähigkeit wegen der angemessenen Berücksichtigung der Alterungsprozesse bei der Gestaltung von Arbeitsprozessen und bei der Umsetzung von Erholung, Kontemplation und gesundheitsfördernden Aktivitäten. Dabei verändert sich auch das Selbstbild hin zu einem anderen Modell, das dann oft mit einer dem Lebensalter gemäßen Ausstrahlung einhergeht. Allerdings besteht das Risiko, dass die erlebte Verbesserung wieder zu einem »Anziehen« des Tempos genutzt wird und eine Ehrenrunde durch die Überlastungs-Erschöpfungs-Arena gedreht wird – mit hoffentlich gutem Ausgang. Der oben zitierte Kunde, dem der Turnaround glückte, beschrieb dies in seiner etwas drastischen Art so: »Wenn ich so auf die letzten fünf Jahre schaue, da fege ich mit einer tierischen Hektik durch meine Firma, bin überall gleichzeitig, wie in Micky Maus mit so einem Schweif hinter mir. Jetzt bewege ich mich richtig würdevoll, und das macht Spaß, weil alle so anders reagieren. Ich muss jetzt fast aufpassen, dass sie keinen Kniefall vor mir machen. Aber wir sind alle mit mehr Spaß bei der Sache.«

Fallbeispiel

Der Kunde ist 45 Jahre alt und kommt in einen Coachingprozess mit dem Anliegen, seinen beruflichen Wiedereinstieg nach einer Krebserkrankung zu begleiten. Er ist Geschäftsführer eines expandierenden, 6 Jahre alten Unternehmens, das mehrere hochpotente Gesellschafter hat. Ziele und Strategien des Unternehmens sind von ihm geprägt worden, er ist Seele und Motor des Unternehmens.

Eine Krebserkrankung machte einen operativen Eingriff und eine mehrmonatige Chemotherapie erforderlich. In der letzten Phase der Chemotherapie kam er zu mir, um sich bei einem geplanten beruflichen Wiedereinstieg begleiten zu lasen. Er hatte auch während seiner Erkrankung den Kontakt zum Unternehmen gehalten, hatte sich an den wichtigen Entscheidungen beteiligt. Allerdings hatte die Dichte der Kontakte über die Monate abgenommen, und er hatte sich auf Erfahrungen eingelassen (Literatur, Musik), die viele Jahre zu kurz gekommen waren. Er erlebte eine neue Intensität seiner Wahrnehmungen. Im Erstkontakt wirkte er in sich ruhend und von einer hoffnungsvollen Grundstimmung geprägt. Sein Anliegen ließ sich dahin konkretisieren, dass er fürchtete, die jetzt entwickelte Achtsamkeit wieder zu verlieren und in den gewohnten »Trott« zu verfallen.

Die Begleitung im Coaching koppelte an die veränderte Sinnbestimmung, die der Kunde für sich entwickelt hatte, an. Es ging dann um die genaue Umsetzung des schrittweisen Wiedereinstiegs, der in einem deutlich veränderten Arbeitsmodell münden sollte. Einerseits waren konkrete »Sicherungen« zu entwickeln, um Eigendynamiken in Richtung Überlastung rechtzeitig zu stoppen. Andererseits – und das stand deutlich im Vordergrund – musste das bisherige Selbstbild am Arbeitsplatz revidiert werden. Die intensive Auseinandersetzung mit den Konsequenzen der Krebserkrankung hatte andere Werte und Sinnbeschreibungen entstehen lassen, die zu den gewohnten Abläufen, aber auch zu dem vertrauten Selbstbild nicht passten. Hier gab es Unsicherheiten und Zweifel, auch wegen der teilweise irritierten Reaktion der Mitarbeiter. Die grundlegenden Modelle von Lebensbalancen,

Energiebilanzen, Sinnfragen konnten hier auf einem sehr hohen Niveau zur konkreten Planung der Umsetzung und der Reflexion der Dynamiken eingesetzt werden. Auch hier erzeugte die Übergangssituation Unsicherheiten, die gewohnte Ordnung war verlassen, die neue Ordnung war zwar in der neuen Werteorientierung verankert, aber noch nicht im Alltag umgesetzt, schon gar nicht zu einer neuen Routine geworden. Das Coaching war ein Teil der Prozesssicherheit, die der Kunde für sich organisiert hatte.

Leitlinie des Coachingprozesses war der Erhalt der Gesundheit, und zwar der physischen, psychischen und sozialen (Familie, Freunde) sowie der erstarkten spirituellen Gesundheit. Die Krebserkrankung und der Umgang mit den Folgen sollten Teil seiner Gesundheit im Sinne von Hartmann werden, für den – wie oben gezeigt – Gesundheit bedeutet, Gleichgewichte zu entwickeln und aufrechtzuerhalten, »die ihm ein sinnvolles, auf die Entfaltung seiner persönlichen Anlagen und Lebensentwürfe eingerichtetes Dasein ermöglichen, so dass er sagen kann: mein Leben, meine Krankheit, mein Sterben« (1993, S. 39). Es gelang dem Kunden in einem mehrmonatigen Weg die Umsetzung seiner neu gefundenen Balance und Achtsamkeit in seinem Arbeitsbereich zu stabilisieren.

Das Thema der Gestaltung von Übergängen zeigt sich am deutlichsten in dem Übergang aus dem Berufsleben in den sog. Ruhestand, wie er in dem oben genannten Fallbeispiel beschrieben wurde. Die Erfahrungen von teilweise dramatischen Einbrüchen nach Berentungen zeigen auch das hohe gesundheitliche Risiko dieser Übergangssituation. Es ist davon auszugehen, dass dieser Umstellungsprozess individuell außerordentlich unterschiedlich ist und entsprechend variabel gestaltet werden muss. Grundsätzlich gilt jedoch, dass drei Faktoren einen besonderen Einfluss auf das Gelingen dieses Übergangs haben:

- eine ausreichend lange Vorbereitung, innere Einstimmung und teilweise auch Planung der Zeit nach der Erwerbstätigkeit,
- eine gute Vorbereitung des Ausscheidens mit dem Abschluss der wichtigen eigenen Berufsprojekte und
- eine würdevolle Verabschiedung aus dem beruflichen Feld, der Firma, dem Team.

Das Setting des Gesundheitscoachings bietet für die Begleitung dieses Übergangs ein reiches Methodenset, mit dem sowohl die gesundheitlichen Parameter bearbeitet werden, als auch die ggf. notwendigen Neuausrichtungen von Sinnfragen und Lebensbalancen erfolgen können. Es liegt natürlich nahe, Sinnfragen zu stellen, nach erfüllenden Aufgaben oder Themen zu schauen, die aus dem beruflichen Leben mitgebrachte Fülle zu genießen und weiterzugeben, das soziale Netzwerk in Familie und Freundeskreis bewusst zu erleben usw. Neben diesen großen Bögen geht es aber gerade in dieser Zeit auch um das Konkrete, um die Gesundheit im engeren Sinne:

- »Was kann ich dafür tun, mir meine Gesundheit so lange wie möglich und so gut wie möglich zu erhalten, und gleichzeitig: Wie gehe ich mit den unvermeidlichen Einschränkungen um?«

IV. Ausblick

Die eingangs beschriebenen Megatrends und Szenarien bilden den Hintergrund für die hier beschriebenen Beratungsangebote. Es wurde darauf fokussiert, dass der einzelne Mensch in diesen Szenarien seinen Weg finden muss, was mit deutlich veränderten Herausforderungen an seine grundlegenden Lebenseinstellungen und Lebensgestaltungen einhergeht. Die individuelle Lebensführung gerät von unterschiedlichen Seiten unter Druck – einerseits durch die veränderten Rahmenbedingungen von Arbeit: ständig wechselnde Herausforderungen, zunehmende Komplexität von Arbeitsfeldern, erweiterte Entscheidungs- und Verantwortungsräume, gestiegene Erwartungen an Flexibilität usw., andererseits durch veränderte private Lebensräume, in denen die Gestaltungsoptionen größer werden wegen entfallener Begrenzungen durch Werte, Normen und Regeln und wegen der Zunahme an Optionen (von Partnerschaftsmodellen bis zu Reisen). Gleichzeitig nehmen existenzielle Unsicherheiten zu, Arbeit wird zukünftig nicht mehr unbedingt der Garant für Sicherheit und Sinnstiftung individueller Lebensprozesse sein, neue Modelle zeichnen sich noch kaum ab. Dies führt in der Fläche zu den typischen Unsicherheiten einer Übergangssituation mit den spontanen, selbstorganisierten Ordnungsbildungen, wie sie für das Deutschland der Jahrtausendwende als Jammer- und Sparkultur vielfach beschrieben worden sind. Die Konsequenzen sind veränderte Einstellungen in den konkreten Arbeitskontexten, der erhöhte Grundtonus von chronischem Stress mit den Folgeerscheinungen für die Gesundheit in dem hier verstandenen Sinne. Zumindest der Verlust an subjektiv erlebter Lebensqualität kann drohen, durchaus mit konkreten Folgen für die Leistungs- und Arbeitsfähigkeit.

Neben der individuellen Betroffenheit und der Notwendigkeit, auch zu persönlich tragfähigen Lösungen zu kommen, stehen in immer deutlicher werdenden Bildern die ökonomischen Konsequenzen dieser Entwicklung im Blickpunkt, die mit dem Stand der Leistungsfähigkeit und Gesundheit von Mitarbeitern und Führungskräften verbunden sind. Dabei war die Freude über die durch die existenziellen Befürchtungen ausgelösten sinkenden Krankenstände nur kurz, da die Folgekosten nicht auskurierter Erkrankungen erst langsam ins

Bewusstsein treten. Dies ist aber nur die Spitze des Eisbergs. Die zentrale Frage ist, wie Organisationen, Unternehmen die notwendigen Strukturen schaffen, um sich auf diese Situation einzustellen, wie sie Angebote schaffen, die es ihren Mitarbeitern und Führungskräften ermöglichen, sich für die neuen Herausforderungen zu qualifizieren – und dabei gesund und leistungsfähig zu bleiben. Die Herausforderungen an Organisations- und Personalentwicklung und an die betriebliche Gesundheitsförderung haben damit eine Qualität bekommen. Dies beginnt sich erst langsam als Einsicht durchzusetzen. Selbst die Reflexion der Frage, was überhaupt die Kompetenzprofile des Ingenieurs, des Pädagogen, des Arztes etc. im 21. Jahrhundert sind, steht am Anfang. Systemkompetenz, Komplexitätsreife, Metaphernfähigkeit, Risikokompetenz etc. sind Schlagworte, die das umreißen. Was brauchen sie alle, um mit den neuen Herausforderungen der Arbeits- und Lebenswelten umzugehen, in ihnen zu bestehen, sie weiterzuentwickeln – und wieder: um dabei gesund zu bleiben?

Das Konzept des Gesundheitscoachings schlägt hier einen Bogen: Es nimmt ein Prozessverständnis von Gesundheit als Grundlage, in das die Herausforderungsszenarien eingewebt werden und das so zunächst mit der Frage des Erhalts der individuellen Gesundheit und Leistungsfähigkeit entlang konkreter Alltagserfahrungen konfrontiert wird. Das Gesundheitskonzept dient dabei der Erfassung und Abbildung der individuellen Herausforderungen in dem beschriebenen Szenario und der Entwicklung von erweiterten Handlungsoptionen. Die Wirkung in die Organisationen wird hierbei zwar nicht ausschließlich, aber vorzugsweise über die Wirkung individueller Entwicklungen erzielt. Betrachtet man die Entwicklung von Organisationen, sind die Veränderungen von Schlüsselpersonen meist ohnehin die wirksamsten Interventionen – von daher ist dies sicher ein wichtiger Weg. Trotzdem kann es angesichts des Umfangs der Herausforderungen dabei nicht bleiben. Die Konzeptbildungen und die Erfahrungen im Gesundheitscoaching mit ihrem Blick aus der individuellen Perspektive des Erlebens und Handelns verlangen, ja provozieren den Dialog mit anderen Perspektiven: der gesellschaftlichen Perspektive, der Perspektive der Unternehmen, der Perspektive der Zukunft von Arbeit. Die Gestaltung von Veränderungsprozessen wird sich zukünftig sehr viel stärker danach bewerten lassen müssen, wie der Erhalt der Gesundheit der Beteiligten dabei gelingt.

Für den Ausblick heißt das konkret, dass die hier vorgestellten Konzepte und Methoden des Gesundheitscoachings einerseits natürlich die individuellen Wirkungen entfalten sollen. Andererseits bieten sie sich an, Impulse in verschiedene Richtungen zu geben:

Die konkreten Erfahrungen mit diesem individuellen Beratungsansatz bieten sich an, in andere Kontexte übertragen zu werden, angefangen von der pragmatischen Erweiterung des individuellen Coachings auf Gruppen- und Seminarsettings (wie ja hier auch ansatzweise dargestellt), weiter über die Erarbeitung und Umsetzung integrierter Formen von Personalentwicklung, Führungstraining, Organisationsentwicklung und Gesundheitsförderung als Gesamtkonzept zur Mitarbeitergesundheit, bis zu Verknüpfungen mit gesellschaftlichen Dynamiken, wie z. B. den veränderten Ansprüchen an individuelle Gesundheits- und Absicherungsverantwortung, den veränderten Profilen des Engagements von Krankenkassen.

Auch auf die Entwicklung von Coachingkonzepten und Qualitätsbeschreibungen von Coaching lassen sich interessante Ausblicke werfen. Coaching wird sich bei der Diskussion zur Qualität und Qualitätssicherung, aber auch unter Kosten-Nutzen-Gesichtspunkten und vor dem Hintergrund der gerade skizzierten Perspektive der Frage stellen müssen, ob es einen Effekt auf die Gesundheit seines Klientels haben kann. Andersherum: Ein Coachingprozess, der keine Auswirkungen auf die Stressfolgen und auf die Gesundheitsparameter seiner Kunden hat, der nicht ihre Kompetenz verbessert, mit den neuen Risiken gesundheitserhaltend umzugehen, ist schlecht vorstellbar. Folglich macht es Sinn, diese Parameter gezielt zu Erfolgskriterien von Coaching zu machen. Aber: Kann man Coaching durch Messung des Stresshormons im Speichel des Kunden evaluieren? Es braucht offenbar Konzepte zur Gesundheit, die komplex genug, ressourcenorientiert und systemisch ausgerichtet sind, die Gesundheit als Prozess verstehen: Dann stehen sowohl für die Prozessgestaltung von Coaching als auch für die Evaluation angemessene Instrumente zur Verfügung. Für die Weiterentwicklung von Coaching kann diese Herausforderung sehr stimulierend sein, im Gesundheitscoaching sind hierzu bereits einige Schritte getan worden.

Eines lässt sich aber schon konkret absehen: Von einem Coach wird mittlerweile zumindest ein Basiswissen über Zusammenhänge von Gesundheit und den Themen seiner Kunden erwartet, das es ihm ermöglicht, für gesundheitsrelevante Dynamiken sensibel zu sein und sie in den Coachingprozess einzuführen. Das Kompetenzprofil des einzelnen Coach wird sich entsprechend erweitern, die Qualifizierungsprozesse werden dieses Thema aufnehmen. Die weitere Entwicklung dürfte spannend werden.

V. Gastbeiträge

Fit im Beruf – einige Hinweise zum Gesundheitscoaching aus bewegungsmedizinischer Sicht

Klaus-Michael Braumann

1. Einleitung

Psychophysisches Wohlbefinden – andere nennen diesen Zustand »Wellness« – ist eine wesentliche Voraussetzung für eine gute körperliche und intellektuelle Leistungsfähigkeit. Eine gute psychophysische Fitness, also ein gleichermaßen fitter Körper und Geist, geht einher mit allgemeinem Wohlbefinden und erhöht die Wahrscheinlichkeit für ein erfolgreiches und zufriedenes Leben. Psychophysische Fitness kann auf vielfältige Weise erreicht werden und ist von zahlreichen – auch individuell sehr unterschiedlichen – Faktoren abhängig. Eine wesentliche Rolle spielt in diesem Zusammenhang die regelmäßige körperliche Aktivität.

Hier beginnt unser Problem. Bei sehr vielen Menschen hat sich in den letzten Jahrzehnten ein Verhalten entwickelt, das dazu führt, dass sie die positiven Effekte einer körperlichen Anstrengung nicht erfahren und kennen, weil körperliche Anstrengungen aus dem täglichen Leben nahezu vollständig verbannt worden sind.

Die folgenden Ausführungen sollen nicht nur die gesundheitlichen Effekte von regelmäßiger Bewegung aufzeigen, sondern sie sollen verdeutlichen, dass durch regelmäßige körperliche Bewegung im Alltagsleben nicht nur eine direkte Verbesserung der körperlichen (und psychischen) Leistungsfähigkeit erreicht werden kann, sondern dass durch die vielfältigen positiven Auswirkungen einer guten Fitness auch ein Genießen der eigenen Gesundheitsentwicklung möglich wird.

In diesem Zusammenhang soll nachdrücklich darauf hingewiesen werden, dass mit »Fitness« nicht die Leistungsfähigkeit eines Hochleistungssportlers gemeint ist. Fitnessverbesserung bedeutet eine Steigerung der aktuellen individuellen körperlichen Leistungsfähigkeit unabhängig vom Ausgangsniveau. Fitness in dem hier gemeinten Sinne kann von jedem erreicht werden.

2. Risikofaktoren aus bewegungsmedizinischer Sicht

Das größte Hemmnis für das Erlangen einer guten psychophysischen Fitness ist Stress. Stress spielt eine wesentliche Rolle bei der Entstehung zahlreicher Krankheiten. Stress hat heutzutage fast jeder in verschiedenen Ausprägungsformen. »Stress« haben Kinder mit Eltern – aber auch umgekehrt, »Stress« findet sich in Beziehungen, »Stress« haben Schüler und Studierende, »Stress« hat man am Arbeitsplatz mit Vorgesetzten oder Mitarbeitern. Stress ist offensichtlich ein allgegenwärtiges Phänomen. Die vielfältigen Zusammenhänge von Stress sind in diesem Buch bereits ausführlich dargestellt worden. Wichtig für die bewegungsmedizinische Perspektive sind folgende grundlegende Aspekte:

Unser Körper wird von zwei voneinander zu unterscheidenden Nervensystemen gesteuert. Das motorische System ist zuständig für die Bewegung von Muskeln und Gelenken, es ist dem Willen unterworfen. Das vegetative oder autonome Nervensystem regelt die Funktion unserer inneren Organe. Es funktioniert unwillkürlich und ist normalerweise – außer bei indischen Fakiren, die z. B. ihre Herzfrequenz auf sehr niedrige Werte absenken können – durch den Willen nicht zu beeinflussen.

Dieses vegetative Nervensystem wird seinerseits noch einmal unterteilt in das »sympathische« und das »parasympathische« Nervensystem. Das sympathische System steuert dabei – vereinfacht ausgedrückt – alle Körperfunktionen, die für solche Situationen benötigt werden, die mit den englischen Begriffen »fight«, »fright« oder »flight« beschrieben werden. Das parasympathische System regelt alle Funktionen, die zur Regeneration und Entspannung beitragen.

Die Reaktionen des Sympathikus werden vermittelt durch die Stresshormone Adrenalin und Noradrenalin. Sie bewirken die Beschleunigung der Pulsfrequenz, die Erhöhung des Blutdrucks, eine Aktivierung des Stoffwechsels und der Schweißbildung sowie eine Erweiterung der Pupillen usw. Die Aktivitäten des Sympathikus und des Parasysmpathikus halten sich normalerweise in einem Gleichgewichtszustand: Der Sympathikusaktivierung während eines Tages folgt die durch den Parasympathikus vermittelte nächtliche Regeneration während des Schlafens. Dieses harmonische Wechselspiel von Belastung und Entlastung kann durch verschiedene Faktoren unter Umständen erheblich gestört sein. Häufige Stressbelastungen mit hoher sympathoadrenerger Aktivierung lassen die notwendige Regeneration nicht mehr zu: Der Körper gelangt mehr und mehr in einen chronischen Stresszustand mit allen daraus folgenden gesundheitlichen Problemen. Eines der ersten Zeichen einer hohen sympathoadrenergen Aktivität sind Schlafstörungen. Nachts um vier liegt man plötzlich hellwach im Bett und denkt über ein aktuelles Problem im Beruf nach.

Kurzfristiger Stress ist wichtig für eine optimale Leistung. Das sympathische Nervensystem vermittelt im Körper somit die zum Überleben notwendigen Reaktionen, es versetzt den Organismus in eine Art Vorstartphase, vergleichbar mit der Aufladung eines Akkus. Früher reagierten Menschen auf Stress mit einer körperlichen Belastung, nämlich mit Bewegung. Sie mussten entweder fliehen oder sich einem Kampf stellen, also eine körperliche Höchstleistung erbringen. Und hier beginnt heute unser gesundheitliches Problem: Wir können auf Stress nicht in der physiologisch vorgesehenen Weise reagieren und unserem Gegenüber einfach davonlaufen oder ihm gar mit der Keule auf den Kopf schlagen. Es kommt also immer wieder zu einer Anspannung, die nicht durch eine physiologisch notwendige Reaktion abgebaut werden kann. Der Körper befindet sich somit dauerhaft in einem Zustand der auf Bewegung hin ausgelösten Erregung.

Chronische Stressbelastungen haben deshalb vielfältige Auswirkungen: Eine Summation von andauernden Stressbelastungen, andauernder Erregung ohne eine adäquate Regeneration kann erhebliche negative gesundheitliche Auswirkungen zeigen.

Die Manifestationen von stressbedingten Gesundheitsstörungen sind vielfältig, sie sind häufig mit anderen Risikofaktoren verbunden, was die gesundheitlichen Auswirkungen dramatisch verschärft.

Im Folgenden sollen hier beispielhaft einige häufige, bewegungsmedizinisch besonders relevanten Gesundheitsprobleme aufgezeigt werden.

2.1 Bewegungsmangel und Fehlernährung – eine tödliche Kombination

Mediziner und Epidemiologen sind sich seit langem darin einig, dass ein zentrales Gesundheitsproblem unserer Zeit durch ein Missverhältnis zwischen Energieverbrauch und Energieaufnahme verursacht ist. In den letzten Jahrzehnten hat sich die Ernährungssituation in unserem Kulturkreis so entwickelt, dass uns – ganz wie im Märchen vom Schlaraffenland beschrieben – Tag und Nacht und rund um das Jahr sämtliche Nahrungsmittel der Welt zur Verfügung stehen. Gleichzeitig ist es aber durch die zunehmende Technisierung der Umwelt besonders in den letzten 50 Jahren zu einer dramatischen Abnahme der Notwendigkeit der körperlichen Belastungen zur Bewältigung des Alltagslebens gekommen.

Bei einer gleichzeitigen nahezu unbegrenzten Verfügbarkeit von Energieträgern in Form von Nahrung muss diese Situation mittel- bis langfristig zu verschiedenen gesundheitlichen Störungen führen. Für die meisten Menschen macht sich dieses Missverhältnis zunächst in einer mehr oder weniger deutlichen Zunahme des Körpergewichts bemerkbar.

2.2 Übergewicht

Übergewicht stellt neben unbeeinflussbaren Risikofaktoren wie Alter und genetische Veranlagung einen wesentlichen gesundheitlichen Risikofaktor dar und ist in Verbindung mit Rauchen, Bewegungsmangel und Stress ein wichtiger Faktor bei der Entstehung von Herz-Kreislauf-Erkrankungen.

Zur Einschätzung des Gewichts wird heute der so genannte Body-Maß-Index (BMI) genutzt. Hierbei handelt es sich um einen Quotienten aus Körpergewicht dividiert durch die Körpergröße in Metern angegeben zum Quadrat. Ein 2 Meter großer Mann von 100 kg Körpergewicht hat demnach einen BMI von 100 dividiert durch 2 (2 m), also von 25. Ein BMI von 18 bis 25 gilt als normal, wobei athletische Personen durchaus auch höhere Werte haben dürfen, ohne gleich als übergewichtig zu gelten. Werte zwischen 25 und 30 sprechen für Übergewicht, ab einem BMI von 30 spricht man dann von Adipositas, ab 35 von einer Adipositas permagna.

War man früher der Meinung, Übergewicht sei überwiegend ein Problem der US-Amerikaner, so hat sich in den letzten Jahren gezeigt, dass auch die europäischen Nationen mittlerweile ganz erheblich mit dem Problem des Übergewichts zu kämpfen haben. In Deutschland liegt der Anteil der Menschen mit einem BMI von über 30 mittlerweile bei 20 % der Bevölkerung.

Übergewicht findet sich in nahezu allen Altersgruppen: Während bei den 20- bis 25-Jährigen nur 23 % der Männer und 14 % der Frauen übergewichtig sind, steigern sich diese Zahlen auf Werte zwischen 64 und 73 % in den Altersgruppen zwischen 45 und 70. Die wesentliche Ursache von Übergewicht ist in erster Linie natürlich die zu hohe Nahrungsaufnahme. Daneben werden neben einer genetischen Veranlagung und familiärer Disposition in erster Linie die veränderten Lebensbedingungen, aber auch psychische und soziale Faktoren verantwortlich gemacht, die sich in einer Störung des Essverhaltens sowie einer inadäquaten Stressbewältigungsstrategie zeigen.

Übergewicht ist nicht allein ein kosmetisches Problem, sondern geht eindeutig mit einer erhöhten Sterblichkeit einher. Ein BMI von 35 ist mit einem bis zu 2,5fach erhöhten Risiko einer Krebserkrankung vergesellschaftet. Dass Übergewichtige häufiger krank sind und dadurch deutlich höhere Kosten für das Gesundheitswesen verursachen, versteht sich dann eigentlich von selbst. Bei der weiteren Analyse der Ursache der epidemieartigen Verbreitung von Übergewicht hat sich gezeigt, dass die übermäßige Nahrungszufuhr offensichtlich nicht ausschließlich verantwortlich ist: Die Tatsache, dass die Energiezufuhr in den letzten Jahren, nicht zuletzt auch durch ein deutlich gesteigertes Ernährungsbewusstsein, um 10 bis 15 % abgenommen hat, das Übergewicht gleichzeitig aber immer weiter zugenommen hat, spricht dafür, dass das immer weiter abnehmende Bewegungsverhalten als Hauptursache betrachtet werden muss.

Übergewicht und damit einhergehende Gesundheitsstörungen sind eine zentrale Ursache für Blutgefäßveränderungen, die letztlich zur koronaren Herzkrankheit (KHK) führen. Angina pectoris und Herzinfarkt sind typische Folgen dieser Erkrankung, die als eine typische Wohlstands- oder Zivilisationskrankheit betrachtet werden kann: Waren Todesfälle durch Herzinfarkt noch Ende des 19. Jahrhunderts nahezu unbekannt und waren Herzinfarktpatienten in den ersten Nachkriegsjahren so selten, dass Medizinstudenten weite Fahrten auf sich nahmen, um einmal einen leibhaftigen Patienten mit Herzinfarkt zu sehen, so ist diese Krankheit zwischenzeitlich zum »Volkskiller Nummer eins« geworden.

2.3 Das metabolische Syndrom

Ausgangspunkt für die Entstehung dieser Krankheit ist eine aufgrund der fehlenden körperlichen Belastung unzureichende Entleerung der muskulären Energiespeicher. Bei gleichzeitig permanenter Energiezufuhr können die dem Körper zugeführten Energieträger nicht mehr verwertet werden. Sie werden stattdessen in Form von Fett im Körper gespeichert. Übergewicht und Störungen im Fettstoffwechsel mit übermäßiger Bildung von Cholesterin, Triglyzeriden sind die Folge.

Die dauernde Zufuhr von Kohlenhydraten führt zu einer Erhöhung des Blutzuckerspiegels und damit zur Ausschüttung des Hormons Insulin, welches eigentlich die im Blut kreisenden Zuckermoleküle in die Körperzellen transportieren soll. Da die muskulären Energietanks aber vollständig gefüllt sind, kann das Insulin diese Wirkung nicht mehr entfalten. Es entsteht also eine Konstellation mit erhöhten Blutzuckerwerten und gleichzeitig erhöhtem Insulin. Diese dauerhaft erhöhte Insulinkonzentration spielt über andere komplexe Stoffwechselprozesse zusätzlich eine wesentliche Rolle bei der Entstehung des Bluthochdrucks.

Schließlich kommt es als Resultat einer langjährigen Belastung der insulinproduzierenden Zellen zu einer Erschöpfung der Insulinsekretionsfähigkeit, damit zu einem Mangel an Insulin und so zu erhöht bleibendem Blutzucker: Dies ist als Krankheitsbild des Altersdiabetes bekannt.

Fettstoffwechselstörung, Bluthochdruck und Insulinresistenz sind aber die klassischen Risikofaktoren für die Entstehung der koronaren Herzkrankheit.

Bis vor gar nicht langer Zeit wurden diese Veränderungen jeweils als eigenständige Krankheitsbilder betrachtet und behandelt. Erst seit kurzem ist der sehr enge Zusammenhang der Entstehung dieser Gesundheitsstörungen unter dem Namen »Syndrom X« und später als »metabolisches Syndrom« bekannt. Aus dem hier etwas vereinfacht dargestellten Entstehungsmechanismus lässt sich aber ableiten, dass man diesen Zustand dadurch beeinflussen könnte, indem man in »dem verstopften System den Stöpsel zieht«, durch vermehrte Muskeltätigkeit die Energiespeicher entleert und somit Platz für die Einlagerung neuer Kohlenhydrate schafft.

2.4 Akuter Stress und Bluthochdruck

Neben der Beeinflussung des Blutdrucks im Rahmen des metabolischen Syndroms bewirkt auch akuter Stress eine Engstellung der Blutgefässe und dadurch eine Blutdruckerhöhung. Daneben kommt es zu einer Pulsfrequenzerhöhung. Beide Reaktionen sind Teil der »Vorstartreaktion«, durch die der Körper auf eine Höchstleistung eingestimmt werden soll. Bei chronischem Stress kann es zu einer

Fixierung dieser sympathoadrenergen Reaktionslage kommen, so dass eine Bluthochdruckerkrankung entsteht.

2.5 Risikofaktor Insulinresistenz

Ein weiterer in den letzten Jahren bekannt gewordener Risikofaktor ist die im Rahmen des »metabolischen Syndroms« zu findende erhöhte Insulinkonzentration. Aus dem beschriebenen Mechanismus der Entstehung des metabolischen Syndroms wird deutlich, dass die dauerhaft erhöhte Blutzuckerkonzentration zu einer erhöhten Insulinausschüttung führt.

Diese Konstellation eines erhöhten Blutzuckerspiegels bei gleichzeitig erhöhtem Insulinspiegel wird als Insulinresistenz bezeichnet. Ein Blutzuckerspiegel im »noch normalen« Bereich spricht demnach nach neueren Erkenntnissen bereits für das Vorliegen eines erhöhten Risikos und wird als Ausdruck einer Insulinresistenz interpretiert. In einer großen epidemiologischen Studie in den USA, bei der über 80.000 Krankenschwestern über einen Zeitraum von mehreren Jahre in ihrem Gesundheitsverhalten verfolgt wurden, zeigte sich, dass von den verschiedenen analysierten Nahrungsbestandteilen lediglich die glykämische Ladung der Nahrungsmittel mit dem relativen Risiko einer koronaren Herzkrankheit korrelierte.

2.6 Orthopädische Krankheitsbilder

Auch zahlreiche Probleme am Bewegungssystem werden durch Stress verursacht, oftmals in Verbindung mit einseitigen körperlichen Beanspruchungen. Bei Stress kommt es durch eine gesteigerte Innervation zu einer Erhöhung der Muskelspannung, dadurch ziehen die Muskeln mit einer erhöhten Spannung an ihren Aufhängepunkten. Das macht sich besonders bei solchen Muskeln bemerkbar, die bereits bei einfachen Alltagsbelastungen schnell überlastet sind. Bei ungewohnten Beanspruchungen reagieren diese Muskeln dann in einer typischen Weise: Sie werden fest und hart und ziehen mit hoher Kraft an ihren Ansatzstellen an den Knochen. Zusätzlicher Stress erhöht die Spannung der Muskulatur und damit den schmerzhaften Zug an der Knochenhaut.

Typische Orte für die Entstehung derartiger Beschwerden sind die Ansätze der kleinen Rückenmuskeln an der Wirbelsäule (Rückenschmerzen) sowie der Halsmuskeln am Hinterkopf. Letzteres erklärt die Tatsache, dass viele Menschen unter Stressbelastungen oftmals nicht nur Verspannungen der Schultermuskulatur bekommen, sondern auch unter heftigen Kopfschmerzen leiden.

Die Entstehung dieses Bildes wird begünstigt durch langes Arbeiten in einer angespannten Körperposition wie z. B. bei Tätigkeit am Computer.

3. Gesundheit und psychophysische Fitness durch Bewegung

Aus den bisherigen Ausführungen wird deutlich, dass regelmäßiger körperlicher Betätigung eine entscheidende Rolle nicht nur bei der Stressbewältigung, sondern auch bei der Prävention und selbst der Therapie stressbedingter Gesundheitsstörungen, darüber hinaus bei der Balancierung von Energiezufuhr und Energieverbrauch, bei der Erhaltung von Herz-Kreislauf-Funktionen, dem Funktionserhalt des Bewegungsapparates und des Immunsystems zukommt.

Ein Beispiel: Die enge Beziehung zwischen der Entstehung von Herz-Kreislauf-Erkrankungen sowie Bewegungsmangel, Fehlernährung und Stress lässt sich aus epidemiologischen Untersuchungen ableiten: Das Herzinfarktrisiko von stressgeplagten Selbstständigen und Führungskräften ist deutlich höher als das der Normalbevölkerung. Innerhalb der Gruppe der Führungskräfte haben die unter 35-Jährigen – vermutlich aufgrund einer noch relativ sportiven und aktiven Lebensweise – ein deutlich geringeres Herzinfarktrisiko als die Normalbevölkerung. Bei den über 45-jährigen Führungskräften dagegen findet sich ein deutlich höheres Herzinfarktrisiko als im Bevölkerungsdurchschnitt. Heute gilt als gesichert, dass körperlich aktive Menschen ein etwa halb so großes Herzinfarktrisiko haben wie körperlich inaktive. Die optimalen Bewegungsmengen, die man für die günstigen Effekte benötigt, liegen in der Größenordnung von etwa 300 Kalorien/Tag.

Aber auch bei bereits bestehenden Veränderungen der Herzkranzgefäße ist ein regelmäßig durchgeführtes Trainingsprogramm dazu geeignet, den Fortschritt dieser Krankheit zu verhindern. Je höher dabei der durch Bewegung erreichte Kalorienumsatz ist, desto günstiger scheint sich dies auf die Progression der Herzkranzgefäßeinengung auszuwirken.

Geeignete Bewegungsformen im täglichen Leben

Die unter gesundheitlichen Aspekten am besten geeigneten Bewegungsformen sind Ausdauerbelastungen. Hierunter versteht man Bewegungen, die über einen längeren Zeitraum mit einer konstanten Belastungsintensität durchgeführt werden und die aus sog. »zyklischen« Bewegungsabläufen bestehen. Das sind Bewegungen wie Gehen, Laufen, Schwimmen, Radfahren oder Rudern. Sportarten mit »azyklischen« Bewegungen wie die Sportspiele (Tennis, Fußball, Handball, Hockey etc.) sind unter diesen Aspekten weniger geeignet.

Idealerweise sollte ein Ausdauertraining mindestens 30 bis 40 Minuten dauern und drei- bis viermal in der Woche durchgeführt werden. Da viele Anfänger zu Beginn eines Trainings häufig viel zu hohe Belastungen wählen und dann oftmals schnell frustriert den lobenswerten Entschluss zu vermehrter Bewegung wieder aufgeben, sollte besonders darauf geachtet werden, mit einem Ausdauertraining in der ersten Zeit ganz behutsam und langsam zu beginnen.

Ausdauertraining hat die am besten dokumentierten Effekte auf gesundheitliche Risikofaktoren: Es verbessert die Aufnahme von Glukose in die Muskelzellen, wodurch die Insulinresistenz verringert wird. Ausdauertraining beeinflusst den Cholesterinstoffwechsel; es kommt zu einer Abnahme des gefäßaggressiven LDL-Cholesterins sowie zu einer Zunahme des prognostisch eher günstigen HDL-Cholesterins. Ausdauertraining ist weiter ein wesentliches Therapiekonzept bei der Behandlung von Bluthochdruck.

Für ein optimales Ausdauertraining sollten bestimmte Trainingsintensitäten angestrebt werden, die in der Regel über die Herzfrequenz kontrolliert werden. Da sich hierbei teilweise erhebliche Unterschiede zeigen (für manche liegt die ideale Trainingsherzfrequenz bei 130 Schlägen pro Minute, bei anderen bei 175/Min.), sollte nach Möglichkeit vor Aufnahme eines Trainings eine sportmedizinische Untersuchung durchgeführt werden. Hierbei werden nicht nur gesundheitliche Risiken und bestehende Vorschäden aufgedeckt, sondern es können gleichzeitig durch eine leistungsdiagnostische Untersuchung mithilfe eines so genannten Laktat-Tests die individuell günstigsten Belastungsbereiche ermittelt werden.

Grundlage eines Laktat-Tests ist die Tatsache, dass Muskeln bei Belastung Milchsäure bilden (Laktat) und diese ins Blut abgeben. Auf niedrigen Belastungsintensitäten wird dieses Laktat von anderen Organen aus dem Blut entnommen und weiterverwertet. Es besteht also ein Gleichgewichtszustand zwischen Prozessen der Laktatbildung und des Laktatabbaus. Mit zunehmender Belastungssteigerung wird ein Zustand erreicht, bei dem die Abbauprozesse nicht mehr ausreichend sind und die steigende Laktatproduktion zu einem abrupten Anstieg der Laktatkonzentration im Blut führt. Dadurch wird der Organismus übersäuert, und die Belastung muss abgebrochen werden. Die Belastungsintensität, bei der gerade noch ein Gleichgewicht besteht zwischen Laktatbildung und -elimination, wird als »anaerobe Schwelle« bezeichnet. Aus der Laktatkurve wird dann die Herzfrequenz im Bereich der anaeroben Schwelle abgelesen, die als Grundlage eines Ausdauertrainings genutzt wird.

Ein trainierter Organismus beginnt erst auf einer höheren Belastung sauer zu werden als ein untrainierter Organismus. Die Belastungsintensität, bei der die Milchsäurekonzentration im Blut anzusteigen beginnt, ist somit ein wichtiges Kriterium für die Einschätzung der individuellen Fitness.

Ein Laktat-Test hat typischerweise einen standardisierten Aufbau. Nach einer Bestimmung der Laktatkonzentration in Ruhe erfolgen eine allmähliche Steigerung der Belastung in definierten Stufen bis zur Erschöpfung und weitere Bestimmungen der Laktatkonzentration nach jeder Belastungsstufe.

Die grafische Beziehung zwischen der Belastung und den dabei gemessenen Laktatwerten wird als Laktatleistungskurve (LLK) bezeichnet. Sie gilt als biochemische Kennlinie der individuellen Leistungsfähigkeit und ermöglicht vielfältige Aussagen, die für die optimale Gestaltung eines Trainings von Bedeutung sind. Vor allem lässt sich aus der LLK, die vor und nach einer Trainingsperiode ermittelt wird, die Effektivität eines durchgeführten Trainingsprogramms ableiten.

Krafttraining

Lange Zeit galt Krafttraining unter gesundheitlichen Aspekten als bedenklich, nicht zuletzt deshalb, weil hohe Kraftbelastungen zu hohen Blutdruckanstiegen führen können. Krafttraining wurde mit schweren Hanteln, muskelbepackten Bodybuildern und Doping mit Anabolika in Verbindung gebracht. Dabei ist ein moderat durchgeführtes Krafttraining – heute nahezu ausschließlich mit Kleingeräten oder an speziellen Kraftmaschinen – aus einem gesundheitlich ausgerichteten Trainingsprogramm nicht mehr wegzudenken. Wenn zahlreiche Beschwerden des Bewegungssystems letztlich durch abgeschwächte Muskeln verursacht sind, die durch Überlastung erhebliche Schmerzzustände entwickeln, dann sind ein gezieltes Training zur Muskelkräftigung sowie Übungen zur Entspannung des Muskels die Methoden der Wahl. Dehnübungen (Stretching) bewirken durch reflektorische Mechanismen eine vorübergehende Entspannung der Muskeln, wodurch eine Durchblutungssteigerung und somit eine verbesserte Regeneration erreicht werden kann. In gleicher Weise sollten auch Übungen zur Kräftigung entsprechender Muskelgruppen durchgeführt werden. Tatsächlich lassen sich durch solche einfachen, leicht in den Tagesablauf zu integrierenden Trainingsprogramme ganz hervorragende Ergebnisse bei der Behandlung von Muskelverspannungen und daraus entstehenden Problemen erzielen.

Im normalen Fitnesstraining sollten Kraft- und Ausdauerbelastungen in einem ausgewogenen Verhältnis zueinander stehen. Sie müssen als zwei Seiten einer Medaille betrachtet werden, die sich idealerweise sinnvoll ergänzen.

Bei vielen Menschen, die zu einer Lebensstilveränderung bereit sind und sich vermehrt bewegen möchten, stellt sich nach kurzer Zeit das Problem ein, dass sie nicht wissen, wie ein Fitnesstraining durchgeführt werden soll. Es herrschen Unkenntnis und Ratlosigkeit nicht nur bei der Bedienung der Geräte im Fitness-Studio, sondern auch bei der Wahl der geeigneten Belastungsintensitäten zum Erreichen optimaler Trainingsergebnisse. Hier kann die vorübergehende Inanspruchnahme eines »Personal Trainers« ganz hervorragende Hilfestellung leisten, der bei der Wahl der geeigneten Belastungsintensität ebenso helfen kann wie bei der Einstellung der Trainingsgeräte. Darüber hinaus hilft eine solche Person in Phasen einer abnehmenden Motivation.

Bewegung im Arbeitsleben

Zahlreiche Firmen haben zwischenzeitlich damit begonnen, Bewegungsmöglichkeiten am Arbeitsplatz zu schaffen. Aber auch gymnastische Übungen am Arbeitsplatz mit Kräftigungs- und Dehnübungen der Rumpf-, Hals- und Schultermuskulatur im Rahmen aktiver Pausen haben vielfältige positive Auswirkungen und lassen sich ausgezeichnet in den Arbeitsablauf integrieren. Probieren Sie Folgendes aus:

- Stehen Sie beim Telefonieren von Ihrem Stuhl auf.
- Gehen Sie beim Überlegen ruhig in Ihrem Büro auf und ab.

- Führen Sie ein paar gymnastische Übungen durch und nutzen Sie dafür einfache Hilfsmittel wie z. B. elastische Latexbänder (sog. Thera-Bänder), mit denen vielfältige Übungen zur Kräftigung nahezu aller Muskeln ohne großen Aufwand durchgeführt werden können.
- Greifen Sie mit einer Hand an das Ohr der gegenüberliegenden Seite und ziehen Sie Ihren Kopf vorsichtig zur Seite. Sie werden bald ein mehr oder weniger starkes Ziehen verspüren.
- Eine Kräftigung der Halsmuskulatur erreichen Sie dadurch, dass Sie mit dem Kopf gegen Ihre Hand drücken und dabei einen Widerstand aufbauen.

Für Computerarbeitsplätze gibt es die Möglichkeit, in regelmäßigen Abständen animierte Übungsformen auf dem Bildschirm erscheinen zu lassen und damit die PC-Nutzer an die Notwendigkeit der kleinen Bewegungspausen zu erinnern.

Es sind gar keine umfangreichen Trainingsprogramme notwendig, um durch Bewegung die gewünschten positiven gesundheitlichen Effekte und Auswirkungen auf die psychophysische Leistungsfähigkeit zu erreichen. Es ist nicht nötig, täglich im Trainingsanzug durch die Wälder oder um den örtlichen Stadtparksee zu laufen. Die gesundheitlich relevanten Effekte lassen sich erzielen mit einem erhöhten Energieumsatz durch jede Form von körperlicher Aktivität. Das kann erreicht werden durch bewussten Verzicht auf technische Hilfen, Treppensteigen statt Fahrstuhlfahren, Vermeidung von Rolltreppen und auch dadurch, dass man vermehrt kleine Wege zu Fuß erledigt, anstatt das Auto oder öffentliche Verkehrsmittel zu benutzen. Jedes Treppensteigen verbrennt Nährstoffe und trägt somit zu den gesundheitlichen Effekten bei. Wichtig ist allerdings, dass diese Belastung eine gewisse Mindestintensität erreichen muss: Niederschwellige Anstrengungen reichen zwar aus, um präventive Effekte zu erreichen, Anpassungen der Organe sind dadurch allerdings nicht zu erwarten.

Menschen, die häufig geschäftlich unterwegs sind, sollten die Möglichkeiten ihrer Hotels nutzen. Das hoteleigene »Gym« ist schon lange nicht mehr das Privileg von 5-Sterne-Hotels. Es gibt heutzutage nahezu kein größeres Hotel mehr, in dem keine Möglichkeiten für das Fitnessprogramm angeboten werden in Form von Swimmingpool oder Fitnessgeräten. Erfreulicherweise beginnen immer mehr Hotels, die Möglichkeiten für ein aktives Bewegungsangebot als Qualitätskriterium zu erkennen, mit dem sie sich am Markt von Konkurrenten abheben können. Die letzten Stunden des Tages an der Hotelbar sind doch viel besser zu genießen, wenn man sich vorher im hoteleigenen Fitnessbereich oder auf einem Joggingkurs in der Umgebung ein wenig ins Schwitzen gebracht hat.

Was spricht dagegen, bei der Auswahl des Hotels auf Dienstreisen auch diesen Aspekt als Kriterium zu erwägen? Diese Möglichkeiten können morgens früh oder auch spätabends genutzt werden. Probleme des Jetlags sind so besser zu verarbeiten als mit einer Flasche Rotwein, die am nächsten Tag (nach einer sehr kurzen Nacht) bei wichtigen Verhandlungen möglicherweise noch die Sinne vernebelt.

Bewegung, Ernährung und Lifestyle-Veränderungen

Immer mehr Menschen erkennen, dass sie sich mehr bewegen und gesünder ernähren müssen, wenn sie die Risikofaktoren minimieren wollen. Sie merken aber auch, dass dies mit einer Veränderung ihres Lebensstils einhergeht. Ein schwer lösbares Problem findet sich aber bei der Umsetzung dieses Vorhabens. Während zumindest eine Ernährungsumstellung – wenigstens vorübergehend – häufig gelingt, ist die Umsetzung regelmäßiger Bewegung offensichtlich sehr schwierig. Grund hierfür dürfte sein, dass sehr viele Menschen durch langjährigen Bewegungsmangel nahezu vollständig verlernt haben, die Signale ihres Körpers zu verstehen.

Die zentrale Frage ist, wie eine »nachhaltige« Fitnessverbesserung erreicht werden kann. Wie schnell ist man im Alltagsbetrieb geneigt, den Termin für das Fitnessprogramm für den vermeintlich viel wichtigeren Termin mit dem Kunden oder Geschäftspartner zu opfern. So wie in den Schulen noch immer die »unwichtigen« Fächer wie Musik, Kunst und Sport zugunsten der vermeintlich wichtigen kognitiven Fächer Mathematik, Deutsch, Englisch oder Latein geopfert werden, so leicht ist man leider auch in Hinblick auf die eigene Gesundheit und das Wohlbefinden bereit, fest eingeplante Termine zu verschieben.

Voraussetzung ist somit, dass Verbindlichkeit durch Selbstverpflichtung erreicht wird, dass also die Zeiten für die eigene Fitness einen festen Platz im Terminkalender haben und sakrosankt sind. Die Selbstverpflichtung kann verstärkt werden durch gegenseitige Verpflichtungen, z. B. zwischen Partnern oder Freunden oder innerhalb einer Gruppe (Team, Freundeskreis etc.). Dabei können die Partner oder Freunde sehr intensiv in den gegenseitigen Prozess eingebunden sein, indem sie viele Aktivitäten gemeinsam durchführen, sich bei Motivationsproblemen helfen und sich so gleichsam kontrollieren (»Cross-Coaching«).

Ausführlichere Formen der verbindlichen Strukturierung solcher Veränderungsprozesse sind in diesem Buch bereits ausführlich dargestellt worden.

Ein wichtiger Aspekt zur Erzeugung von Nachhaltigkeit ist es, gar nicht erst Fehlentwicklungen durch zu starke Belastung oder durch Fehlbelastungen beim Aufbau regelmäßiger Ausdauerbewegung entstehen zu lassen. Das Erleben von zu starker Erschöpfung oder von Gelenkschmerzen etc. ist häufig der Anlass, die begonnenen Aktivitäten wieder einzustellen (»Sport ist Mord«), oft für lange Zeit, bevor wieder ein neuer Motivationsschub ausgelöst wird. Der ideale Weg ist deshalb die Erarbeitung eines individuellen Trainingsprogramms.

4. Das maßgeschneiderte Programm zur Entwicklung gesunder Bewegung

Gesundheitsuntersuchungen für Führungskräfte gehören seit längerer Zeit zum Standard der betrieblichen Gesundheitsförderung. Dabei wird mit umfangreichen und hochwertigen diagnostischen Maßnahmen der aktuelle Gesundheitszustand leitender Mitarbeiter analysiert. Hierfür gibt es zahlreiche Anbieter, die mit höchster Kompetenz und modernster Technologie in kurzer Zeit eine umfangreiche Untersuchung von höchster Qualität durchführen und den aktuellen körperlichen Zustand analysieren.

Eine wesentliche Schwäche dieser Untersuchungen liegt oft darin, dass die Betroffenen zwar exzellent diagnostiziert werden (»leichter Bluthochdruck, erhöhter Körperfettgehalt, Cholesterin erhöht, leichte Kalkablagerung an der Halsschlagader, schwache Rumpfmuskulatur ...«), aber nur sehr selten konkrete Empfehlungen für eine Verbesserung des aktuellen Gesundheitszustandes erhalten.

Die umfangreiche Diagnostik ist natürlich die Basis: Zu ihr gehören eine gründliche körperliche Untersuchung mit besonderer Berücksichtigung des Bewegungsapparates, die Bestimmung gesundheitsrelevanter Blutparameter, eine echokardiografische Herz- und Gefäßuntersuchung (z. B. Farbdopplergerät), die Bestimmung verschiedener Messgrößen der Lungenfunktion sowie eine Belastungsuntersuchung auf Fahrrad- oder Laufbandergometer mit EKG- und Blutdruckregistrierung, der Bestimmung verschiedener Atemgasparameter und des Laktatwertes zur Einschätzung der maximalen Leistungsfähigkeit. Hinzukommen muss einerseits die kundengerechte ausführliche Information über die Ergebnisse und andererseits die Erstellung eines maßgeschneiderten Programms zur Verbesserung des aktuellen Gesundheitszustandes. Dieses umfasst eine umfangreiche Ernährungsberatung nach Analyse eines von den Kunden zu erstellenden Ernährungsprotokolls mit konkreten Hinweisen zur Optimierung der Ernährung. Kernstück des Programms ist ein individuell angepasstes Bewegungsprogramm: Aus den erhobenen Daten können Aussagen über den aktuellen Zustand von Fitness und Leistungsfähigkeit gemacht, sowie die individuell optimalen Belastungsformen und -intensitäten zur Verbesserung der körperlichen Leistungsfähigkeit abgeleitet werden. Die Umsetzung kann dann unter Anleitung von fachkundigen Personal Trainern erfolgen, so dass Kunden, die sich teilweise seit Jahrzehnten nicht mehr richtig körperlich belastet haben, systematisch wieder an körperliche Anstrengung gewöhnt werden. Nach einigen Übungseinheiten sind die Kunden dann in der Lage, ihr individuelles Fitnessprogramm selbstständig durchführen zu können.

Auf diese Weise wird die »Nachhaltigkeit« von Maßnahmen zur Verbesserung des Gesundheitsverhaltens deutlich verbessert.

5. Fazit

Bewegungsmangel ist einer der wesentlichen Faktoren zahlreicher Erkrankungen, die unsere heutige Krankheitslandschaft prägen und Kosten in kaum zu überschätzender Höhe verursachen. Allgegenwärtiger Stress verstärkt die Risiken von Bewegungsmangel für den Einzelnen deutlich. Die dauerhafte Einführung von Ausdauerbewegung, von körperlicher Betätigung ist – neben einer Optimierung von Ernährung – der jedem verfügbare Schlüssel zur deutlichen Verbesserung seiner psychophysischen Fitness. Damit steigt dann auch wieder die Sensibilität für die eigene Befindlichkeit. So wird das Wohlbefinden, das durch die wiedergewonnene Fitness gefördert wird, intensiver erlebt und mit dem damit verbundenen Genuss zu einem wichtigen Motor zur Aufrechterhaltung des gesundheitsorientierten Lifestyles.

Gesundheit, Fitness und Lebensbalance als Thema zwischen Personalentwicklung und betriebsärztlichem Dienst bei Volkswagen

Christine Kaul

1. Entwicklung des Gesundheitscoachings bei Volkswagen

»Vitalität und Fitness helfen, Spitzenleistung über lange Zeit zu erbringen. Gesundheitscoaching ist ein ganzheitlich orientiertes Betreuungskonzept. Es beruht auf dem Grundgedanken, die Gesamtsituation der Führungskräfte und anderer besonders belasteter Gruppen im betrieblichen Gesundheitszentrum in regelmäßigen Check Ups zu betrachten und ein individuelles Gesundheitsprofil sowie einen Gesundheitsplan zu erstellen. Bedarfsweise folgen dann medizinische Maßnahmen bzw. ein individuelles mentales und vitales Gesundheitscoaching« (Hartz 1996, S. 89 f.).

»Höchstleistung« heißt einer der sieben Begriffe, die die Konzernleitlinien von Volkswagen darstellen. Höchstleistung wird weiter spezifiziert durch die Feststellung: »Höchstleistung, persönliche Erfolgserlebnisse und Gesundheit gehören zusammen.«

Damit wird deutlich, welche immense Bedeutung der Mitarbeitergesundheit beigemessen wird im Kontext der Wettbewerbsfähigkeit des Unternehmens.

Wenn man im Unternehmen das Gespräch auf individuelle sportliche Aktivitäten lenkt, erlebt der Fragende in der Regel folgende Reaktion:

Zwei Drittel der Gesprächspartner treiben mit Begeisterung in ihrer Freizeit Sport. Die übrigen stellen fest, dass sie dazu leider keine Zeit hätten.

Daran ist zweierlei bemerkenswert: Erstens haben sich die Anteile in den vergangenen 10 Jahren verkehrt. Und zweitens, war früher der Ton der Nichtsportler von mitleidiger Überheblichkeit geprägt, so schwingt heute eine Art bedauernden Eingestehens eines »Makels« mit. »Man« treibt heute Sport oder gibt es zumindest vor.

Die oben zitierte Höchstleistung und das genannte Smalltalk-Erlebnis haben mehr miteinander zu tun, als es auf den ersten Blick erscheinen mag.

Die Veränderung der Bedeutsamkeit sportlicher Aktivitäten ist nicht nur eine gesellschaftlich bedingte, sondern hat bei Volkswagen vor allem auch eine innerbetriebliche Basis.

Ende der 80er Jahre startete das Volkswagen Gesundheitswesen unter der Leitung von Dr. Bodo Marschall mit umfangreichen Aktivitäten, die weit über das hinausgingen, was »Arbeitsmedizin« im landläufigen Sinne leistete. Getragen von salutogenen Überlegungen wurde Gesundheitscoaching implementiert, das zunächst auf einer systematischen und umfassenden medizinischen Diagnostik und therapeutischen Beratung basierte. Zur Vervollständigung dieses Angebotes kam es, als zusätzlich eine Kooperation mit dem damaligen Volkswagen Bildungswesen die nachdiagnostische Begleitung des Volkswagen-Mitarbeiters systematischer möglich machte.

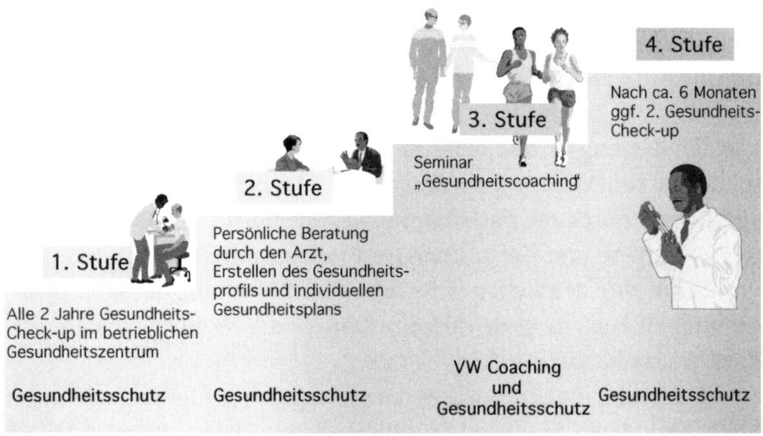

Abb. 1: Gesundheitscoaching: der Prozess

Seit 1995 wird Gesundheitscoaching als gemeinsames Angebot von Gesundheitswesen und Volkswagen Coaching mit hoher Akzeptanz im Unternehmen genutzt. Hinterlegt ist damit die praktische Umsetzung von Gesundheitscoaching mit medizinischem und soziopsychologischem Grundlagen- und Erfahrungswissen aus dem Unternehmen.

»Gesundheit« ist eingebettet in die Unternehmensphilosophie von Volkswagen, wobei das oben genannte Zitat deutlich macht, dass dem ein umfassendes und zeitgemäßes Verständnis des Begriffs zugrunde liegt (entsprechend der Ottawa-Charta von 1986). Zum Wesen von Gesundheit gehören körperliches Wohlbefinden (Gesundheit im engeren Sinn), psychische Stabilität (Resilienz und Selbstwertsteigerung durch erfolgreiches Bewältigen der Anforderungen) und uneingeschränkte Leistungsfähigkeit.

»Coaching« ist bei Volkswagen ein etabliertes und nachgefragtes Entwicklungsinstrument zur Optimierung und Stabilisierung der persönlichen Leistungsfähigkeit. Die Volkswagen-Definition für Coaching lautet:

Coaching zur Spitzenleistung bei Volkswagen ist ein
- praxisorientierter
- maßgeschneiderter
- individueller und
- ganzheitlicher

Entwicklungsprozess zur Optimierung der Fähigkeiten hin zur Höchstleistung. Wegbegleiter und konstruktiver Unterstützer ist der persönliche Coach.

Ergänzend dazu gibt es die Möglichkeit einer **360°-Einschätzung.**
Ziel der 360°-Einschätzung ist es, die persönliche Entwicklung von Führungskräften durch einen umfassenden und systematischen Selbstbild-Fremdbild-Vergleich zu unterstützen.

Abb. 2: Coaching-Definition bei Volkswagen

Auch in dieser (freiwilligen) 360°-Einschätzung werden die gesundheitsbezogenen Verhaltensweisen der Zielperson von den Personen seines Arbeitsumfeldes erfragt, so dass der Coachingkunde hier die Rückmeldung erhält, inwieweit er/sie als Führungskraft überzeugend die Vorbildfunktion wahrnimmt.

Die Verbindung dieser beiden Begriffe steht für die Überzeugung, dass die individuelle Unterstützung bei der gesunden Lebensführung den wertvollsten Beitrag für den Einzelnen und das Unternehmen leistet.

2. Praktische Umsetzung

Gesundheitscoaching umfasst eine ganze Reihe unterschiedlicher Möglichkeiten. Gemeinsam ist allen allerdings ein vorausgehender obligatorischer medizinischer Check Up. Die umfangreiche Liste der ermittelten Werte beinhaltet auch die Bioparameter für eine individuelle Herzinfarktrisikoberechnung: Gesamtcholesterin, LDL-Cholesterin, HDL-Cholesterin, Triglyceride, Blutdruck, Blutzucker. Zusätzlich die Angaben zu Rauchverhalten, akuter Angina-pectoris-Symptomatik und familiärer Vorbelastung. Mit diesen Werten geht der Coachingkunde in das Gesundheitscoaching.

Bei der überwiegenden Zahl der angebotenen Maßnahmen handelt es sich um Kleingruppen-Coaching von 5 bis 6 Volkswagen-MitarbeiterInnen *zuzüglich der jeweiligen PartnerInnen*. Gesundheitscoaching, dies ist festzuhalten, ist immer ein Angebot an beide Lebenspartner gemeinsam.

Alle Gesundheitscoachings in Kleingruppen konzentrieren sich auf die drei Schwerpunkte Bewegung, Ernährung, Entspannung.

Aus den medizinischen Check Ups sind die Daten, die zur Berechnung des individuellen Herzinfarktrisikos notwendig sind, vorhanden. Zusätzlich werden die Daten aus den Sportsequenzen (Laktat, Herzfrequenz), zur muskulären Balance und eine Impedanzmessung verwendet.

Das Infarktrisiko steht hierbei selbstverständlich als Beispiel für alle Gesundheitsrisiken, die durch die individuelle Lebensführung nachhaltig beeinflussbar sind.

Die praktischen und theoretischen Trainingseinheiten beziehen sich sehr konkret immer wieder auf die Arbeits- und Lebensbedingungen der Teilnehmer. Sind die Teilnehmer häufig in Langstreckenflügen oder im Auto unterwegs? Ist der Tag des Teilnehmers diktiert von vielen Meetings und Sitzungen? Empfindet der Teilnehmer seinen Arbeitsalltag als stressreich aufgrund der Menge oder des Schwierigkeitsgrades seiner Aufgaben? Nimmt sich der Teilnehmer Zeit für notwendige Arbeitspausen? Wie ernährt er sich?

Am Ende des 2- bis 3-tägigen Coachings hat jeder der Teilnehmer sein persönliches Bewegungs-, Ernährungs- und Entspannungskonzept erarbeitet mit Unterstützung der anwesenden Mediziner und Psychologen.

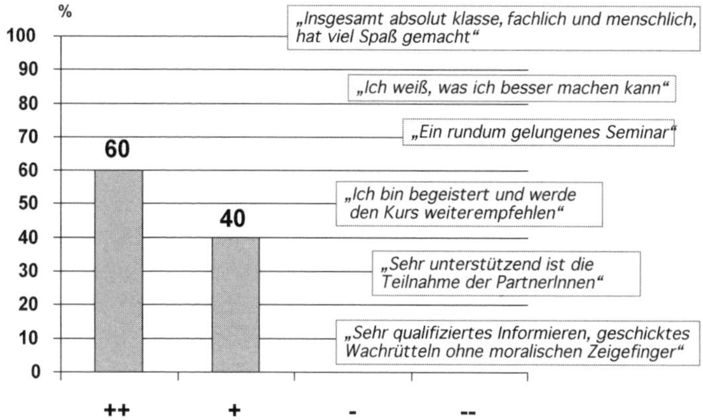

Abb. 3: Gesamtbeurteilung der Teilnehmer aus den Gesundheitscoachings 1/2003–12/2004

Gesundheitscoaching versucht, an den vier (von sieben) grundlegenden »logischen Ebenen des Lernens« von Robert Dilts (1993) anzukoppeln:

1. Umfeld und sozialer Kontext der Teilnehmer
2. Verhalten und Tun
3. Fähigkeiten, Fertigkeiten
4. Überzeugungen, Einstellungen

Dies ist notwendig, da jede Ebene auf der vorhergehenden aufbaut, und das Ziel jeden Gesundheitscoachings ist es, die Einstellungen und Überzeugungen des Teilnehmers dahingehend zu ändern, dass gesunde Lebensführung zu einem integralen Bestandteil seines Handelns wird.

Dass dies gelingt, konnte in einer Evaluierungsstudie nachgewiesen werden. Noch nach einem Jahr waren die Laborwerte der Teilnehmer signifikant zum Normalwert verändert. Die Einstellung zu gesunder Lebensführung (und auch das konkrete Tun) zeigte sehr deutlich signifikante Veränderungen.

Gesundheitscoaching hat sich damit als nachhaltige und erfolgreiche Maßnahme erwiesen.

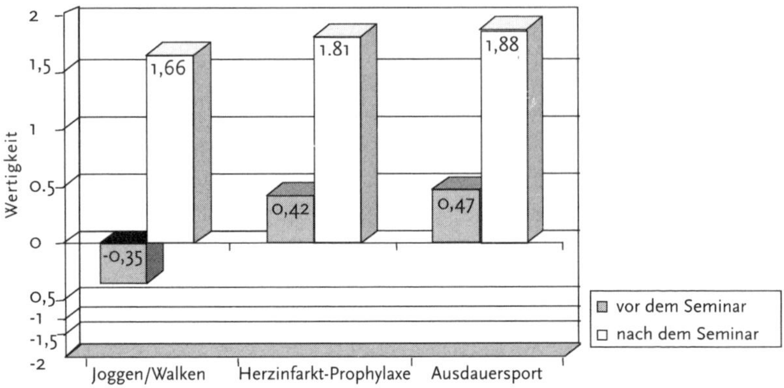

Abb. 4: Einstellungs- und Verhaltensänderungen gegenüber einzelnen Elementen des Gesundheitscoachings

3. Beispiel für die komplexe Lebens- und Arbeitssituation

Eines der wesentlichen Erfolgskriterien ist die Teilnahme der LebenspartnerInnen. Dies konnte in der Evaluierungsstudie auch belegt werden. Teilnehmer, deren Partner etwa aus beruflichen Gründen nicht am Gesundheitscoaching teilnehmen konnten, hatten weniger überzeugende Erfolge nachzuweisen. Bedeutet es einerseits für das Unternehmen eine nicht unbeträchtliche Zusatzinvestition, den Lebensgefährten ins Gesundheitsprogramm zu integrieren, so sind andererseits die nachhaltigeren Effekte von großem materiellem und immateriellem Wert. Die soziale Unterstützung im Privatbereich stabilisiert geändertes Verhalten; sie ermöglicht Stolz auf die eigene Leistung. Gesundheit (»die soziale Kompetenz – also eine Erscheinungsweise von Gesundheit« Nefiodow 2002) kann nur im sozialen Kontext, mit anderen und nicht gegen sie, gelingen und misslingen.

Neben dem Kleingruppen-Coaching für verschiedene Zielgruppen, wie etwa Arbeitsfamilien, können auch Einzelne speziell für sie zusammengestellte Gesundheitscoachings in Anspruch nehmen. Dies geschieht dann unter Bezug auf eine medizinische Diagnose, wie etwa Übergewicht plus Hypertonie. Arzt und Psychologe, Physiotherapeut und ggf. andere Experten wie Personal Trainer entwickeln zusammen mit dem Kunden ein intensives Programm zur Verhaltensänderung.

Die folgende Beispielfigur macht deutlich, wie hohes berufliches Engagement zur Vernachlässigung wesentlicher Ressourcenpflege führt. Noch empfindet die Beispielfigur wohl »Eustress«. Allerdings ist abzusehen, wann nicht mehr genügend Widerstandskraft zur Verfügung steht, um die volle Leistungsfähigkeit zu entfalten. Für den Gesundheitscoach bieten sich zahlreiche Ansatzpunkte, mit dem Kunden zu arbeiten, über das hinaus, was im Kleingruppen-Coaching berücksichtigt wurde.

Fallbeispiel

Herr S. ist Hauptabteilungsleiter, das heißt, er führt 5 Führungskräfte (Abteilungsleiter), die wie er Maschinenbauingenieur studiert haben.

Er ist 50 Jahre, verheiratet seit 25 Jahren, hat 2 Kinder (15 und 11 Jahre alt), bei einer Größe von 180 cm wiegt er 90–95 kg.

Arbeitszeiten: 8 Uhr bis 19 Uhr oder später, je nach Arbeitsanfall auch Samstags. Häufige Langstreckenflüge, mindestens zwei Mal monatlich. Er ist deutlich wettbewerbsorientiert, und Besprechungen, »in denen es fetzt«, machen ihm Spaß.

Mit den nachgeordneten Abteilungsleitern kommt er bestens zurecht: »Wir ziehen alle an einem Strang«, allerdings: »Wenn's anders wäre, gäb's auch sehr deutliche Worte.«

Bis zum 35. Lebensjahr trieb er regelmäßig Freizeitsport: Rudern (Verein), Fußball (mit Freunden), Tennis (Verein, Punktspiele).

Danach reduzierte er seine Aktivitäten auf Tennis mit Freunden am Sonntag und Gartenarbeiten. Seit 2 Jahren spielt er auch kein Tennis mehr: Er möchte mehr Zeit mit seiner Familie verbringen.

Er vernachlässigt regelmäßig tagsüber seine Ernährung: isst nichts oder Sitzungskekse. Abends hält seine Frau eine warme Mahlzeit bereit.

Am Wochenende und Abend nimmt er sich meist noch die Geschäftspost mit nach Hause, dort zieht er sich nach dem Essen in sein Arbeitszimmer zurück, um die Post durchzuarbeiten, mit einem (?) Glas Rotwein geht das ganz angenehm.

Seitdem vor einem Jahr Bluthochdruck festgestellt wurde, nimmt er Medikamente – aber den Rotwein »gönne ich mir«.

Am Wochenende sind seine Frau und er häufig Gäste bzw. Gastgeber von Freunden oder geschäftlich relevanten »Beziehungen«. Die eigentlich Pflege von Freundschaften hat er an seine Frau delegiert: Sie gratuliert zu Geburtstagen, hält Verbindung und lädt ein.

Im Urlaub macht er Kurzreisen (eine Woche) mit seiner Frau und den Kindern, er bereitet diese Urlaube generalstabsmäßig vor, so dass Routen, besuchte Örtlichkeiten, Events usw. festliegen.

In der wenigen Zeit, die er sich selbst vorbehält, liest er viel: Fachbücher, aber auch viel anspruchsvolle Belletristik.

Eine kurze und noch oberflächliche Analyse legt folgende Überlegungen nahe:

Im gesundheitlich relevanten Bereich der *Bewegung* vernachlässigt sich der Kunde; zusätzlich zur »Zwangsimmobilität« durch Langstreckenflüge.

Zur *Entspannung* nutzt er Alkohol; zu prüfen wäre, ob hier schon von einer Abhängigkeit im Sinne des »Erleichterungstrinkens« gesprochen werden kann. Auch den Urlaub erlebt der Kunde als ein Lebensereignis, dass gemanagt werden muss.

Das *Ernährungsverhalten* ist problematisch, da tagsüber höchstens zucker- und fetthaltige Produkte gegessen werden, die nur vordergründig den Hunger stillen bzw. Energie zuführen.

Mit einem BMI von 28 bis 29 ist Herr S. als übergewichtig einzustufen.

Herr S. gehört offensichtlich zum Stress-Typ A: wettbewerbsorientiert bis aggressiv-kämpferisch. Berufliche (und oft auch private) Situationen werden als Herausforderung erlebt, in möglichst zeitökonomischer Weise das Maximale zu erreichen, ist Ziel.

Die Beispielfigur unterhält überwiegend instrumentalisierte, d. h. »nützliche«, soziale Beziehungen. Allerdings dürfen wir in seinem familiären Umfeld eine starke Ressource vermuten.

In jedem Fall wird man Herrn S. empfehlen, an einem Gesundheitscoaching in Kleingruppenform teilzunehmen, zusammen mit seiner Ehefrau.

Zusätzlich sollte er im Anschluss ein individuelles 1:1-Coaching in Anspruch nehmen. Der Fokus wird hier vielleicht zunächst auf seinem A-Typ-Verhaltensmuster liegen. Dies stellt ja für ihn eine sehr erfolgreiche Strategie zur Bewältigung seines Lebens dar. Die Kunst wird sein, dies einerseits zu honorieren, andererseits aber Herrn S. dafür zu sensibilisieren, dass diese Stärke mit einiger Wahrscheinlichkeit zur Lebensgefahr im Wortsinn werden kann.

Möglicherweise wird die Beschäftigung mit seinen Coping-Strategien dazu führen, dass im Coachingprozess die Frage der weiteren Lebensgestaltung und Lebensplanung bearbeitbar wird.

Herr S. wird wie alle Teilnehmer nach 1 Jahr zu einem so genannten Refresher des Gesundheitscoachings eingeladen. Nach allen bisherigen Erfahrungen ist es recht wahrscheinlich (vgl. Evaluationsstudie von Gruhn 1999), dass es Herrn S. bis dahin gelungen ist, verschiedene gesundheitsrelevante Verhaltensänderungen in sein Leben zu integrieren.

Gesundheit ist ein immens wichtiger wirtschaftlich relevanter Faktor. Nicht nur wegen der Kosten, die durch Abwesenheiten entstehen: »Researchers say that presenteeism – the problem of workers' being present on the job but because of illness or other medical condition, not fully functioning – can cut individual productivity by one-third or more/…/ researchers are discovering increasingly reliable ways to measure this and are concluding that presenteeism costs companies billions of dollars a year" (Hemp 2004, S. 49, 50). Gemeint sind hier gesundheitliche Probleme wie Allergien, Asthma, Kopf- und Rückenschmerzen, Arthritis, Magen-Darm-Beschwerden, Depressionen, die im Allgemeinen nicht zur Abwesenheit von Mitarbeitern führen.

Durch die hochgradig individuelle Bezugnahme im Gesundheitscoaching können solche Leistungseinschränkungen, die ja auch die Lebensfreude von Personen erheblich beschneiden, erfolgreich und sehr persönlich bearbeitet werden. Hier ist der ärztliche Mitarbeiter, der jedes Gesundheitscoaching begleitet, als Coach gefragt.

Die begleitende psychologische Beratung mündet bei circa 20 % der Teilnehmer in ein individuelles Coaching nach Abschluss des Gesundheitscoachings. Die Fragestellungen beziehen sich dann einerseits auf Themen der work-life-balance, auf belastende soziale Beziehungen am Arbeitsplatz und andere »kränkende« Umstände. Von besonderem Gewicht sind Stress, die Analyse von individuellen Widerstandsressourcen und der Prozess der Stressbewältigung.

Andererseits beziehen sich individuelle Coachinginteressen dann auf Fragen der Transferunterstützung bei der Übertragung des gewünschten Gesundheitsverhaltens in den Alltag. Dies ist umso bedeutsamer, da in vielen Fällen die Inhalte des Gesundheitscoachings auf einer rational-kognitiven Ebene für die Teilnehmer einsichtig, wünschenswert und attraktiv erscheinen. Erst im Arbeitsalltag zeigt sich, dass emotionale Aspekte erheblichen Einfluss auf Verhaltensveränderungen haben (dann beklagenswerterweise oft eine hindernde Wirkung), wenn etwa innere und äußere Konflikte bezüglich gesundheitsförderlicher Verhaltensweisen auftreten. Der (psychologische) Coach sollte hier mit einer Vielfalt an Interventionen und verhaltensunterstützenden Instrumenten bei der Zähmung des inneren Schweinehundes behilflich sein.

4. Fazit

Der Transfer in den Alltag, das Nutzbarwerden dort und letztlich die Effektivität sind innerhalb des Gesundheitscoachings selbst nicht leistbar, wie die Ergebnisse der abschließenden Teilnehmerbefragung auch zeigen (s. Abb. 5).

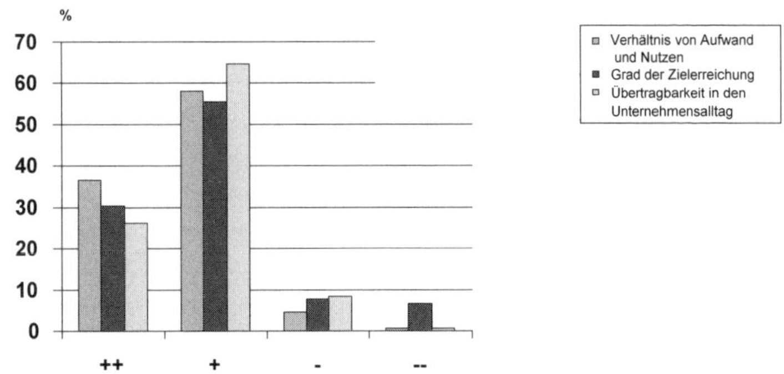

Abb. 5: Teilnehmer-Feedback (1/2003–12/2004)

»Hinzu kommt, dass in unserer Wissensgesellschaft die Investition in Gesundheit die derzeit wichtigste Möglichkeit ist, noch Produktivitätsgewinne zu erzielen/.../Künftig wird die Wettbewerbsfähigkeit von Unternehmen maßgeblich davon abhängen, wie stark sie sich für die körperliche, seelische und soziale Gesundheit ihrer Mitarbeiter einsetzen« (Nefiodow 2002).

Führungskräfte sind hierbei insbesondere in der Verantwortung: für sich selbst und für die ihnen anvertrauten Mitarbeiter.

»Führungskräfte können sich heute weder hinter ihrem formalen Direktionsrecht noch hinter unantastbaren Werten und Spielregeln verschanzen. Kritik- und Überzeugungsfähigkeit sind gefordert. Sie setzen voraus, dass man mit seinen eigenen Stärken und Schwächen sehr viel bewusster umgeht. Dieses mentale Training kann das Coaching bieten/.../ Coaching kann dazu beitragen, Verhalten zu ändern und das lebenslange Lernen als etwas ganz Verständliches zu betrachten« (Hartz 1994, S. 148 f.).

Stress, Stressreaktionen und Belastungsbewältigung

Manfred Schedlowski

1. Einleitung

Die Frage nach der wechselseitigen Beeinflussung von Leib und Seele beschäftigt die Menschen, seit schriftliche Belege über Krankheit und Gesundheit bekannt sind. Schon Juvenus empfahl dem Menschen, er möge für eine gesunde Seele und einen gesunden Körper beten. Nicht nur die Erfahrung, sondern auch kontrollierte Untersuchungen sprechen mittlerweile dafür, dass Stress nahezu alle Körperprozesse beeinflussen und beispielsweise die Infektanfälligkeit erhöhen kann. Auch psychosomatische Erklärungsansätze weisen schon lange auf Zusammenhänge zwischen Stress, Körperfunktionen und der Entstehung und dem Verlauf von Krankheiten hin. Über die biochemischen Voraussetzungen für derartige Zusammenhänge konnte bis vor wenigen Jahren jedoch nur spekuliert werden, da zu wenig über die Funktionsweise des Immunsystems und die damit korrespondierenden Vorgänge im Nerven- und Hormonsystem bekannt war.

In dem Forschungsgebiet der Psychoneuroimmunologie wurde in den letzten 20 Jahren eine Vielzahl von Forschungsbefunden zusammengetragen, die eindruckvoll belegen, dass das Gehirn – unser Stress wahrnehmendes Organ –, das Hormonsystem und das Immunsystem sich in ständiger wechselseitiger Kommunikation befinden. Das bedeutet, dass unser körpereigenes Abwehrsystem, das uns vor allen erdenklichen Krankheitserregern schützt, nicht nur autonom arbeitet, sondern in engem Informationsaustausch mit dem Nerven- und Hormonsystem steht. So ist heute bis auf die molekulare Ebene gut dokumentiert, das die Organe des Immunsystems wie beispielsweise die Milz oder die Lymphknoten von Nervenfasern des sympathischen Nervensystems angesteuert werden und über diesen Weg Informationen vom Gehirn an die Zellen des Immunsystems weitergeleitet werden. Eine weitere wichtige Rolle bei der Informationsvermittlung vom Gehirn an das körpereigene Abwehrsystem spielen die Botenstoffe des Hormonsystems. Neurotransmitter, Hormone und Neuropeptide, deren Produktion und Freisetzung vom Gehirn gesteuert werden, erreichen über den Blutkreislauf die Zellen des Abwehrsystems und beeinflussen deren Wanderungsweg und Funktion nachhaltig (Schedlowski u. Tewes 1999).

Das Wissen um diese enge Kommunikation zwischen den Körpersystemen hat durch intensive Forschungsanstrengungen dazu geführt, dass auch die Auswirkungen von Stress, wie z. B. akute oder chronische psychosoziale Belastungen, auf das subjektive Befinden und unterschiedlichste Körperfunktionen sowie auf die Entstehung und den Verlauf von Erkrankungen in immer mehr Einzelheiten bekannt und verstanden werden. Wurden vor kurzem noch Stressbelastungen vornehmlich mit dem Auftreten von Herz-Kreislauferkrankungen oder Magengeschwüren in Zusammenhang gebracht, so wird heute angenommen, dass eine Vielzahl von psychischen Beschwerden wie beispielsweise depressive Störungen oder Angsterkrankungen sowie körperliche Funktionsstörungen und Erkrankungen wie funktionelle Magen-Darm-Beschwerden, Rückenschmerzen, entzündliche Hauterkrankungen, Allergien durch Stressbelastungen ausgelöst werden können.

2. Theoretische Erklärungsmodelle zur Stressreaktion

Auf der Grundlage dieser empirischen Forschungsbefunde haben sich auch die übergeordneten theoretischen Erklärungsmodelle zur Entstehung und dem Ablauf von Stressreaktionen weiterentwickelt. Mit der »Kampf vs. Flucht«-Reaktion (fight-or-flight-response) eines Organismus in einer bedrohlichen Situation beschrieb zu Beginn des letzten Jahrhunderts der amerikanische Physiologe Walter B. Cannon die so genannte Notfallreaktion, die Energiereserven im Körper aktiviert und den Organismus in die Lage versetzt, sich mit einer bedrohlichen Situation durch Kampf oder Flucht auseinander zu setzen (1932). Der deutsch-amerikanische Endokrinologe Hans Selye hat in den 50er Jahren des letzten Jahrhunderts mit dem so genannten Allgemeinen Adaptationssyndrom, das die Körperreaktion bei der Auseinandersetzung mit chronischen Stressbelastungen beschreibt, ein Konzept vorgelegt, das wohl auch heute noch das bekannteste Erklärungsmodell für psychische und körperliche Reaktionen bei der Auseinandersetzung mit Belastungssituationen ist. Auch der Versuch einer Kategorisierung in positiven Stress »Eustress« und negativen »Disstress« stammt von Selye (1956).

Mittlerweile wissen wir jedoch, dass diese relativ einfachen Erklärungskonzepte das komplexe Phänomen Stress nur in Teilen erklären können. Ein auf den neuesten psychobiologischen Befunden zur Stressforschung aufbauendes Modell stammt von dem amerikanischen Neurobiologen Bruce McEwen von der Rockefeller Universität in New York.

McEwen, der seit über 30 Jahren die Auswirkungen von Stress auf das Nervensystem, Hormonfunktionen und das körpereigene Abwehrsystem untersucht, beschreibt in seinem Buch *The end of Stress as we know it* (McEwen a. Lasley 2003) eindrucksvoll das Paradoxon, dass Stressreaktionen uns in bestimmten Situationen schützen und für die Gesunderhaltung essentiell sind, uns in anderen Situationen allerdings Schaden zufügen und krankmachen können. Um eine Stressreaktion zu beschreiben, verwendet McEwen den Begriff »Allostasis«. Im Gegensatz zur Homöostase, bei der der Körper die Balance seiner Funktionen aufrechtzuerhalten versucht, ist mit Allostase ein Prozess beschrieben, bei dem die physiologischen Veränderungen als Reaktion auf Stressoren so vollzogen werden, dass sie zur »Kampf vs. Flucht«-Reaktion führen.

Physiologische Veränderungen durch Stress bedingt

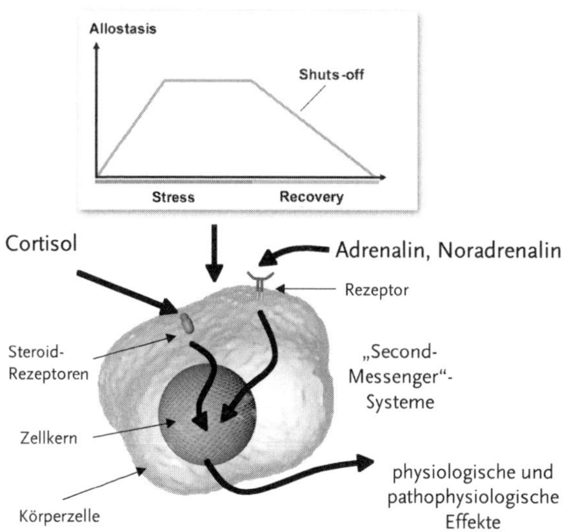

Abb. 1: Die durch die Stressreaktion freigesetzten Stresshormone lösen über Rezeptoren und biochemische Abläufe in den Zellen physiologische oder pathophysiologische Reaktionen aus (nach McEwen a. Lasley 2003).

Abbildung 1 zeigt, dass über das Gehirn durch die Wahrnehmung und Verarbeitung von belastenden Reizen aus der Umwelt Stresshormone wie Cortisol oder Catecholamine wie Adrenalin und Noradrenalin freigesetzt werden. Diese binden sich über spezifische Rezeptoren an Körperzellen, wie z. B. die Abwehrzellen des Immunsystems, und sie verändern über intrazelluläre Messenger-Systeme die Funktion der Zelle physiologisch (Anpassungsreaktion auf fight-or-flight) oder aber auch pathophysiologisch im Rahmen fehlregulierter Anpassungsreaktionen. Im Rahmen einer pathophysiologischen Veränderung können dann Funktionsabläufe im Körper nachhaltig gestört werden, was wiederum zu Funktionsstörungen in unterschiedlichsten Körperorganen und zum Auftreten von Erkrankungen führen kann.

Nach McEwens zentraler These ist eine moderate Allostase gesundheitsfördernd und hilfreich beim Umgang mit alltäglichen Stressoren. Fällt diese Reaktion allerdings zu heftig aus oder hält sie zu lange an, hat dies schädigende Auswirkungen auf den Organismus, was McEwen dann als »Allostatic Load« bezeichnet.

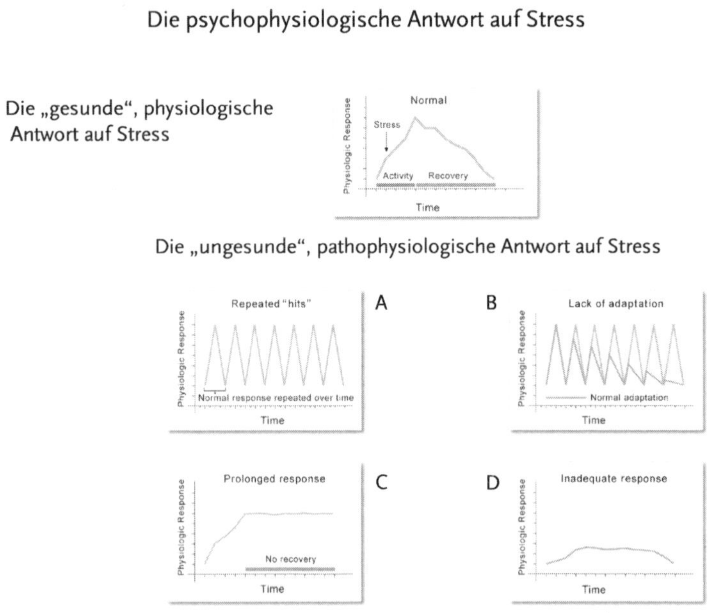

Abb. 2: Die »gesunde« oder »ungesunde« Antwort auf Stress (nach McEwen a. Lasley 2003)

In Abbildung 2 sind unterschiedliche Formen dieser »ungesunden«, pathophysiologischen Antwort auf Stress (Allostatic Load) aufgeführt. Diese »ungesunde«, psychophysiologische Antwort entsteht insbesondere dann, wenn der Stress immer wieder auftritt (Repeated »hits«) (Abb. 2A) und die Stressantwort im Körper ausgelöst wird, ohne dass es dabei zu einer Anpassung der Reaktion kommt (Abb. 2B). Ebenso kommt es zum Allostatic Load, wenn die physiologische Aktivierung auf den Stress nicht mehr abgebaut wird und auf hohem Niveau weiterbestehen bleibt (No recovery, Abb. 2C), oder wenn eine adäquate physiologische Stressantwort gänzlich ausbleibt und der Körper keine Reserven mobilisieren kann, um mit den gestiegenen Anforderungen umzugehen (Abb. 2D). »Allostatic Load«, also die »ungesunde« Antwort auf den Stress, führt letztlich zu chronischen psychischen und körperlichen Beeinträchtigungen und schließlich zur Entstehung von Erkrankungen.

Die Auswirkungen der Stressbelastungen auf psychische und körperliche Funktionsabläufe hängen nach dem Modell entscheidend davon ab, wie der Stress wahrgenommen und verarbeitet wird (Abb. 3).

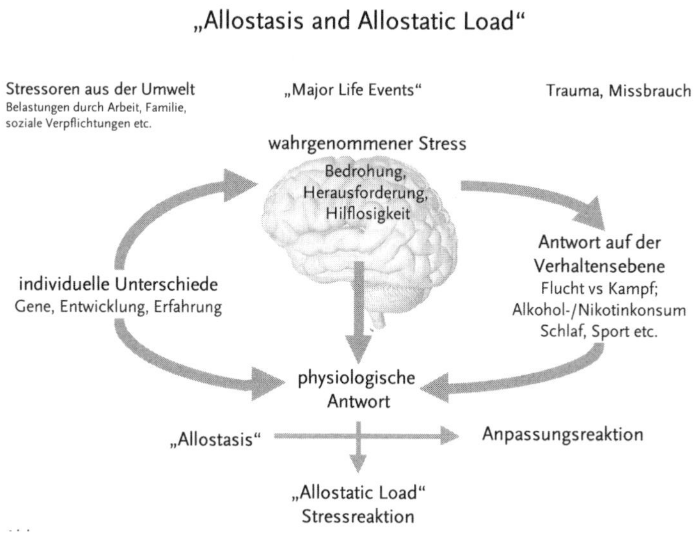

Abb. 3: Ablauf und Beeinflussung der Stressreaktion, in deren Mittelpunkt die individuelle Wahrnehmung und die Bewertung der Belastungen stehen (nach McEwen a. Lasley 2003)

Dabei sind es im normalen Alltagsleben in der Regel nicht die kritischen Lebensereignisse, die sog. »Major Life Events« oder schwere Traumata, die den Stress ausmachen, sondern überwiegend teilweise banale Umweltstressoren oder Alltagsstressoren, wie unterschiedlichste Belastungen durch Arbeit, Familie oder aber soziale Verpflichtungen. Die jeweilige physiologische Antwort auf den Stress hängt zum einen von individuellen, genetischen Voraussetzungen und entwicklungsgeschichtlichen Lernerfahrungen ab und auch davon, mit welchen Veränderungen auf der Verhaltensebene auf die Belastungen reagiert wird (Alkohol- und Nikotinkonsum, Schlafverhalten etc.). Einen zentralen Stellenwert nehmen jedoch die individuelle Wahrnehmung und insbesondere die Verarbeitung der Belastung ein, die in der Auseinandersetzung mit Alltagsstressoren in hohem Maße dafür verantwortlich sind, ob es zu einer gesunden, physiologischen Stressreaktion (Allostasis) oder unvorteilhaften pathophysiologischen und langfristig krankmachenden Stressreaktion (Allostatic Load) kommt.

3. Belastungsbewältigung

Der Stellenwert der von McEwen im Rahmen der physiologischen Antwort auf Stressbelastungen betonten entwicklungsgeschichtlichen Lernerfahrungen zusammen mit der individuellen Wahrnehmung sowie der psychologischen Verarbeitung der Belastung wird auch von den kognitiven Verhaltenswissenschaften in den Vordergrund gestellt. Stress wird als Transaktion einer Person mit ihrer Umwelt definiert, wobei angenommen wird, dass eine Person in der Lage ist, insbesondere durch kognitive Prozesse – wie die gedankliche Auseinandersetzung mit einer Situation –, Gefühle und Handeln zu beeinflussen. Eine zentrale Rolle bei der Stressentstehung spielt zum einen die subjektive (kognitive) Bewertung von Situationsanforderungen, zum anderen die Einschätzung der eigenen Kapazitäten zur Bewältigung dieser Anforderungen. Wird eine Situation beispielsweise in Abhängigkeit dieser Bewertungsprozesse eher als Bedrohung wahrgenommen, hat dies andere Konsequenzen auf die emotionalen Befindlichkeiten und führt gegebenenfalls zu anderen Handlungskonsequenzen, als wenn durch den ablaufenden Bewertungsprozess eine Situation eher als Herausforderung interpretiert wird.

Während man lange Zeit davon ausging, dass die Art und Weise der kognitiven Verarbeitung von Belastungssituationen vorzugsweise psychische Prozesse, wie emotionale Befindlichkeiten oder auch Handlungen, determiniert, zeigen neueste Ergebnisse der Psychoneuroimmunologie, dass diese kognitiven Prozesse, also die gedankliche Auseinandersetzung mit der belastenden Situation, allein schon zu nachhaltigen körperlichen Veränderungen führen können, insbesondere zu einer veränderten Hormonausschüttung und zu einer Beeinflussung von Funktionen des Immunsystems. Dieser Ablauf ist neurobiologisch mittlerweile gut dokumentiert. Auf die Wahrnehmung einer kritischen Situation erfolgt in unserem Gehirn eine neuronale Verarbeitung und Klassifikation der Situation nach der Art der Bedrohung oder Belastung. Diese neuronale Aktivierung in unserem Gehirn während der Situationsbewertung löst in den dafür zuständigen Hirnarealen, wie dem Limbischen System, Veränderungen in den Konzentrationen der Neurotransmitter aus (wie beispielsweise Serotonin oder Dopamin). Diese veränderten biochemischen Reaktionen im Gehirn lösen dann spezifische Emotionen aus, die wiederum über den Hypothalamus als zentrale Schaltstelle zwischen dem Gehirn und dem Körper eine oder mehrere der oben beschriebenen Hormonkaskaden aktivieren und damit das Ergebnis des Stressverarbeitungsprozesses in unserem Gehirn an die Körperorgane und die unterschiedlichen Funktionsabläufe im Körper direkt vermitteln.

Da diese kognitiven Prozesse, wie die Wahrnehmung und insbesondere die Verarbeitung von potenziellen Belastungssituationen, im weitesten Sinne durch individuelle entwicklungsgeschichtliche Lernerfahrungen bestimmt werden, beeinflussen diese Erfahrungen über die Zeit relativ stabil unsere psychischen und körperlichen Reaktionen auf Stressbelastungen. Dies kann bei inadäquaten kognitiven Verarbeitungsprozessen oder bei steigenden Belastungen, die die bestehenden kognitiven Ressourcen einer Person überfordern, nicht nur zu einem ausgeprägten, subjektiven Stresserleben führen, sondern es kann auch mittel- und langfristig unsere Funktionsabläufe im Körper im Sinne einer pathophysiologischen Stressreaktion (Alostatic Load) stören, Organfunktionen beeinträchtigen und zu Krankheiten führen.

4. Der richtige Umgang mit Stress lässt sich trainieren

In der Einleitung zu seinem Buch *Neuropsychotherapie* (2004) beschreibt Klaus Grawe, Professor für Klinische Psychologie an der Universität Bern, eine wissenschaftliche neurobiologische Grundlagenarbeit an Flusskrebsen. In diesen Experimenten konnte gezeigt werden, dass die Reaktion eines Neurons, einer Nervenzelle, auf den Neurotransmitter Serotonin ganz von der Stellung des Tieres in der sozialen Hierarchie abhängt (Yeh, Fricke a. Edwards 1996). Diese Nervenzelle kontrolliert den Schwanzschlagreflex der Flusskrebse, der zur »Kampf vs. Flucht«-Reaktion dieser Tiere gehört. In der sozialen Hierarchie dominante Tiere reagieren auf Serotonin mit erhöhter Antwortbereitschaft des Neurons. Im Gegensatz dazu führt Serotonin aber bei untergeordneten Tieren zu einer Hemmung der Nervenzelle. Werden nun im Experiment zwei in der sozialen Stellung untergeordnete Flusskrebse zusammengesperrt, wird mit der Zeit eines der Tiere dominant. Sobald es diese Stellung erreicht hat, verkehrt sich die vorherige neurochemische Reaktion ins Gegenteil; nun wird diese Nervenzelle durch den Neurotransmitter Serotonin bei ihm aktiviert anstatt gehemmt.

Sicher unterscheidet sich die Physiologie des Flusskrebses von der des Menschen. Aber dieses Beispiel zeigt eindrücklich, dass die Interaktion zwischen dem Nervensystem mit den nachgeschalteten hormonellen und immunologischen Prozessen und der sozialen Umgebung durch Lernprozesse veränderbar ist. Da man davon ausgehen kann, dass die Anpassungsfähigkeit des menschlichen Nervensystems aufgrund der Komplexität der neurobiologischen Strukturen und Verschaltungen des menschlichen Gehirns wesentlich größer ist als die der Flusskrebse, bilden diese basalen neurobiologischen Erkenntnisse die Grundlage für Therapiekonzepte und Trainingsprogramme für den Umgang mit Stress und psychosozialen Belastungen zur Aufrechterhaltung der Gesundheit und Reaktionsfähigkeit (Kröher 2005).

Die effektivsten Trainingsprogramme zur Stressbewältigung basieren auf Techniken und Methoden der kognitiven Verhaltenstherapie, deren Wirksamkeit bei stress-assoziierten psychischen und psychosomatischen Beschwerden mittlerweile in vielen wissenschaftlichen Untersuchungen sehr gut dokumentiert wurde. Gemeinsames Ziel dieser unterschiedlichen Methoden ist die Veränderung der stressauslösenden Situationen und/oder die kognitive Umbewertung und Umstrukturierung der belastenden Umweltkonstellation durch den Klienten. Dabei durchläuft dieser Trainingsprozess unterschiedliche Phasen.

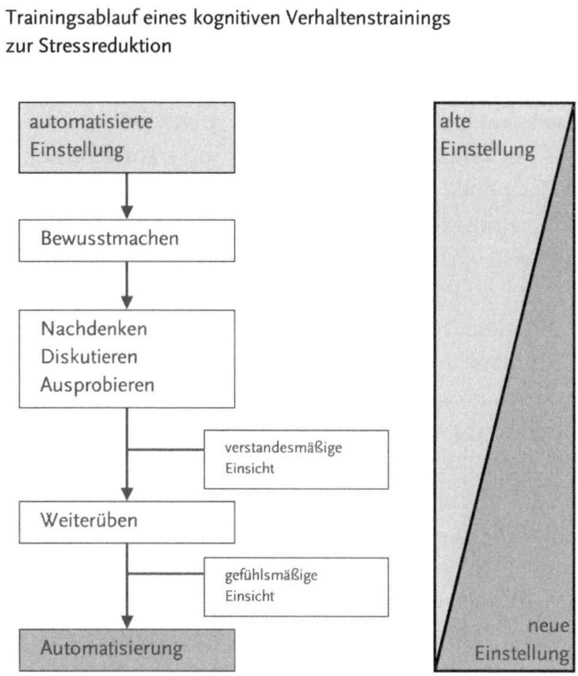

Abb. 4: Ablauf eines kognitiven Verhaltenstrainings zur Stressreduktion

Zunächst steht das »Bewusstmachen« der automatisierten Einstellungen in Zusammenhang mit den Belastungen im Vordergrund. Diese »Masterpläne« werden thematisiert, diskutiert und in Bezug auf deren Wirksamkeit im Hinblick auf eine Belastungsreduktion kritisch reflektiert. Sollte die intensive Überprüfung ergeben, dass sich diese Bewertungsmuster nicht eignen, um die Belastungen zu reduzieren, werden neue »Masterpläne« entworfen. In geeigneten Situationen wird deren Effektivität überprüft. Zeigen die modifizierten oder neuen Bewertungsstrukturen in einer Belastungssituation ihre Wirkung und tragen spürbar zur Belastungsreduktion bei, beginnt das eigentliche Training, das grundsätzlich als »Hilfe zur Selbsthilfe« konzipiert ist. Durch beständiges Anwenden der neuen Bewertungsstrukturen, insbesondere in den privaten oder beruflichen Belastungssituationen, erfolgt zunächst eine »verstandesmäßige« oder kognitive Einsicht, der eine »gefühlsmäßige« Einsicht folgt, bis die neuen Bewertungsstrukturen automatisiert sind und die »alten Einstellungen« durch diesen Trainingsprozess durch die »neuen Einstellungen« abgelöst wurden.

Entscheidend bei diesen Veränderungen ist nicht nur eine gründliche Analyse der bisherigen automatisierten Einstellungen und »Masterpläne«, sondern insbesondere das kontinuierliche und regelmäßige Training der neu gelernten Bewertungsstrukturen. Dieses Training ist gleichzusetzen mit einem sportlichen Training zum Einüben neuer Bewegungsabläufe etwa bei Tennisaufschlag oder Golfabschlag. Nur wenn diese Bewegungsabläufe einige hundert oder tausend Male geübt werden, lernt das Gehirn die notwendige visuell-motorische Koordination, und die Schläge können automatisiert unter Wettbewerbsbedingungen im Punktspiel oder Turnier abgerufen werden.

Auf der Grundlage der Flusskrebsexperimente läuft die biochemische Kaskade dieses Programms über die durch das kognitive Training veränderten Neurotransmitterkonzentrationen im Gehirn ab, die jetzt nach erfolgreichem Training in Stress- und Belastungssituationen andere Signale zum Limbischen System und zum Hypothalamus, der zentralen Schaltstelle des Hormonsystems, senden. Hier werden diese veränderten Signale in den Körper weitergeleitet und führen jetzt nicht mehr zu einer pathophysiologischen und auf Dauer gesundheitsschädigenden Reaktion (Allostatic Load), sondern induzieren eine physiologische Reaktion im Rahmen einer gesunden Anpassungsreaktion an die Belastungen aus der Umwelt (Allostasis).

Die neuen neurobiologischen und neuroendokrinologischen Erkenntnisse führen auch zu einer Neukonzeption der Trainingsprogramme. Zwar sind die kognitiven Techniken aus der Verhaltenstherapie nach wie vor die effektivsten Werkzeuge im Rahmen der Veränderungsschritte bei Stressbelastungen, allerdings ist die zeitliche Planung dieser Programme hier essentiell. Die »Stressworkshops« als einmalige Wochenendseminare, in denen »Neurolinguistisches Programmieren« oder Entspannungsverfahren wie »Autogenes Training« angeboten werden, gehen nicht über kurzfristige »Wellness«-Effekte hinaus und werden keine nachhaltigen Veränderungen und Erleichterungen bei den Klienten bewirken. Vor dem Hintergrund der Erkenntnisse der Neurobiologie und Verhaltenswissenschaften können nur auf Nachhaltigkeit konkret angelegte, längerfristige, bezüglich der Effektivität wissenschaftlich abgesicherte Trainingsprogramme den richtigen Umgang mit Belastungen nachhaltig vermitteln und einüben.

Die volkswirtschaftlichen Kosten der negativen Auswirkungen von Stressbelastungen auf die Lebensqualität und die Gesundheit lassen sich quantifizieren. Untersuchungen in den USA aus dem Jahr 2003 zeigen, das 60 % der Beschwerden, mit denen Patienten einen Arzt aufsuchen, durch Stress verursacht werden oder mit Stressbelastungen assoziiert sind. Dabei berichten ca. 60 % der erwachsenen Amerikaner über ausgeprägte Stressbelastungen wenigstens einmal die Woche. Der volkswirtschaftliche Schaden durch stressbedingte Abwesenheit von der Arbeit und Produktionsausfälle sowie Ausgaben im Gesundheitssystem wird auf 300 Milliarden US$ beziffert. Ähnlich Zahlen existieren für unterschiedliche Länder in der EU, für die Schweiz und für die Bundesrepublik. Der Einsatz für ein gezieltes Training zum effektiven Umgang mit beruflichem Stress und psychosozialen Belastungen scheint sich angesichts dieser Zahlen nicht nur volkswirtschaftlich, sondern auch für das Unternehmen und insbesondere zur Aufrechterhaltung der eigenen Gesundheit zu lohnen.

Betriebliches Gesundheitsmanagement und die Rolle der Führungskraft

Elisabeth Wienemann

1. Gesundheit als strategischer Faktor

Die »Human Ressource«, bestehend aus gut ausgebildeten, motivierten und gesunden Arbeitskräften, ist zu einer wichtigen – in vielen Bereichen sogar zur bedeutendsten – Ressource für die wirtschaftliche Entwicklung geworden. Der Erhalt und die Förderung der Mitarbeitergesundheit sind wirtschaftlich zu einem strategischen und innerorganisatorisch zu einem Kultur bildenden Faktor geworden. In Leitbildern von Unternehmen, Verwaltungen, Verbänden wird die Gesundheit immer häufiger zitiert.

Betriebliche Organisationen haben in den letzten zwei Jahrzehnten in Personal-, Team- und Organisationsentwicklung investiert. Seit einigen Jahren verstärken sie ihre Anstrengungen, die Mitarbeitergesundheit zu erhalten und zu fördern (Bertelsmann-Stiftung u. Hans-Böckler-Stiftung 2000).

Bei gestiegenen Anforderungen und verminderter Personaldecke wirken sich Gesundheitsprobleme unmittelbar auf die Anwesenheitsquote aus (Brandenburg u. Nieder 2003). Aktuelle Entwicklungen belegen, dass Programme zur Gesundheitsförderung nachhaltige Effekte zeigen und Fehlzeiten senkend wirken (BKK 2004). Im Bereich des Handwerks, wo Fehltage von Beschäftigten mit 200 bis 400 Euro zu Buche schlagen, werden Beiträge zur Gesundheitsförderung und zum Gesundheitsschutz als eine wichtige Investition in ein gesundes Unternehmen angesehen (Handwerkskammer Düsseldorf o. J.). Doch auch in anderen Beschäftigungsbereichen garantieren nur gesunde Mitarbeiterinnen und Mitarbeiter die Qualität und Zuverlässigkeit von Produktions- und Dienstleistungsprozessen.

2. Gesundheitsbezogene Aktivitäten in betrieblichen Organisationen

Gegenwärtig findet in der betrieblichen Praxis ein Paradigmenwechsel statt. Rund hundert Jahre war der Blick allein darauf gerichtet, Unfälle am Arbeitsplatz zu vermeiden, Berufskrankheiten zu verhindern und krank machende Arbeitsbedingungen und Umgebungseinflüsse auszuschließen. Nun wendet sich die Aufmerksamkeit weitergehend auch den salutogenen Faktoren zu, jenen betrieblichen Bedingungen und persönliche Ressourcen, die im weitesten Sinne zur Zufriedenheit in der Arbeit, zur Gesunderhaltung und zur Persönlichkeitsentwicklung beitragen.

Gesundheitsbezogene Aktivitäten im Betrieb hatten in der Vergangenheit meist einen randständigen Charakter. Die Impulse dazu kamen von außen. Sie gingen von gesetzlichen Regelungen, Unfallverhütungsvorschriften und externen Kontrollsystemen aus, und das Feld blieb dem traditionellen Arbeits- und Gesundheitsschutz sowie den Interessenvertretungen vorbehalten. Nun rücken Gesundheitsförderung und Gesundheitsschutz als Teil des strategischen Handelns der Organisation erstmals weit in den Vordergrund. Nun werden sie in enger Verzahnung mit dem Qualitäts- und Personalmanagement mit zentralen strategischen Optionen verknüpft.

Neben den organisatorischen Zugängen zur Mitarbeitergesundheit haben sich innerhalb des betrieblichen Systems aber auch die Blickwinkel auf die Zusammenhänge zwischen Arbeit und individueller Gesundheit erweitert.

Gesundheit ist ein Prozess, der auf körperliches, seelisches und soziales Wohlbefinden abzielt. In betrieblichen Organisationen wirkt eine ganze Breite gesundheitlicher Beeinflussungen, ob mit positiven oder negativen Ausprägungen, auf das individuelle Gesundheits- und Krankheitsverhalten ein. Die berufliche Arbeit hält immer noch und immer neue gesundheitliche Risiken bereit. Rosenbrock (1993) hat gesundheitliche Risikofaktoren in der betrieblichen Arbeit ermittelt, die häufig unterschätzt werden: inkonsistente Anforderungsstrukturen, aufgabenbezogene psychische Belastungen, mangelnde geistige Anforderungen, mangelnde Transparenz betrieblicher Abläufe, Zeitdruckerleben, Spannung zwischen hohen Anforderungen und geringen Gestaltungsmöglichkeiten, geringer sozialer Rückhalt, mangelnde Einflussfaktoren am Arbeitsplatz.

Zugleich bietet sie den Beschäftigten aber auch einzigartige Entwicklungspotenziale. Insbesondere für das soziale Wohlbefinden des Individuums spielen in unserer Gesellschaft die Arbeit selbst wie auch der Arbeitsplatz und die Chancen zur sozialen Teilhabe, die beide bieten, eine herausragende Rolle.

Bei genauerer Betrachtung entdeckt man auf betrieblicher Ebene eine Reihe von Institutionen, die heute schon auf vielfältige Weise unmittelbare oder mittelbare Beiträge zur Mitarbeitergesundheit leisten (Abb. 1).

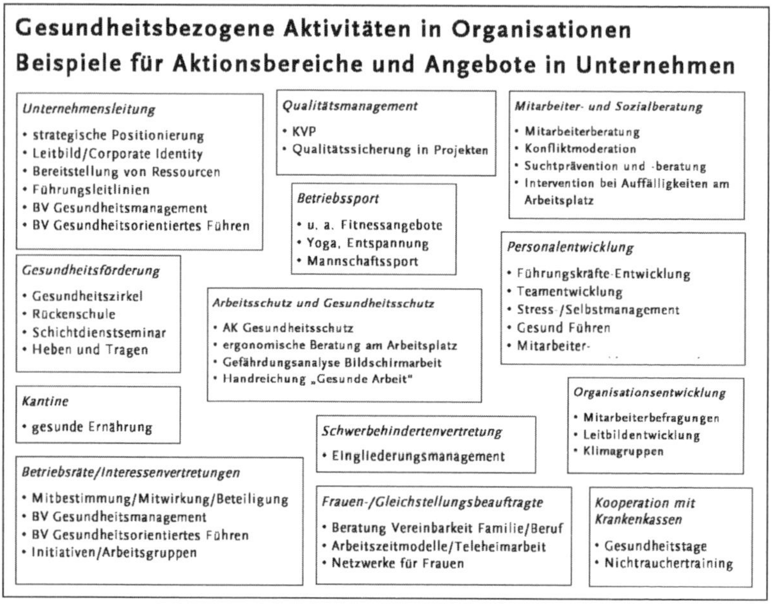
Gesundheitsbezogene Aktivitäten in Organisationen
Beispiele für Aktionsbereiche und Angebote in Unternehmen
Unternehmensleitung
• strategische Positionierung
• Leitbild/Corporate Identity
• Bereitstellung von Ressourcen
• Führungsleitlinien
• BV Gesundheitsmanagement
• BV Gesundheitsorientiertes Führen
Qualitätsmanagement
• KVP
• Qualitätssicherung in Projekten
Mitarbeiter- und Sozialberatung
• Mitarbeiterberatung
• Konfliktmoderation
• Suchtprävention und -beratung
• Intervention bei Auffälligkeiten am Arbeitsplatz
Betriebssport
• u. a. Fitnessangebote
• Yoga, Entspannung
• Mannschaftssport
Personalentwicklung
• Führungskräfte-Entwicklung
• Teamentwicklung
• Stress-/Selbstmanagement
• Gesund Führen
• Mitarbeiter-
Gesundheitsförderung
• Gesundheitszirkel
• Rückenschule
• Schichtdienstseminar
• Heben und Tragen
Arbeitsschutz und Gesundheitsschutz
• AK Gesundheitsschutz
• ergonomische Beratung am Arbeitsplatz
• Gefährdungsanalyse Bildschirmarbeit
• Handreichung „Gesunde Arbeit"
Kantine
• gesunde Ernährung
Organisationsentwicklung
• Mitarbeiterbefragungen
• Leitbildentwicklung
• Klimagruppen
Schwerbehindertenvertretung
• Eingliederungsmanagement
Betriebsräte/Interessenvertretungen
• Mitbestimmung/Mitwirkung/Beteiligung
• BV Gesundheitsmanagement
• BV Gesundheitsorientiertes Führen
• Initiativen/Arbeitsgruppen
Frauen-/Gleichstellungsbeauftragte
• Beratung Vereinbarkeit Familie/Beruf
• Arbeitszeitmodelle/Teleheimarbeit
• Netzwerke für Frauen
Kooperation mit Krankenkassen
• Gesundheitstage
• Nichtrauchertraining

Abb. 1: Gesundheitsbezogene Aktivitäten in Organisationen

Viele dieser Aktionsbereiche oder Angebote werden noch gar nicht als gesundheitsbezogene Aktivitäten angesehen, weil Ziele wie Dienstleistungsorientierung, Qualität, Motivation und Kundenzufriedenheit im Vordergrund stehen und der Zusammenhang zur Mitarbeitergesundheit schlechterdings nicht hergestellt wird.

3. Struktur des betrieblichen Gesundheitsmanagements

Seit Ende der 90er Jahre werden Maßnahmen zur Mitarbeitergesundheit zunehmend unter dem Dach des betrieblichen Gesundheitsmanagements gebündelt. Betriebliches Gesundheitsmanagement bedeutet, die Gesundheit der Mitarbeiterinnen und Mitarbeiter als strategischen Faktor in das Leitbild und in die Kultur sowie in die Strukturen und Prozesse der Organisation einzubeziehen.

Der Begriff »betriebliches Gesundheitsmanagement« wird in und außerhalb des betrieblichen Systems allerdings in sehr unterschiedlichen Bedeutungskontexten verwendet, und nicht überall verbirgt sich dahinter ein fundiertes Konzept. Unter den ernst zu nehmenden Ansätzen zum betrieblichen Gesundheitsmanagement lassen sich zwei unterschiedliche Konzepte vor allem anhand ihrer jeweiligen Implementierungsstrategien unterscheiden:

A. Das Modell des so genannten »ganzheitlichen« Gesundheitsmanagements ist aus den Aktivitäten zur betrieblichen Gesundheitsförderung entstanden. Betriebliches Gesundheitsmanagement wird hier als spezielles Handlungsfeld mit eigener Struktur implementiert. Diese lehnt sich an die vom Europäischen Netzwerk für betriebliche Gesundheitsförderung entwickelten Qualitätskriterien an (##). Gesundheitsmanagement schafft nach diesem Modell den Rahmen für systematische, in die betrieblichen Politiken eingebundene gesundheitsförderliche Maßnahmen, die in Projektzyklen entwickelt und durchgeführt werden. Ausgehend von einer – vielfach mit Unterstützung von Krankenkassen durchgeführten – Analyse der Gesundheitssituation werden Belastungsschwerpunkte ermittelt und ein Gesundheitsbericht erstellt. Die Beschäftigten werden über Mitarbeiterbefragungen oder Gesundheitszirkel einbezogen. Schließlich werden aus der Erhebung abgeleitete verhältnis- wie verhaltensbezogene Maßnahmen der Gesundheitsförderung durchführt und evaluiert (Badura, Ritter u. Scherf 1999).

B. Im Modell des »integrierten« Gesundheitsmanagements werden die bereits bestehenden Aktivitäten in Unternehmen und Verwaltungen systematisch zusammengeführt. Betriebliches Gesundheitsmanagement wird hier definiert als die bewusste Steuerung und Integration aller betrieblichen Prozesse mit dem Ziel der Erhaltung und Förderung der Gesundheit und des Wohlbefindens der Beschäftigten (Wienemann 2002).

Das Konzept des integrierten betrieblichen Gesundheitsmanagements berücksichtigt stärker die gewachsenen Strukturen im Bereich des Arbeits- und Gesundheitsschutzes sowie der Sozial- und Mitarbeiterberatung und integriert Gesundheitsförderungs- und Suchtpräventionsprogramme. Zugleich stellt es die notwendige Verzahnung zu anderen betrieblichen Einrichtungen und Projekten, vor allem aus dem Bereich der Personal- und Organisationsentwicklung, sowie zu den externen Trägern der Prävention her (Abb. 2). Über eine Bestandsaufnahme gesund erhaltender und gesundheitsriskanter sowie -gefährdender Faktoren werden in Projekten ergänzende Maßnahmen des Gesundheitsschutzes und der Gesundheitsförderung unter Einbezug aller betrieblichen und externen Fachexperten, die hierzu einen Beitrag leisten können, initiiert. Die Ziele und Angebote der beteiligten betrieblichen Stellen werden miteinander abgestimmt. Das schafft eine neue Kooperations- und Aktionsbasis, die von allen Beteiligten ein verändertes Rollenverständnis erfordert und Bereitschaft zur interdisziplinären Kooperation verlangt (Wattendorff u. Wienemann 2004).

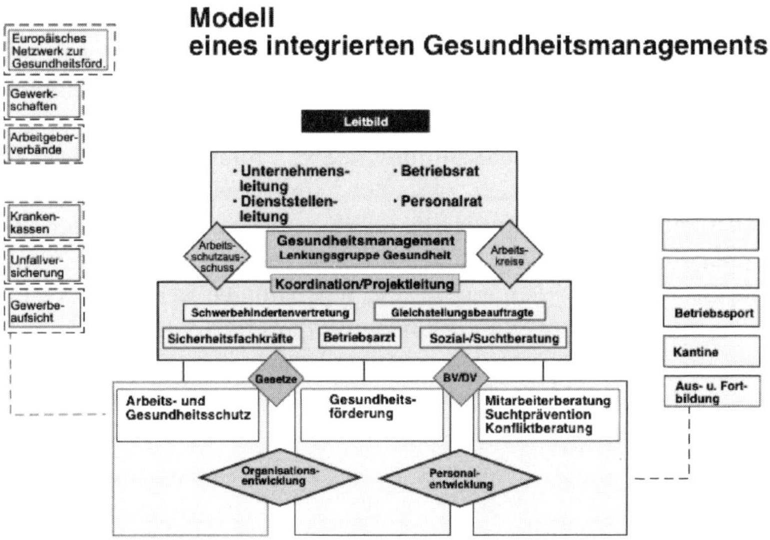

Abb. 2: Modell eines integrierten Gesundheitsmanagements

In beiden Fällen ist das betriebliche Gesundheitsmanagement mit dem Auftrag verbunden,

- Organisation und Arbeit so zu gestalten, dass – unter Berücksichtigung der Verschiedenheit von Beschäftigtengruppen – Gesundheitsgefährdungen minimiert und Gesundheitspotenziale ausgebaut werden können,
- die Prozesse zur Verbesserung der Gesundheitssituation im Unternehmen von der Leitbildentwicklung bis hin zum Ange-

bot an einzelne Beschäftigte gezielt zu steuern und zu koordinieren,
- Unternehmens- und Führungskultur so zu entwickeln, dass das Wohlbefinden am Arbeitsplatz gesteigert werden kann und die Gesundheit und Leistungsbereitschaft der Beschäftigten gefördert werden,
- die Voraussetzungen zu schaffen, dass von den Beschäftigten, vor allem von den Führungskräften, Gesundheitskompetenzen erworben und eingesetzt werden können,
- das Mainstreaming des Themas Mitarbeitergesundheit in den Politiken und Prozessen der Organisation voranzutreiben.

Ein Lenkungsgremium koordiniert die Institutionalisierung, Ausgestaltung und Weiterentwicklung des Gesundheitsmanagements und die Beiträge der einzelnen beteiligten Bereiche. Ihm obliegen die Abstimmung der Ziele sowie der Erfolgskriterien für die einzelnen Maßnahmen, die Planung des Programms und außerdem das Controlling der Wirksamkeit der Maßnahmen.

4. Gesundheit im Unternehmen als Führungsaufgabe

Für den Erfolg des betrieblichen Gesundheitsmanagements ist entscheidend, ob es gelingt, alle Beschäftigtengruppen aktiv zu beteiligen. Denn Gesundheit und Wohlbefinden lassen sich als Teil des Lebensgefühls des Individuums nicht erzwingen. Die Bereitschaft zum persönlichen Gesundheitsmanagement wächst, wenn die Arbeitenden in den betrieblichen Anstrengungen einen Gewinn sehen. Transparenz, Gestaltungsspielräume, Anerkennung steigern das Wohlbefinden, die Menschen sind gesünder, haben seltener Unfälle, bringen ihr kreatives Potenzial ein und leisten mehr (Matyssek 2003). Dadurch entstehen Synergieeffekte im Sinne eines bewussten Umgangs mit der eigenen Gesundheit.

Insbesondere müssen die Führungskräfte gewonnen werden. Sie nehmen unmittelbar Einfluss auf das Wohlbefinden der Beschäftigten und tragen dazu bei, ein anregendes, gesund erhaltendes Arbeitsklima zu schaffen.

Eine Expertenkommission, die sich mit dem neuen Menschenbild in der betrieblichen Gesundheitspolitik befasst hat, kommt zu dem Ergebnis, dass Menschen mehr sind als »physische Arbeitsmaschinen« und es sich deshalb empfiehlt, »gesunde Arbeit in gesunden Organisationen« anzustreben. »Gesunde Arbeit besteht z. B. in Form vertrauensvoller Kooperation und gesundheitsförderlicher Arbeitsbedingungen. Gesunde Organisationen pflegen einen mitarbeiterorientierten Führungsstil, Transparenz und Partizipation« (Expertenkommission 2002).

Gesundheit in diesem Sinne ist zweifellos eine Angelegenheit der Führung. In ihrer Hand liegt die organisatorische Verantwortung für die Gesundheit der Beschäftigten. Die Führungskräfte sind jedoch – abhängig von Funktionsbereich und Führungsebene – in unterschiedlicher Weise gefordert.

5. »Gesund Führen« als Leitbild der Personalführung

Führungskräfte mit Aufgaben in der Personalführung nehmen mit der Aufgabengestaltung und Arbeitsverteilung sowie mit ihrem Führungsverhalten unmittelbar Einfluss auf das Gesundheitsgeschehen in ihrem Verantwortungsbereich. In der Weise, wie sie ihre Rolle wahrnehmen und sich als Vorgesetzte verhalten, stellen sie eine Arbeitsbedingung für ihre Mitarbeiterinnen und Mitarbeiter dar (Badura, Münch u. Ritter 1997; Matyssek 2003).

Doch trotz seiner zentralen Bedeutung steht das Thema Mitarbeitergesundheit für die Mehrheit der Führungskräfte nicht im Vordergrund. Dem Gesundheitsgeschehen in ihrem Verantwortungsbereich schenken sie erst dann Aufmerksamkeit, wenn es zu Krankheitsausfällen oder auffälligen Fehlzeiten unter den Mitarbeiterinnen und Mitarbeitern kommt.

Gesundheitsmanagement stellt diese Ebene deshalb vor besondere Herausforderungen. Seminare zum gesundheitsorientierten Führen sind ein neuer Ansatz, mit dem auf diese Anforderung reagiert wird. Sie setzen auf mehreren Ebenen an:

- Sie vermitteln die Grundlagen, welche Risikofaktoren, auf die Führungskräfte unmittelbar Einfluss haben, in der Arbeit eine Rolle spielen.
- Sie beschreiben die Auswirkungen unterschiedler Führungsstile auf das Betriebsklima, auf die Motivation und das Befinden der Beschäftigten.
- Sie regen dazu an, die salutogenen Faktoren in der Arbeit der Mitarbeiterinnen und Mitarbeiter durch gesundheitsorientier-

tes Führungshandeln zu verstärken, z. B. durch Anerkennung und Unterstützung, das Verdeutlichen der Wichtigkeit der Arbeit, die Art des Umgangs mit Fehlern, konstruktive Äußerung von Kritik, Information, Transparenz von Entscheidungen, Eröffnung von Möglichkeiten, Einfluss zu nehmen, und zur Weiterentwicklung, gerechte Verteilung der Arbeit.

- Sie geben Anregung für regelmäßige »Gesundheitsgespräche« mit den Mitarbeiterinnen und Mitarbeitern, die zum Ziel haben, nicht nur auf Abwesenheit zu reagieren, sondern gerade zuverlässiges Arbeitsverhalten zu würdigen und sich Anregungen für die Gestaltung gesunder Arbeitsbedingungen zu holen.
- Sie geben Hilfestellung für den Umgang mit Konflikten und mit auffälligen Mitarbeiterinnen und Mitarbeitern, z. B. bei suchtmittelbedingten Störungen am Arbeitsplatz (Pegel-Rimpl 2004).
- Sie zeigen die Notwendigkeit für Führungskräfte auf, Spannungsfelder auszubalancieren und ggf. für die notwendige Unterstützung zu sorgen, weil sie dann eine wichtige »Puffer-Funktion« gegen zu hohe Stressbelastungen bei den Beschäftigten wahrnehmen können (Matyssek 2003).
- Sie fragen aber auch nach den eigenen Belastungen in der Rolle als Führungskraft, die sich in den Spannungsfeldern bewegen muss. Dazu gehört auch der Weg, über das Instrument des Coachings eigene Belastungsspitzen abzufedern und das Repertoire des persönlichen Gesundheitsmanagements zu erweitern.

»Gesundheitsorientierte Führung« ist kein grundsätzlich neues Führungskonzept. Es folgt vielmehr den allgemeinen Grundsätzen guter Führung und ergänzt sie um das Wissen über gesundheitsriskante Bedingungen und Verhaltensweisen am Arbeitsplatz auf der einen und gesundheitsförderliche Faktoren in der Arbeit auf der anderen Seite.

Das eigene Führungsverständnis zu einer »gesundheitsgerechten« Führung weiterzuentwickeln, erfordert von der Führungskraft in der Regel auch Korrekturen und Modifikationen im eigenen Kommunikations- und Führungsverhalten. Betriebliches Gesundheitsmanagement kann die Führungskräfte unterstützen, indem es dazu beiträgt, eine »Care Culture« (Matyssek) im Unternehmen zu entwickeln. Diese richtet den Fokus auch auf das Gesundheitsverhalten und das persönliche Gesundheitsmanagement der Führungskräfte. Der Gesundheitscheck für Manager ist hierbei nicht die ultima Ratio. Für Fach- und Führungskräfte lassen sich strukturell noch weit mehr Chancen zur Realisierung einer work-life-balance in der Organisation anlegen; (kollegiale) Beratungs- und Unterstützungssysteme können entwickelt oder erweitert werden. Eine altersgerechte Personalentwicklung könnte dazu beitragen, dass sinnvolle Arbeit, Herausforderungen und persönliches Wachstum für die gesamte Dauer der Berufskarriere ermöglicht werden und Karrierechancen auch im fortgeschrittenen Berufsleben weiter offen bleiben.

6. Gesundheitsmanagement als Leitungsaufgabe

Für die Leitungsebene steht vorrangig die Aufgabe an, durch Entscheidung, Ressourcenbereitstellung und Kommunikation die notwendigen Struktur und Kultur bildende Prozesse in der Organisation zu initiieren. Sie veranlasst die Entwicklung eines betrieblichen Gesundheitsmanagements und vergibt den Auftrag für die operative Umsetzung an geeignete Fachkräfte und/oder Gremien. Sie trägt die Verantwortung für einen modernen Arbeits- und Gesundheitsschutz sowie für Programme zur Gesundheitsförderung, Suchtprävention und Personalentwicklung.

Eine nachhaltige Verbesserung der Gesundheitssituation der Beschäftigten geht nur über den Weg der Organisationsentwicklung. Initiiert werden muss ein kontinuierlicher, partizipativ angelegter Lernprozess zum »gesunden« Unternehmen (Nieder 2004). Gesundheitsmanagement erfordert die Abstimmung von Zielen und Prioritätensetzung in einem komplexen System, in dem so unterschiedliche Faktoren wie ökonomisches Kalkül, rechtliche Regelwerke, Marktsituation, technische Ausstattung, organisatorische und soziale Bedingungen, Beschäftigtenstruktur oder individuelles Risikoverhalten, um nur einige zu nennen, den Rahmen bilden und Grenzen setzen.

Gesundheitsmanagement im Aufgabenspektrum der Leitungsebene erfordert Gesundheitskompetenz im Hinblick auf organisationale und personale Faktoren. Es erfordert zudem Entscheidungsbereitschaft, Weitsicht und strategische Kompetenz, um die zukünftigen Entwicklungen mit zu berücksichtigen.

Literatur

Antonovsky, A. (1997): Salutogenese. Zur Entmystifizierung von Gesundheit. Tübingen (dgvt).

Badura, B., E. Münch u. W. Ritter (1997): Partnerschaftliche Unternehmenskultur und betriebliche Gesundheitspolitik. Fehlzeiten durch Motivationsverlust? Gütersloh (Bertelsmann Stiftung).

Badura, B., W. Ritter u. M. Scherf (1999): Betriebliches Gesundheitsmanagement. Ein Leitfaden für die Praxis. Berlin (Edition Sigma).

Bamberg, E., Ch. Busch u. A. Ducki (2003): Stress- und Ressourcenmanagement. Strategien und Methoden für die neue Arbeitswelt. Bern (Huber).

Bamberg, E., A. Ducki u. A.-M. Metz (1998): Handbuch Betriebliche Gesundheitsförderung. Göttingen (Verlag für Angewandte Psychologie).

Bateson, G. u. M. C. Bateson (1993): Wo Engel zögern. Unterwegs zu einer Epistemologie des Heiligen. Frankfurt/M. (Suhrkamp).

Baumann, Z. (1995): Moderne und Ambivalenz. Frankfurt/M. (Fischer).

Becker, H. u. I. Langosch (1995): Produktivität und Menschlichkeit. Stuttgart (Lucius & Lucius).

Bertelsmann AG (2005): Auswertung einer Mitarbeiterbefragung mit der Pfad-Methode. Gütersloh. (Unveröffentl. Studie).

Bertelsmann-Stiftung u. Hans-Böck2ler-Stiftung (Hrsg.) (2000): Erfolgreich durch Gesundheitsmanagement. Beispiele aus der Arbeitswelt. Gütersloh (Bertelsmann Stiftung).

Bertelsmann-Stiftung u. Hans-Böckler-Stiftung (Hrsg.) (2004): Zukunftsfähige betriebliche Gesundheitspolitik. Vorschläge der Expertenkommission (2. Aufl.). Gütersloh (Bertelsmann Stiftung).

Beuys, J. (1968): JA JA JA JA JA, NEE NEE NEE NEE NEE [Audio-CD]. Düsseldorf (Staatliche Kunstakademie).

Billmeier, R., Ch. Kaul, M. Kramer, S. Krapoth, M. Lauterbach u. C. Rappe-Gieseke (2005): Der Beginn von Coaching-Prozessen. Bergisch-Gladbach (EHP-Organisation).

BKK Bundesverband (2004): Presseerklärung vom 29.12.2004 [Internet]. bkk-online. Verfügbar unter: http://www.bkk.de/bkk/ [09.05.2005].

Born, J. u. U. Kraft (2004): Lernen im Schlaf – kein Traum. *Spektrum der Wissenschaft* 11: 44–51.

Bösterling, B. u. H. Fritz, H. (2004): Systemische Organisations- und Strukturaufstellungen in Führung und Beratung. Hannover (dlw medien).

Brandenburg, U. u. P. Nieder (2003): Betriebliches Fehlzeiten-Management. Anwesenheit erhöhen. Instrumente und Praxisbeispiele. Wiesbaden (Gabler).

Brödner, P. (2002): Macht Arbeit wieder krank? Flexibilität und nachhaltige Gestaltung von Arbeit. In: P. Brödner u. M. Knuth (Hrsg.): Nachhaltige Arbeitsgestaltung – Trendreports zur Entwicklung und Nutzung von Humanressourcen. München (Hampp).

Buchholz, M. B. (1993): Metaphernanalyse. Göttingen (Vandenhoeck & Ruprecht).

Bundesanstalt für Arbeitsschutz und Arbeitsmedizin (2002): Psychische Belastung und Beanspruchung im Berufsleben [Internet]. Dortmund. Verfügbar unter: http://www.baua.de.

Bundesanstalt für Arbeitsschutz und Arbeitsmedizin (2004): Mitarbeiterorientiertes Führungsverhalten und soziale Unterstützung am Arbeitsplatz [Internet]. Dortmund. Verfügbar unter: http://www.baua.de.

Cannon, W. B. (1932): The wisdom of the body. New York (W.W. Norton).

Cliff, J. (1972): The harder they come [Audio-CD]. New York (Island Records).

Daimler, R., I. Sparrer u. M. Varga von Kibéd (2003): Das unsichtbare Netz. Erfolg im Beruf durch systemisches Wissen. München (Kösel).

Dalai Lama u. H. C. Cutler (2004): Glücksregeln für den Alltag. Happiness at work. Freiburg (Herder).

Dehrmann, J. (2004): Gruppenarbeit – ein Kulturwandel mit Folgen. *Organisationsentwicklung* 4: 26–33.

Dilts, R. (1993): Die Veränderung von Glaubenssystemen. Paderborn (Junfermann).

Dörner, K. (2002): In der Fortschrittsfalle. Deutsches Ärzteblatt 99 (38): A 2462–2466.

Expertenkommission (2002): Zwischenbericht der Expertenkommission Betriebliche Gesundheitspolitik – ein Projekt der Bertelsmann Stiftung und der Hans-Böckler-Stiftung vom 22. November 2002 [Internet]. Gütersloh/Düsseldorf. Verfügbar unter: http://www.boeckler.de/pdf/fof_zwischenbericht.pdf [09.05.2005].

Fettes Brot (1996): außen Top Hits, innen Geschmack [Audio-CD]. Yo Mama Records/Intercord.

Flanagan, J. C. (1954): The critical incident technique. *Psychological Bulletin* 51: 327–358.

Foerster, H. von (1993): Wissen und Gewissen. Versuch einer Brücke. Frankfurt/M. (Suhrkamp).

Franck, G. (1998): Ökonomie der Aufmerksamkeit. München (Hanser).

Frankl, V. E. (1979): Der Mensch vor der Frage nach dem Sinn. München (Piper).

Friedag, H. R. u. W. Schmidt (1999): Balanced Scorecard. Mehr als ein Kennzahlensystem. Freiburg (Haufe).

Frisch, M. (1975): Mein Name sei Gantenbein. Frankfurt/M. (Suhrkamp).

Fritz, H. (2003): Besser leben mit work-life-balance. Wie Sie Karriere, Freizeit und Familie in Einklang bringen. Frankfurt/M. (Eichborn).

Fürst, J., K. Ottomeyer u. H. Pruckner (Hrsg.) (2004): Psychodrama-Therapie. Ein Handbuch. Wien (Facultas).
Gaab, J., N. Blättler, T. Menzi, B. Pabst, S. Stoyer a. U. Ehlert (2003): Randomized controlled evaluation of the effects of cognitive-behavioral stress management on cortisol responses to acute stress in healthy subjects. *Psychoneuroendocrinology* 28: 767–779.
Gessner, A. (2000): Coaching. Modelle zur Diffusion einer sozialen Innovation in der Personalentwicklung. Frankfurt/M. (Lang).
Gester, P.-W. (2004): Matrix-Coaching [Internet]. Heidelberg. Verfügbar unter: http://www.matrix-coaching.com [09.05.2005].
Gorman, C. (2005): Why we sleep. *Time* January 24, 2005.
Grawe, K. (2000): Psychologische Therapie. Göttingen (Hogrefe), 2. Aufl.
Grawe, K. (2004): Neuropsychotherapie. Göttingen (Hogrefe).
Gruhn, M. (1999): Gesundheitscoaching als Prozess der Einstellungsänderung – Prozessanalyse und Optimierungsansätze am Beispiel der Volkswagen Coaching GmbH. (unveröffentl. Diplomarbeit).
Hale, A. E. (1987): Sociometric elements related to the »Healing Circle« as presented by J. Mosher. *Journal of Group Psychotherapy, Psychodrama and Sociometry* 40 (3): 115–118.
Hale, A. E. (1994): Soziometrische Zyklen. Ein Verlaufsmodell für Gruppen und ihre Mitglieder. *Psychodrama* 7 (2): 179–196.
Handwerkskammer Düsseldorf (o. J.): Leitbild »Gesundes Handwerk« [Internet]. Zentrum für Umwelt und Energie. Verfügbar unter: http://www.hwk-duesseldorf.de/ablage/projekte/176/leitb/leitbild.pdf [09.05.2005].
Hartmann, F. (1993): Chronisch krank oder bedingt gesund? In: C. Hammer u. V. Schubert (Hrsg.): Chronische Erkrankungen und ihre Bewältigung. Starnberg (Schulz).
Hartz, P. (1994): Jeder Arbeitsplatz hat ein Gesicht. Frankfurt/M. (Campus).
Hartz, P. (1996): Das atmende Unternehmen. Frankfurt/M. (Campus).
Heckhausen, H., P. M. Gollwitzer u. F. E. Weinert (Hrsg.) (1987): Jenseits des Rubikon: Der Wille in den Humanwissenschaften. Heidelberg/Berlin (Springer).
Hemp, P. (2004): Presenteeism: At Work – but Out of It. *Havard Business Review* 10: 49–57.
Holz, M., D. Zapf u. C. Dormann (2004): Stress in der Arbeitswelt. Kollegen, Vorgesetzte und Kunden als Stressfaktoren. *Journal Arbeit* 4 (1): 35–36.
Huber, A. (2001): Weichenstellung. Komplexität und metaphorisches Denken im 21. Jahrhundert. Frankfurt/M. (Büchergilde Gutenberg).
Janke, W., G. Erdmann u. W. Kallus (1985): Stressverarbeitungsfragebogen. Göttingen (Hogrefe).
Kabat-Zinn, J. (2001): Gesund durch Meditation. Das große Buch der Selbstheilung. Bern (Barth).

Kastner, M. (Hrsg.) (2004): Die Zukunft der Work Life Balance. Wie lassen sich Beruf und Familie, Arbeit und Freizeit miteinander vereinbaren? Kröning (Asanger).

Kellerman, B. (2004): Bad Leadership. Boston, MA (Harvard Business School Press).

Kobasa, S. C. (1979): Stressful Life Events, Personality and Health. *Journal of Personality and Social Psychology* 42: 707–717.

Königswieser, R. u. A. Exner (1998): Systemische Interventionen. Architektur und Designs für Berater und Veränderungsmanager. Stuttgart (Klett-Cotta).

»Körper – Bewegung – Gesundheit«. *Geo Wissen* 24/1997.

Kröger, F., A. Hendrischke u. S. McDaniel (Hrsg.) (2000): Familie, System und Gesundheit. Heidelberg (Carl-Auer).

Kröher, M. O. R. (2005): Unter Druck. *Managermagazin* 02/2005.

Kulmer, U. u. K. Trebesch (2004): Der kleine Unterschied und die großen Folgen. Von der Organisationsentwicklung zum Change Management. *Organisationsentwicklung* 23 (4): 80–86.

Lakoff, G. u. M. Johnson (1998): Leben in Metaphern. Konstruktion und Gebrauch von Sprachbildern. Heidelberg (Carl-Auer).

Lauterbach, M. (2003a): Coaching: Eine Dienstleistung zwischen Modeerscheinung und professioneller Kunst – Zur Qualität im Coaching. In: K. Martens-Schmid (Hrsg.): Coaching als Beratungssystem. Heidelberg (Economica).

Lauterbach, M. (2003b): Survival kit für die abenteuerlichen Reisen zwischen Familie und Beruf. Hannover (dlw medien).

Lauterbach, M. (2003c): Coaching in Übergangssituationen. Hannover (dlw medien).

Lauterbach, M. (2003d): Systemische Fotoinszenierungen. (Unveröffentl. Vortragsmanuskript).

Lauterbach, M. (2004): Die Kunst (sich) auf das richtige Pferd zu setzen. Metaphern zum Ritt durch die Lösungsräume. *Kontext* 35 (2): 136–152.

Lauterbach, M. (2005): Wenn Führungskräfte seekrank werden – Gesundheitsorientierung als Konzept im Coaching. *Familiendynamik* 30 (3): 234–261.

Lemonick, M. D. (2005): The Biology of Joy. *Time* Febr. 7: 46–49.

Lindenberg, U. (1986): Phoenix. [Audio-CD]. Hamburg (Deutsche Grammophon Gesellschaft).

Ludewig, K. (1997): Problem als »Bindeglied« klinischer Systeme. In: L. Reiter, E. J. Brunner u. S. Reiter-Theil (Hrsg.): Von der Familientherapie zur systemischen Perspektive. Heidelberg/Berlin (Springer), 2. Aufl.

Luhmann, N. (1984): Soziale Systeme. Frankfurt/M. (Suhrkamp).

Matyssek, A.-K. (2003): Chefsache: Gesundes Team – gesunde Bilanz. Ein Leitfaden zur gesundheitsgerechten Mitarbeiterführung. Wiesbaden (Universum).

Mayrshofer, D. u. H. A. Kröger (1999): Prozesskompetenz in der Projektarbeit. Hamburg (Windmühle).

McEwen, B. S. a. E. N. Lasley (2003): The end of stress as we know it. Washington, D. C. (National Academies Press).

Meichenbaum, D. (2003): Intervention bei Stress. Anwendung und Wirkung des Stressimpfungstrainings. Bern (Huber), 2. Aufl.

Meier, R. (2003): Stressbewältigung – Arbeitsheft. Offenbach (Gabal).

Mosher, J. R. (1990): The healing circle. Myth, ritual and therapy. Seattle (Blue Sky Councelors).

Nefiodow, L. A. (2002): Interview »Heilsamer Boom« [Internet]. brand eins 5/2002. Verfügbar unter: http://www.brandeins.de/ [09.05.2005].

Nieder, P. (2004): Organisationsentwicklung und betriebliches Gesundheitsmanagement. *Organisationsentwicklung* 23 (4): 44–57.

Nuber, U. (2002): Die gesunde Leichtigkeit des Seins. *Psychologie heute* 29 (12): 20–27.

Pape, D., R. Schwarz u. H. Gillessen (2001): Gesund – Vital – Schlank. Ihr Praxisleitfaden. Köln (Deutscher Ärzte-Verlag).

Pegel-Rimpl, U. (2003): Suchtprävention am Arbeitsplatz. In: D. Franke u. M. Boden (Hrsg.): Personaljahrbuch 2004. Wegweiser für zeitgemäße Personalarbeit. Neuwied (Luchterhand).

Prior, M. (2002): MiniMax-Interventionen. 15 minimale Interventionen mit maximaler Wirkung. Heidelberg (Carl-Auer), 5. Aufl. 2004.

Rea, Ch. (1989): The road to hell [Audio-CD]. Magnets Records Ltd.

Retzer, A. (2002a): Passagen. Systemische Erkundungen. Stuttgart (Klett-Cotta).

Retzer, A. (2002b): Das Paar. Eine systemische Beschreibung intimer Komplexität. *Familiendynamik* 27 (1): 5–42.

Richter, P. u. W. Hacker (1998): Belastung und Beanspruchung. Stress, Ermüdung und Burnout im Arbeitsleben. Heidelberg (Asanger).

Rosenbrock, R. (1993): Prävention und Gesundheitsförderung in der Arbeitswelt. Der mögliche Beitrag der Krankenkassen zum Paradigmenwechsel betrieblicher Gesundheitsförderung. Discussion Papers. Berlin (WZB).

Schacht, M. (2003): Spontaneität und Begegnung. Zur Persönlichkeitsentwicklung aus der Sicht des Psychodramas. München (inSzenario).

Schedlowski, M. u. U. Tewes (Hrsg.) (1996): Psychoneuroimmunologie. Heidelberg (Spektrum).

Schedlowski M. u. U. Tewes (eds.) (1999): Psychoneuroimmunology: An interdisciplinary introduction. New York/London (Kluwer).

Schein, E. H. (2004): Karriereanker. Die verborgenen Muster in ihrer beruflichen Entwicklung. Darmstadt (Loos).

Schiepek, G. (1999a): Die Grundlagen der Systemischen Therapie. Göttingen (Vandenhoeck & Ruprecht).

Schiepek, G. (1999b): Selbstorganisation in psychischen und sozialen Prozessen. In: K. Mainzer (Hrsg.): Komplexe Systeme und nichtlineare Dynamik in Natur und Gesellschaft. Heidelberg/Berlin (Springer).

Schlippe, A. von u. J. Schweitzer (1996): Lehrbuch der systemischen Therapie und Beratung. Göttingen (Vandenhoeck & Ruprecht).

Schonert-Hirz, S. (2002): Energy. Stress in Energie umwandeln. München (Gräfe u. Unzer).

Selye H. (1956): The stress of life. New York (McGraw-Hill).

Simon, F. B. (2000): Krankheit und Gesundheit aus systemischer Sicht. In: F. Kröger, A. Hendrischke u. S. H. McDaniel (Hrsg.): Familie, System und Gesundheit. Heidelberg (Carl-Auer).

Simon, F. B. u. CONECTA (1992): Radikale Marktwirtschaft. Verhalten als Ware oder wer handelt, der handelt. Heidelberg (Carl-Auer), 5., überarb. Aufl. 2005.

Simon, F. B. u. G. Weber (2004): Vom Navigieren beim Driften. Heidelberg (Carl-Auer).

Sonntag, R. (1998): Blitzschnell entspannen. 100 verblüffend leichte Wege, wie Sie in Sekunden innere Ruhe finden und neue Kraft schöpfen. Stuttgart (Trias).

Stadler, P. u. E. Spieß (2002): Führungsverhalten und soziale Unterstützung am Arbeitsplatz. Möglichkeiten und Wege zur Beanspruchungsoptimierung. *ErgoMed – Zeitschrift für angewandte Arbeitsmedizin, Arbeitshygiene und Umweltmedizin* 26 (1): 2–8.

Trenkle, B. (1994): Das Ha-Handbuch der Psychotherapie. Witze – ganz im Ernst. Heidelberg (Carl-Auer), 6. Aufl. 2004.

Wälte, D., A. Hendrischke u. F. Kröger (2000): Familiäre Krankheitskonzepte. Ein neuer Ansatz in der empirischen Familienforschung. In: F. Kröger, A. Hendrischke u. S. McDaniel (Hrsg.): Familie, System und Gesundheit. Heidelberg (Carl-Auer), S. 267–293.

Wallis, C. (2005): The New Science of Happiness. *Time* Febr. 7: 40–44.

Wattendorff, F. u. E. Wienemann (2004): Betriebliches Gesundheitsmanagement. Gesundheit mit System. *Universität Hannover – Unimagazin* 4/5: 28–31.

Weber, G. (Hrsg.) (2000): Praxis der Organisationsaufstellungen. Heidelberg (Carl-Auer), 2. Aufl. 2002.

Welter-Enderlin, R. (2000): Chronisch Kranke in Paarbeziehungen und Paartherapie. Krankheitsverständnis und Alltagsbewältigung. In: F. Kröger, A. Hendrischke u. S. McDaniel (Hrsg.): Familie, System und Gesundheit. Heidelberg (Carl-Auer), S. 105–129.

Werner E. E. a. R. S. Smidi (1982): Vulnerable but Invincible: A Study of Resilient Children. New York (McGraw-Hill).

Wessinghage, Th. (2002): Laufen. Alles über Ausrüstung, Technik, Training, Ernährung und Laufmedizin. München (BLV).

Weir, P. (2002): Der Club der toten Dichter [Video]. Touchstone Pictures.

Wienemann, E. (2002): Betriebliches Gesundheitsmanagement. Referat auf dem Kongress »Gesünder Arbeiten in Niedersachsen« in Braunschweig am 05. September 2002 [Internet]. Verfügbar unter http://www.wa.uni-hannover.de [09.05.2005].

Yeh, S. R., R. A. Fricke a. D. H. Edwards (1996): The effect of social experience on serotonergic modulation of the escape circuit of crayfish. *Science* 271: 366–369.

Zulley, J. u. B. Knab (2000): Unsere innere Uhr. Natürliche Rhythmen nutzen und der Non-Stop-Belastung entgehen. Freiburg (Herder).

Zulley, J. u. B. Knab (2002): Die kleine Schlafschule. Wege zum guten Schlaf. Freiburg (Herder).

Über den Autor

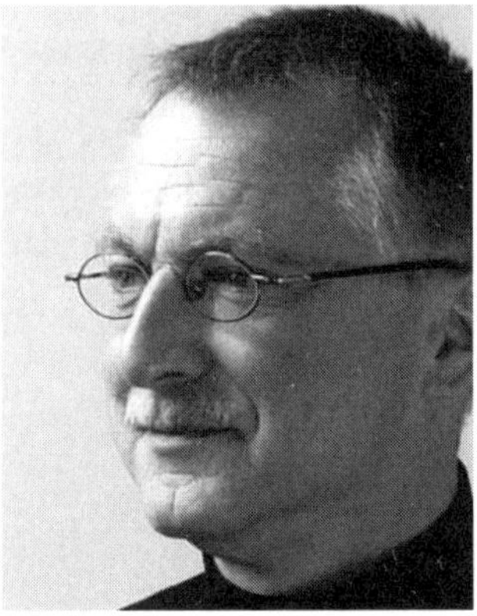

Matthias Lauterbach
Dr. med., ist Facharzt für Psychiatrie und Psychotherapeutische Medizin. Er hat bis 1989 in Kliniken, zuletzt als Chefarzt und kommissarischer Direktor gearbeitet. Nach Ausbildungen in Psychodrama/Soziometrie und in Systemischer Therapie und Beratung lehrt er diese Methoden, u. a. in dem von ihm 1988 mitbegründeten Institut für systemische Therapie und Beratung, Hannover. Seit 1994 Geschäftsführender Gesellschafter von DLW Unternehmensentwicklung, Hannover. Tätigkeiten in der Begleitung von Veränderungsprozessen in Organisationen und Teams, in der Weiterbildung für Führungskräfte. Tätig als Coach in unterschiedlichen Branchen. Mitautor des 2005 erschienen Buches »Der Beginn von Coaching-Prozessen. Vom Fall zum Konzept«. Mitinitiator des 1999 gegründeten Kompetenznetzwerks Gesundheitscoaching. Arbeitsschwerpunkte sind u. a. Coaching und Gesundheitscoaching, Seminare zu den Themen Gesundheit, Stress, gesundheitsorientiertes Führungsverhalten sowie die Weiterentwicklung kreativer Arbeits- und Aktionsmethoden (z. B. Systemische Fotoinszenierung).

Informationen:
www.gesundheitscoaching.com
www.d-l-w.de

Über die Gastautoren

Klaus-Michael Braumann
Dr. med., Professor für Sportmedizin an der Universität Hamburg; langjährige wissenschaftliche Tätigkeit u. a. im Rahmen von Leistungssport und zu Bewegungsangeboten am Arbeitsplatz. Leistungsmedizinische Betreuung und Mannschaftsarzt zahlreicher Spitzenmannschaften aus Spielsportarten und im Schwimmsport (Seoul 1998). Seit 2002 leitender Arzt der deutschen Schwimmnationalmannschaften.

Christine Kaul
Dr. phil., seit Anfang 1996 als Leiterin des Geschäftsfeldes Management Coaching in der Volkswagen Coaching GmbH verantwortlich für das Angebot von individuellem Coaching an das Topmanagement/Management im Volkswagen-Konzern und an den Topmanagementnachwuchs als maßgeschneiderte Qualifizierung und persönliche Entwicklungsmöglichkeit.

Manfred Schedlowski
Dr. phil., Professor für Psychologie und Verhaltensimmunbiologie an der Eidgenössischen Technischen Hochschule (ETH) in Zürich. In seinen wissenschaftlichen Arbeiten beschäftigt er sich u. a. mit den grundlegenden Kommunikationsabläufen zwischen Verhalten, Gehirn und Immunsystem sowie mit Verhaltens- und Trainingsprogrammen zur Stressprävention.

Elisabeth Wienemann
Dr. phil., Dozentin im Weiterbildungsstudium Arbeitswissenschaft der Universität Hannover; Beratung, Lehre und Forschung im Bereich Personal- und Organisationsentwicklung, betriebliches Gesundheitsmanagement, Suchtprävention.